精神医療改革事典

高岡健　岡崎伸郎　古屋龍太［監修］
第4次「精神医療」編集委員会［編集］

批評社

刊行にあたって

　精神医学・医療の領域では、すでに多数の辞典や事典が刊行されています。精神医学全般を網羅した大小・新旧の辞典から用語集のような書籍もあれば、精神分析・発達・精神薬理といった専門分野に特化したもの、あるいは歴史・精神看護学・メンタルヘルス・心理学などに焦点をあてたものなどもあり、それらの中には良書も少なくありません。しかし、最も重要であるはずの精神医療改革に特化した事典は、なぜかこれまで刊行されていませんでした。

　このような事情に鑑み、雑誌「精神医療」（第4次）では、第100号の記念特集として、「精神医療改革事典」を編集し掲載しました。この特集に若干の項目を追加するとともに、いくつかの項目について加筆し書籍化したものが本書です。

　なお、ここで多少の解説を記しておくならば、「精神医療」誌は、精神医療改革の旗幟を掲げて創刊された雑誌で、1970年の第1次「精神医療」（東大版）から、第2次（岩崎学術出版社版）、第3次（悠久書房版）、第4次（批評社版）を経て、現在の第5次「精神医療」（M.C.MUSE版）まで、半世紀以上にわたり刊行されつづけている雑誌です。このような雑誌だからこそ、精神医療改革に焦点を絞った事典の特集が可能だったのです。

　精神医療に携わる医療従事者たち、精神疾患を有する当事者の方々、そして精神医療・保健・福祉の分野に関心をもつ全ての皆さまが、この事典を活用してくださるなら、それにまさる喜びはありません。

2023年10月
監修者一同

執筆者（五十音順）

浅野弘毅　　加藤真規子　　関正樹　　　　長谷川利夫
東修　　　　門屋充郎　　　添田雅宏　　　原敬造
阿保順子　　木村一優　　　高岡健　　　　原昌平
生島直人　　木村朋子　　　高木俊介　　　半田文穂
池原毅和　　木本達男　　　竹端寛　　　　東谷幸政
伊藤哲寛　　熊谷彰人　　　檀原暢　　　　平田豊明
稲村茂　　　熊倉陽介　　　塚本千秋　　　藤本豊
岩尾俊一郎　上坂紗絵子　　寺岡征太郎　　古屋龍太
氏家靖浩　　近田真美子　　樋田精一　　　増田一世
太田順一郎　佐原美智子　　戸高洋充　　　三野進
大塚淳子　　佐藤久夫　　　富田三樹生　　森谷就慶
大野和男　　早苗麻子　　　中島直　　　　森山公夫
岡崎伸郎　　澤口勇　　　　新井山克徳　　山崎英樹
岡田実　　　柴山雅俊　　　西尾雅明　　　吉岡隆一
小川忍　　　白澤英勝　　　野口昌也　　　吉住昭
金松直也　　瀬川義弘　　　芳賀幸彦　　　渡辺瑞也

編集方針と凡例

1. 精神医療改革を目指す人に必要不可欠な用語を選択すべく、「精神医療」編集同人および編集委員によって提案された用語候補の中から、編集委員の合議により絞り込みを行うとともに、重要度に応じて解説文の分量を決定した。

2. 執筆は「精神医療」編集同人・編集委員に限らず、それぞれの用語に関して造詣の深い専門家に依頼した。

3. 配列は、50 音順とした。なお、外国語表記の項目は、アルファベットのカタカナ読みに基づいて配列した（例：ICJ 勧告＝アイシージェイ勧告）。ただし、慣用読みが定着している用語に関しては、その読み方のカタカナ表記に従った（例：ACT ＝アクト）。

4. ⇒は、参照すべき項目の指示を意味する。

5. 常用漢字、現代仮名遣い、西暦年による記載を原則とした。

6. 参考文献は最小限に限り、解説文中に短く記すにとどめた。

ICJ 勧告

　宇都宮病院事件を契機として結成された「精神医療人権基金」の招きに応じて、国連のNGO組織「国際法律家委員会（ICJ）」は、「国際医療職専門委員会（ICHP）」と合同で、1985年5月に来日し、政府当局はもとより関係諸団体との意見交換をもとに、緊急的課題として19項目からなる〔勧告〕を公表した。

　〔勧告〕は、日本の精神医療の現状は「精神障害者の人権及び治療という点において、極めて不十分」としたうえで、(1) 入院手続及び在院中の患者に対する法的保護の欠如、(2) 長期にわたる院内治療が大部分を占め、地域医療及びリハビリテーションが欠如している、ことを指摘した。

　そのうえで、精神衛生法の改正の必要に触れ、改正にあたっては「日本国憲法及び日本が批准している市民的・政治的諸権利についての国際規約に記されている諸権利は、精神障害者にも完全に保障されなければならない」とし、具体的には、(1) 強制入院（同意入院を含む）のすべてのケースについて独立した審査を行うこと、(2) 自治体レベルで機能しうる独立した審査機関を設置すること、(3) すべての精神病院を定期的に監査する条項が規定されるべきこと、(4) すべての入院者に対し、その有する権利を可能な限り十分に告知すること、(5) 厚生省及び自治体当局は、精神障害者に対する地域医療及びリハビリテーションプログラムを大規模に発展させ、促進させるために必要な財源を提供すること、(6) 自治体当局、社会福祉機関及び産業界は、精神障害者に必要とされる住居、社会援助、そして雇用を確保するよう協力すべきこと、などがあげられた。

　〔勧告〕の趣旨は法改正に生かされ、精神保健法のなかに、任意入院制度の導入や精神医療審査会の設置などが盛り込まれた。

　その後もICJは2度来日し、法の成立後の状況を視察している。【⇒**宇都宮病院問題、精神医療審査会、精神衛生法、精神保健法、同意入院**】　　　　　　　　（浅野弘毅）

ICD ⇒操作的診断基準

赤堀裁判⇒島田事件

赤レンガ⇒東大精神科医師連合

アウトリーチ⇒ ACT

ACT

　ACT（Assertive Community Treatment；包括型地域生活支援プログラム）とは、「統合失調症を主とする

重症精神障害者の地域生活を、医療と福祉の多職種からなるチームによる24時間体制で、生活現場への訪問を中心として援助する組織・体制」である。ACTは重度の精神病をもつ人たちの回復に対して以下の点で大きな意義を持つ。①医療と福祉を包括したチーム体制であること、②生活の現場への訪問援助であること、③24時間の危機介入を行うこと、④スタッフが利用者の治療形態や病期にかかわらず一貫した援助関係を持つこと。これまで医学的症状とされてきた精神症状のほとんどは、障害者が現実の環境や状況に対して困難をきたしたことによる反応であり、アウトリーチによる多職種支援が効果的である。

ACTは1970年代のアメリカで脱施設化に応答してはじまった支援であり、その効果が認められることで世界的に広がっている。日本では2000年代当初より、厚生労働省によって試行事業として始められた。その後、筆者のかかわる京都での活動であるACT-Kをはじめとして民間ベースでの試みが全国に広がっている。しかし、結局日本で制度化されることはなく、精神病院からの訪問看護や「多機能垂直型診療所」として既存勢力によりその形式面が取り込まれつつある。そのような情勢に対して、当初の支援理念を守るべく「全国アウトリーチネット」として、よりアウトリーチ活動全般に向けた運動が取り組まれている。

本家の欧米では、半世紀を経て、ACTもまた地域管理体制のひとつとなりつつあり、精神障害当事者からの批判を受けている。これは、ACTが当初からもっている精神医学の一分野としての限界であろう。ところで、わが国では、精神医療の改革運動にかかわってきた人たちにとってACTは自分たちのやってきたことの舶来の薄っぺらな焼き直しであるというふうに感じられてきた。しかし、ACTは脱施設化をはかるにあたって現在日本の精神病院体制が支配する状況で考え得るもっとも強力なツールであり、その本質はまったく平等な権限を持つ多職種チームによる医療と福祉の同時的供給という点にある。これは医療と福祉が時には反目しながら連携（チーム化ではない）することにとどまってきた日本の精神医療・福祉が、ついに実現したことのない実践である。【⇒脱施設化、訪問看護】（高木俊介）

アサイラム（asylum）

「一時的避難所や精神病院、収容所」の意味であり、社会学者のアーヴィング・ゴッフマンは1961年に同名の書籍を発刊した（『アサイラム』誠信書房）。total institution（全

制的施設：全体が制度的・官僚的に管理支配されている施設）の被収容者達は、生活の全局面が同一権威の下で秩序化され、個々人のアイデンティティが剥奪され無力化されると分析する。1962年に精神病院長に就任したフランコ・バザーリアも同書を読み込んでおり、フランツ・ファノンによる黒人差別、プリーモ・レーヴィによるナチス強制収容所の分析と共通する構造的差別を描き出していると喝破したのは、同書のイタリア語訳者で、フランコの妻、社会学者のフランカ・オンガロだった。バザーリアの「自由こそ治療だ」は、精神病者のアイデンティティを尊重し、管理や支配を中心としない精神医療を実現するには、施設収容主義というアサイラム体制そのものの廃絶が必要だという宣言でもあった。
【⇒イタリア精神科医療改革】

（竹端寛）

アドボケイト

精神保健福祉法2013年改正の主戦場は、医療保護入院制度の見直しであった。法定の保護者（多くは家族）の同意を要件として強制入院を発動する制度が、障害者権利条約にも適合しないとの意見が強まったことによる。法改正を見据えて厚労省内に設置された検討チーム（当事者や家族会の代表もメンバーに含まれ

ていた）の議論でも、保護者制度に代わりそれを乗り越えるような権利擁護制度、特に「代弁者」制度の創設について熱い議論が繰り広げられた。しかし公的制度としての「代弁者」の具体像について合意形成に至らず、そのこともあって2013年改正では、「保護者制度は廃止するが、『家族等』の同意要件は残す」という欺瞞的な改変が行われるに留まった。

「代弁者」をより本質的・普遍的なものとした概念がアドボケイト（advocate）である。特に精神医療における非自発的入院者の権利を擁護するために、どのようなアドボケイト制度が望ましいかについてその後も議論が続いているが、煮詰まったとは到底いえない。モデルになりうるNPO大阪精神医療人権センターのような先駆的取り組みもあるが、なかなか全国に広がらない。

アドボケイト制度を考える上でクリアすべき論点は多い。誰がなれるのか（家族はなれるのか、責務相反の生じる病院職員はなれるのか等）、何らかの資格を条件とするのか、何らかの研修を義務付けるのか、どんな権限を有するのか、精神医療審査会や行政との役割分担をどうするのか、必置か入院当事者が任意で指名できることとするのか、経費はどこが負担するか、等々。

論点が多いなかで、次のことは重

要なポイントである。アドボケイト
は、当事者と病院の間に入って話を
まとめる調整者ではない。いわんや
当事者に対して、クスリをのんだ方
がよいと説得したり、もう少し退院
を待つようなだめる者でもない。ど
んな時も当事者の意向に沿ってやれ
ることをやろうとする人であること
が要請される。【⇒医療保護入院、
大阪精神医療人権センター、障害者
権利条約、精神医療審査会、精神保
健福祉法、保護者制度】（岡崎伸郎）

Eクリニック問題⇒多機能型精神科診療所

医局解体闘争

　医局制度は医局講座制と並び称さ
れることが多い。講座制は明治の帝
国大学令に定められた教授を頂点と
する研究室の階層構造を指す。医学
部では講座制に加えて、大学附属病
院の診療科を中心とする医師集団を
指して医局または医局制度という。
　わが国の医師養成は、長いあいだ
伝統的な医局講座制の下にあったが、
1950年代から始まった医学連運動、
1960年代のインターン闘争・青医
連運動・全共闘運動を通して、その
前近代性・矛盾が告発され続けた。
　医局講座制の問題点は以下の点に
ある。
　第1に、教授は自らを頂点とする

ヒエラルヒー構造のもと、大学内の
医局人事はもとより、若手医師の関
連病院への派遣、大学外の市中病院
の医局員の人事にいたるまで終生に
わたり影響力を行使していたため、
平の医局員は物を言えぬ構造となっ
ていた。医局講座制の因習性・前近
代性の根幹は、なによりもこの人事
支配にあった。
　第2に、研究面では研究費の獲
得・配分、研究テーマの決定権を教
授が独占し、不明朗な製薬資本との
癒着や関連病院からの研究費という
名目の寄付の半ば強要も絶えなかっ
た。博士号取得を目的とした論文の
ための研究を大学院生に強制し、実
験的研究を偏重し、ひいては直接被
験者に裨益することのない人体実験
をも顧みない研究至上主義をはびこ
らせた。
　第3に、診療面では、当時は入局
したての若手医師は無給医であった
ため、本来は有給医が担うべき大学
病院の診療業務を無償で肩代わりさ
せたうえ、生活費を捻出するためと
称して医局の関連病院に派遣し、関
連病院支配の一兵卒として利用した
のである。
　第4に、教育面では、学生や若手
医師の教育を医局員に肩代わりさせ、
学士および学位（博士号）認定権を
掌握し、内実の伴わない権威主義を
温存してきた。

総じて、本来は自由闊達な真理探究の場であるべき大学医学部を、医局講座制は徒弟制度に基づく前近代的な場に変質させたのである。

医局講座制のこのような害悪に対して、1960年代から1970年代にかけて、全国の大学医学部で解体・改革の運動が燃え広がったが、精神科がもっともラジカルな闘いを展開した。

なかでも医局解体闘争の先頭を走ったのが東大精神科で、文字通り医局を解体し、東大精神科医師連合を結成して、病棟の自主管理闘争を長年にわたり展開した。京大、東北大、名古屋大、徳島大等々でも独自の民主化・改革運動が繰り広げられた。

具体的には、教室主任教授の罷免運動、医局内の診療・教育・研究体制の見直しと公平化、研修医の当直廃止、学外人事のルールの確立、有給者のアルバイトの禁止、臨床系大学院のボイコットと募集停止、教室助手（現在の助教）の公選制導入、研究発表の見直し、研究費配分の透明化、実験的研究の一時停止、製薬資本との関係の整理など、実にさまざまな取り組みが行われたのである。

このような全国の医局解体闘争を背景に、1969年の金沢学会闘争が展開されたのである。告発する側は、学会が医局講座制を基盤として成り立っており、外から医局講座制を支える役割を果たしていると主張した。

さらに、学会を通して政府の医療再編合理化が進められており、学会は国民から医療を剥奪する医療政策の道具として政府に利用されている。したがって、医局講座制と密接不可分の関係にある学会の構造変革を図らなければならないとするものであった。

金沢学会における医局講座制批判は、全国の精神科医の心を揺るがし、改革の動きは全国の大学に波及し、民主化・改革が図られたが、その後運動の退潮とともに、旧に復した大学も少なくない。【⇒金沢学会、人体実験、東大精神科医師連合】

（浅野弘毅）

池田小学校事件

2001年6月、37歳の男性が、大阪教育大学附属池田小学校に侵入し、所持していた包丁で児童や教員に切りつけ、8名の児童を死亡させ、15名の児童および教員を傷つけた事件である。

この男性は仕事が長続きせず、触法行為を何度か繰り返し、受刑したこともある。精神障害を疑われ、措置入院を含む精神科入院歴があり、統合失調症との診断が付されたこともある。

この事件の真の動機は不明であるが、自ら死刑になることを望んだ、

エリートが憎かったなどの言説が語られている。

この男性は事件の際に教員らに取り押さえられて現行犯逮捕された。起訴前および公判中に精神鑑定を受け、パーソナリティ障害等と診断され、刑事責任能力には問題がないとされた。公判でも反抗的な態度を示すことが多く、退廷となったこともあった。2003年に大阪地方裁判所で死刑判決が出され、弁護人が控訴したが、男性自身が控訴を取り下げて確定した。日本では、刑事訴訟法で判決確定から6ヶ月以内の執行が規定されているにもかかわらず、実際には執行までに年余を要するのが通例であるが、この男性自身が早期の執行を望み、遅れれば訴訟も辞さないと公言していた。このためか、確定後約1年での早い死刑執行がなされた。

上記のようにこの男性に精神科受診歴があったこと、また直前に大量服薬をしたと述べた、精神障害のふりをしたとの報道があったこと等から、精神障害者を危険視する言説が社会に飛び交い、精神病者や家族、精神科病院、診療所、地域資源に多大な悪影響が生じた。

また、小泉純一郎総理大臣（当時）が、「精神的に問題がある人が逮捕されてもまた社会に戻って、ああいうひどい事件を起こすことがかなり出てきている」と述べ（念のため注記しておくがこの発言には何の根拠もない）、刑法見直しを指示したことが大きな反響を呼んだ。この事件の前から、法務省・厚生省（当時）両省合同で触法精神障害者の問題に関する検討会が開催されており、この事件および小泉発言が後押しとなって、強い批判があったにもかかわらず心神喪失者等医療観察法が制定されて施行された。しかし、仮にこの法が以前からあったとしても、この男性はこの事件の前にも後にもこの制度の対象とならないことがはっきりしており（本件の前の傷害事件は責任能力の問題ではなく微罪処分で刑事手続きに乗らなかったので、本件では完全責任能力と認定されたので、いずれも医療観察法の申立てに至らない）、まさに理性を欠いた対応であった。しかるに、この法を推した一部の「専門家」は、このことを熟知していながら、指摘には口をつぐんで、この流れを利用し自分たちの思いを遂げたのである。

精神科医療および保健は、世間をにぎわす事件が起こるたびに理性を欠いた議論に翻弄されてきた。古くはライシャワー事件があり、最近では相模原事件がある。政治家による思いつきの無責任な発言があり、そして残念ながら一部の「専門家」がそれを利用してきた。こうした事件

が起こっていいとは思わないが、また起こる可能性は否定できないし、同様の議論が巻き起こることも予想される。理性的な議論を望みたい。【⇒相模原事件、死刑制度、心神喪失者等医療観察法、精神鑑定、精神病質、措置入院、ライシャワー事件】　　　　　　　　（中島直）

いじめ

　いじめ防止対策推進法によるいじめの定義は、「児童等に対して、当該児童等が在籍する学校に在籍している等当該児童と一定の人間関係にある他の児童等が行う心理的又は物理的な影響を与える行為（インターネットを通じて行われるものを含む。）であって、当該行為の対象となった児童等が心身の苦痛を感じているものをいう。」である。また、いじめの重大事態には、「生命心身財産重大事態」と「不登校重大事態」があるとされている。

　もっとも、これらは表層的定義に過ぎず、本質的には①集団が閉じられ②集団の目的が失われていて③集団の勢いが下降線をたどっているとき、1人を犠牲にして他の成員が仮構の団結を維持するものがいじめにほかならない。

　いじめはあらゆる場で生じるが、とりわけ学校では上記①②③の条件が揃いがちであるため、いじめが生

じやすい。「葬式ごっこ」という言葉で有名になった1986年の鹿川君事件（中野富士見中学事件）、多額の金銭が巻き上げられた1994年の大河内君事件、2011年の大津市いじめ事件等がよく知られている。2021年度に認知された全国の小中高校等におけるいじめ件数は、調査が開始された2013年度の約3倍に相当する61万件以上になった。いじめによる最悪の結果は被害者の自殺であるから、被害者の生命を守るためには、子どもには不登校の権利があることを常に闡明しておくことが重要である。

　なお、村瀬学は、著書（『いじめの解決　教室に広場を』）で、法的な意識を持ち始める年齢の生徒たちが、自分たちの正しさを基準にして「違法者」を見つけ、独自の裁きを実施する過程がいじめであると定義した上で、当事者だけではなく全員参加による公開の場で議論し解決を目指す方法を提案している。【⇒学校精神保健、自殺、登校拒否】（高岡健）

移送制度

　受診を拒否する患者を知事の責任で病院に搬送できるように、1999年の精神保健福祉法改正で創設された制度である。家族の受診援助機能の弱体化、保健所の受診援助活動の停滞、警備会社による不法な強制移

送などが制度創設の背景にあった。また、それまでも在宅患者を病院や保健所が病院に強制搬送することがあったが、法的な根拠に基づいたものではなかった。

本制度には、法29条2の2による措置入院と緊急措置入院のための移送、法34条による医療保護入院と応急入院のための移送がある。いずれも精神保健指定医による診察結果を踏まえて保健所が搬送するが、法29条移送では措置入院指定病床を持つ医療機関へ、法34条移送では応急入院指定医療機関へ搬送する。

ほとんど本制度が運用されていない地域、日常の地域支援活動の延長線上で運用する地域、精神科救急体制のなかで運用する地域など、地域によって活用実態はさまざまである。

本制度は行動制限をともなう重大な行政処分であり、慎重な運用が求められる。【⇒医療保護入院、行動制限、精神保健指定医、精神保健福祉法、措置入院】　　（伊藤哲寛）

イソミタールインタビュー⇒島田事件

依存症

特定の物質使用や行動等が、日々の生活、健康、仕事や大切な人間関係等に悪影響を及ぼしているにも関わらず、やめたくてもやめられない（コントロールを喪失した）状態の

ことを依存症と言う。アルコールや薬物等の物質への依存と、ギャンブル等の行動への依存に大別される。

依存症の背景には、小児期逆境体験を含めた様々なトラウマや生活困窮等、傷つきや苦痛があることが多い。物質使用や嗜癖行動が、苦痛を緩和する効果を持ち合わせていることを念頭に置き、背景にある困難や傷つきに対する対処や治療を並行して行うことが、依存症支援において重要である。

物質使用をやめられない、あるいは、やめるつもりがない人が一定の割合で存在することを前提とし、物質使用に伴う危害（ハーム）を低減しようとするハームリダクションの実践を、日本においても具体的に展開していく必要がある。

近年では、セルフメディケーションの推進と共に、咳止めや風邪薬等の市販薬の乱用が増加している。若者等による市販薬のオーバードーズ（過量服薬）の増加が、臨床現場における重要な課題となっている。規制の強化だけでは、市販薬の乱用防止は難しい。虐待やネグレクト、いじめをはじめとして、家庭環境や教育環境等の中で若者等が抱える様々な生きづらさに目を向け、包括的な対策を行う必要がある。【⇒ゲーム行動症（ゲーム障害）】　　（熊倉陽介）

イタリア精神科医療改革

イタリア精神科医療改革の到達点は法律180号の成立にある。それは1978年成立の精神科病院の廃絶を意図する、世界的にも画期的な法律の登場であった。この法律はイタリアの精神科医療改革の旗手として1960年代から活躍した人物の名をとり、バザーリア法ともいう。

第二次世界大戦敗戦後、イタリアは保守と左翼との二大政党体制であった。インフレ等の経済問題を契機に1960年代より左翼による社会改革運動の波がイタリアにも生じる。バザーリア法もそのうねりの延長線上にある。バザーリアは「精神科病院は（監獄と同様）巨大な肥溜めだ」と見なし、当時の入院者が劣悪で不衛生な環境の中、人間性を無視され、基本的人権を踏みにじられている状況に対し大きな悲しみとともに怒りを感じ、そこから精神科病院の廃絶の闘いを始めている。イタリア北部の中心都市トリエステを中心に、病棟の開放化に始まり、院内設備の改善、院内外の文化的交流、病棟のグループホーム化、患者から「客」へという非施設化、街中での精神保健センター（少数の入所治療を含む）の設置という脱施設化、街中のグループホームでの患者の社会化へ、と改革は進展。バザーリアの目標は決して病院の廃絶だけを考えただけで

はなく、病院の内外に存在する「疎外態」としてのあり方を変革することにある。病院の壁をとり払えばことが成立するようなものではなく、病院外の、即ち外部社会の、精神科疾患をもつ人の排除、あるいは差別の意識を、更に言えば人の心を商品化してしまう現代社会のあり方をも変革するという立場に立つ。

バザーリアを中心とする改革派は、学会や医師会等とともに政党や労働団体等に働きかけ、1968年、バザーリア法に先立つ法律431号で、自由入院制度（過去60年間法律615号下の、日本と同様の強制入院による治安対策上の拘禁的精神科病院体制があった）の導入と精神科医療内容の改善を誕生させている。その10年後バザーリア等の「民主精神科連合」を中心とした運動により、国民投票の回避等様々な駆引きの中、法律180号（バザーリア法）が成立。「精神科の診察・治療は自由意志による」が基本内容であり、強制的治療は、これまでの法律による自傷他害、あるいは公序良俗に反することではなく、緊急的治療を要しても本人が拒否する時にのみなされる、となる。その手続きは厳格であり、憲法で保障された市民的、政治的諸権利が担保されるべきことが謳われている。

続いて公立精神科病院の段階的廃

止を規定。それに関連し予防、治療、社会参加は地域の精神科サービスによるとされる。これは強制的治療以外は診断・治療に関し一般科と同様であり、イタリアで9割以上の病床を占める巨大公立精神科病院を段階的に廃絶し、地域で治療等を続けていくこと、これも入院治療を含め一般科並となる。これは精神科疾患をもつ人たちが外部社会により差別され、基本的人権を奪取されていた状況から人間性回復への一大転換がなされたことを意味している。単なる病院の壁をとり払った「脱施設化」とは似て非なるものであることは言うまでもない。この法は同年の法律833号の包括的な国民保健サービス法の中に吸収され、国の一般医療体制に組み入れられる。その後、各地域（医療単位）の実情に合せ、入院しないための精神科サービスの展開が進み、20年程の歳月をかけ精神科病院が廃絶されている。

バザーリアは56歳という若さで亡くなっている。彼は「実践の楽観主義」者として、日常世界が常に矛盾と止揚との過程の中にあるという認識で行動したにもかかわらず、その思想を継承したはずの後継者たちの一部が、「バザーリア派帝国主義」を形成した事実に注目したい。【⇒アサイラム、開放化運動、自由入院、反精神医学、脱施設化】（半田文穂）

一般入院⇒自由入院

医療観察法⇒心神喪失者等医療観察法

医療法施行規則⇒施設外収容禁止条項

医療法特例⇒精神科特例

医療保護入院

精神保健及び精神障害者福祉に関する法律（以下、法）第33条に規定されている入院形態の一つである。精神保健指定医の診察の結果、医療と保護のため精神科病院への入院が必要であると判断され、精神障害のため自ら同意して入院する状態にない者に対して行われる強制入院である。また、同入院には家族等による同意が必要である。

1987年に精神衛生法を改正し、精神保健法が施行され、それまでの同意入院が医療保護入院と改名された。また、医療保護入院には精神保健指定医の判定と保護義務者の同意が要件とされた。保護義務者には配偶者や扶養義務者等がなることになっていたが、複数の扶養義務者がある場合は家庭裁判所で選任を受ける必要があった。

保護義務者には①精神障害者が自身を傷つけ又は他人に害を及ぼさな

いように監督する義務、②精神障害者に治療を受けさせる義務、③精神障害者の診断が正しく行われるように医師に協力すること、④精神障害者に医療を受けさせるに当たって医師の指示に従うこと、⑤精神障害者の財産上の利益を保護すること、⑥回復した措置入院者等を引き取ること、⑦医療保護入院の同意ができること、という役割が課せられていた。

1993年に精神保健法が改正され、保護義務者が保護者という名称に変更した。また、保護者の役割として、精神障害者の引き取りを行うに際に、精神病院の管理者又は当病院と関連する精神障害者社会復帰施設の長に相談し、及び必要な援助を求めることができることが新たに規定された。

1995年には精神保健法が精神保健福祉法に改正され、1999年には、保護者の保護の対象から任意入院者および通院患者が除外され、自傷他害防止監督義務も削除された。

保護者制度については、家族の過度な負担や必ずしも入院者の利益にならないこと等を理由に繰り返し批判されてきた。障害者権利条約の締結に必要な法整備をするという目的も加わり、2010年6月に「障害者制度改革のための基本的な方向について」が閣議決定され精神障害者の強制入院について保護者制度の見直しも含めて、在り方を検討されること

となった。

その決定に基づき、2012年に「入院制度に関する議論の整理」が行われ、2013年に法が改正された。改正法には保護者制度廃止と医療保護入院の見直しが含まれた。

改正法では前述のとおり、保護者制度は廃止され削除されたが、医療保護入院の要件として家族等の同意が規定された。「家族等」とは入院が必要とされた精神障害者の配偶者、親権を行う者、扶養義務者及び後見人又は保佐人とされている。

改正法において、医療保護入院の要件に家族等の同意を設けたことは、それまで批判をされてきた制度の在り方の問題を現在に残すことになった。精神障害当事者からは「家族と病院が結託して入院をさせる制度であり改悪だ」とする声が上がっている。また、家族や医療従事者からも「家族等の優先順位がないことが現場の混乱を生む」「家族間に生まれる軋轢が解消されない」「公権力の責任がいまだ曖昧なままである」などの強い批判がされている。

また、現場ではさまざまな課題が明らかになっている。家族等の同意については、範囲・続柄確認の方法・同意の撤回の問題があり、さらに退院等の請求者の範囲拡大や市区町村長同意の範囲が狭められたことも問題となっている。

改正法では保護者制度の廃止だけではなく、退院後生活環境相談員が選任されることや、入院期間を明示し退院支援委員会を開催することが義務化された。このことについて、「今までの入院医療を中心から地域で医療福祉サービスを提供していく体制に変化していると評価する」という声がある一方で、「書類が増えただけ」「すでに形骸化している」との批判もある。

その後、2022年12月に精神保健福祉法は改正された。この改正に向けた国の検討会では医療保護入院の廃止についても議論されたが、結果的には存続することとなった。この改正（2024年4月施行）では、入院期間を定める、市区町村長同意の範囲を拡大することとなった。

今後も、医療保護入院の在り方についての議論を深め、法改正が行われることが期待される。【⇒障害者権利条約、精神衛生法、精神障害者社会復帰施設、精神保健指定医、精神保健法、措置入院、退院後生活環境相談員、同意入院、保護者制度】

（木本達男）

岩倉病院問題

1974年9月5日、患者K氏（60歳男性）の妻の要請で岩倉病院の医師が往診して同意入院させたが、同20日には、同氏に外来で関わっていた長浜赤十字病院の医師ら全国精神医療研究会連合（精医研）10数名が深夜岩倉病院に押しかけ、入院させた主治医を糾弾、暴力をふるい実力でK氏を退院させた。「K氏問題」とも称されるこの問題をめぐって、精医研連合と岩倉病院・プシ共闘（精神科医全国共闘会議）との間で対立が激化する。問題の評価をめぐって、再建の目途がつきかかっていた地域精神医学会準備会（大津）は流会となり、再建は頓挫した。さらにこの対立は、保安処分反対闘争、精神医療改革運動の進め方全般にまで及び、翌1975年の日本精神神経学会総会（神戸）、病院精神医学会総会（千葉）が開催不能となった。地域で在宅の患者と家族をどう支えかかわるのか、入院に際して何を診断根拠に同意入院とするのかなど、多くの課題を投げかけ、この問題をめぐるしこりは残った。【⇒精神科医全国共闘会議、地域精神医学会、同意入院、日本精神神経学会、保安処分】

（古屋龍太）

インシュリンショック療法

1933年にウィーン大学のSakel M.によって提唱された主に統合失調症に対する身体療法のひとつで、今日では用いられなくなった精神科治療技法。

インシュリンの大量皮下注射によ

って人工的に低血糖性昏睡とショック状態を引き起こし、濃厚ブドウ糖液の注射で頓挫させる術式を一定期間繰り返すことによって治療効果が得られるとされた。

作用機序は不明で、治療過程における濃厚な身体管理が精神療法的な作用を及ぼすことによるのではないかと解釈されたこともある。しかし、治療期間が1〜2ヶ月間と長く手間もかかり、遷延性意識障害を引き起こす危険性もあることなどから次第に薬物療法に取って代わられるようになり、世界的には1950年代末までには廃れた。わが国では1958年から1990年まで保険適用となっていたが、実際には1960年代末までにはほぼ用いられなくなった。

（渡辺瑞也）

インスティチューショナリズム

ホスピタリズムもインスティチューショナリズムも邦訳は施設症（施設病）である。これらはいずれも、日常社会生活から切り離されて外部との交流の乏しい比較的規模の大きい施設（Institution）に長期に亘って集団的に収容され続けた結果生ずる心身の発達障害や人格変化等を指す用語でほぼ同一の意味内容を有するが、使用する対象や立場によって若干の相違がある。

歴史的には、1945年に米国のSpitz R.A.が、母親から離れた環境で育てられた乳幼児で観察される心身発達の遅れ、他人に対する無関心、消極性、攻撃性等の諸特性をホスピタリズムと指称したのが最初とされる。その後、1961年米国のGoffman E.は大規模精神病院の調査を行い、その結果を「アサイラム」という著書にまとめ、全制的施設（Total Institution）という概念を提示した。更にBarton R.は1959年以降、施設神経症（Institutional Neurosis）の出版と再版を重ねたが、これらの論述の中からInstitutionalismの概念が次第に明確化されていった。

ホスピタリズムは結果として入所者に発達障害や性格変化等をもたらしてしまうという意味合いで使用されるが、他方インスティチューショナリズムは、施設側が治療の名の下に積極的に対象者の自発性、積極性を奪って受動的、依存的性格や退行現象を作り、施設内適応を強制し、結果的に施設外での生活を困難にさせる二次障害を引き起こすものであるとして批判されてきた。1960年代から始動した脱施設化やノーマライゼーションの改革運動はそうした批判から生まれた。しかし、米国では、急進的な脱施設化の推進が多くのホームレス・ピープルを生んだとして、ある時期脱施設化政策を批判する論調もあった。【⇒アサイラム、

脱施設化、ノーマライゼーション】

（渡辺瑞也）

院内公衆電話⇒行動制限

インフォームド・コンセント

　1981年第世界医師会総会でリスボン宣言は採択された。それによると、患者は自己決定権を有している。医師は診断手続きや治療とそれを承諾もしくは拒否した際の結果について、患者が理解できるように情報を提供し、患者はその情報を得る権利を得て、自己決定する権利を有する。研究と教育の被検者になることについても同様である。すなわちインフォームド・コンセントである。

　最初の治療同意についての記録は、1767年のイギリスにおけるSlater v. Baker and Stapletonであり、同意なき治療は不適切という結論であった。同意が得られなければ治療は行わないといった同意は、simple consent 単純同意と呼ばれている。インフォームド・コンセントという用語が初めて使われたのは、1957年アメリカのSalgo v. Leland Stanford Jr. University Board of Trustees、いわゆるサルゴ判決であった。

　日本では、訴訟の際に取りざたされたアメリカから遅れて、1990年日本医師会生命倫理懇談会が「説明と同意についての報告」にてインフォームド・コンセントをよりよい医師患者関係に必要なものとした。法的根拠は、医療法第1条の四の2「医療の担い手は、医療を提供するに当たり、適切な説明を行い、医療を受ける者の理解を得るよう努めなければならない。」である。医療を提供する側の説明が中心で、同意する主体である患者が中心ではない。

　研究については、1947年ニュールンベルグ綱領で、被験者は同意能力を有し、この同意は被験者の自由意志で選択できる条件下でなければならないとある。1964年臨床場面を想定して作成されたのがヘルシンキ宣言である。日本では、2014年「人を対象とする医学系研究に関する倫理指針」でインフォームド・コンセントが規定されている。

　インフォームド・コンセントには、臨床家からの情報の開示、患者の自発的な選択そして患者の判断する能力の、3つの要素が求められている。

　Larcherは、同意能力の基準として、a.提案された治療に関しての用語、性質、目的、必要性の理解、b.治療を行わない場合の影響、またその際の利益、リスク、及び他の選択肢の理解、c.情報が自分たちに適用されていると判断し考えられること、d.治療を選択するのに十分なほど情報を保持できること、e.他者の圧力なしに選択できること、をあげ

ている。

　同意能力に制限のあるものがインフォームド・コンセントの主体となることがある。精神障害、知的障害、認知症等の障害のために制限される場合と、発達途上にある子どもである。

　子どもの同意能力についての調査研究はごくわずかである。2016年日本児童青年精神医学会倫理委員会による全国調査では、小学生年齢と中学生年齢との間に治療同意能力に関する境界が存在する可能性が示唆された。

　2014年公布の国連障害者の権利に関する条約第12条「法律の前にひとしく認められる権利」では、障害者が他の者との平等を基礎として法的能力を享有することを認め、障害者がその法的能力の行使に当たって必要とする支援を利用する機会を提供するための適当な措置をとる、とある。しかし、精神障害等により低下した自律性を、法的能力を享受出来るほどに高めることができるといった科学的根拠は見いだせていない。そのため、代諾についての議論もまた必要になる。【⇒自己決定権、日本児童青年精神医学会、認知症】

（木村一優）

宇都宮病院問題

　1983年5月、Y氏が弁護士同伴で東大精神科赤レンガ病棟を訪れ、人権侵害のかどで宇都宮病院を告発したいと訴えた。かねて宇都宮病院の非道の噂は聞いていた病棟医師たちは即座に支援を約し、「刑法改「正」・保安処分と闘う百人委員会」会員（弁護士・政党関係者・マスコミ）と連絡し、宇病告発体制を組んだ。1年後の1984年3月、日本のマスコミは一斉に宇都宮病院の「リンチ殺人事件」を報じ、翌日参院予算委員会で討論された。告発の幕は開かれ、問題は全国化した。

　〔病院の生い立ち〕1960年国民皆保険制度が始まったが、精神医療は変わらず悲惨な状況に置かれた。精神病院設立への優遇策がとられ、病院設立は加速したが、造られた殆どは治安的視点による安上がりの強制収容所だった。宇都宮病院設立はこの機運に乗った典型だった。「金儲けがうまい」と自称する石川院長は元内科医で、1961年に57床で出発し、1983年には1000床を越える大病院に膨らみ、まさに「宇都宮病院帝国」を構築した。県行政・警察と癒着し、県内外のトラブルメーカーを「患者」として措置入院させ（自前の救急車を駆使し）、「北関東医療刑務所」と呼ばれた。内的には、少数スタッフで一部患者を監視要員として利用する暴力の恐怖支配を貫徹し、問題患者は粗悪な保護室に入れ、

リンチ・監禁で脅す。一方で「薬漬け・検査漬け・作業漬け」で、患者身体の商品化を徹底する。こうして精神障害者の徹底した商品化と危険視・低格視との現われとしてこの病院は存立し、県行政・司法はそれを容認し、癒着・依存したのである。一方で医局講座制を巧みに使い、宣伝に用いた。

〔宇都宮事件の行方、運動の全国化・国際化〕宇都宮病院事件は社会問題化し、国内で広い運動を巻き起こしつつ、国際問題へと発展した。1984年4月、精神神経学会理事会は「人権蹂躙を生み出す土壌を、精神医療から駆逐」すべきと宣言。6月「精神病院への指導監督の強化徹底」を指示する厚生省三局長通知が出る。10月、日弁連人権擁護大会は「精神病院における人権保障」を決議。翌1985年5月には国際法律家委員会ICJと国際保健専門職委員会ICHPの合同ミッションが来日、調査の上7月日本の精神病院の抜本的改善を求めた。8月、国連小委員会で厚生省代表は精神衛生法改正を表明した。

因みに、宇都宮病院内のリンチ殺害された2名の患者について警察が捜査に入り、関与した看護職員らと共に石川院長も起訴され、有罪判決を受けた。だが司法の関与はごく部分的であり、宇都宮病院の不法は刑事法的には温存されたと云えよう。

〔精神保健法成立から諸法改正へ〕1987年9月「精神衛生法等の一部を改正する法律案」が可決、1988年施行。「人権と社会復帰」が初めて明文化され、以後の法改正の基点となった。1993年には精神保健法一部改正案が国会を通り、さらに同1993年11月「障害者基本法」が成立。翌1994年6月には保健所の関りを規定した「地域保健法」も成立し、1995年には「精神保健福祉法」が成立し、同12月「障害者プラン（7か年戦略）」を策定。法的面での一歩前進である。

この日本はまだ30万床の膨大な精神病床を持ち、精神障害者の長期隔離・拘禁、「人権蹂躙を生み出す土壌」を駆逐する問題は未済である。「精神障害者人権侵害への国賠訴訟」を含め、より抜本的な運動が求められる。【⇒ICJ勧告、隔離、障害者基本法、精神衛生法、精神保健福祉法、精神保健法、措置入院、地域保健法、多剤処方、東大精神科医師連合、日本精神神経学会、保安処分、保護室】　　　　　（森山公夫）

うつ病

失われたものの内面に気づかない人が、自分を非難し処罰する病気（フロイト S.）。そのため、自分と自分とのあいだの折り合いに悩みつづける（森山公夫）。気分・思考・意志および身体の各症状がみられる。

うつ病の典型と考えられてきたメランコリー型うつ病（テレンバッハ）と、その軽症型である逃避型抑うつ（広瀬）および現代型うつ病（松浪）が個的幻想領域に出現するのに対し、非定型うつ病（ヒステリー様気分変調）はヒステリーとの境界すなわち対幻想領域に出現し、ディスチミア親和型うつ病（樽味）は統合失調症との境界すなわち共同幻想領域に出現する。ちなみに、メランコリー型うつ病は、敗戦国の高度成長期に特徴的な病態であった。これに対し、逃避型抑うつや同中年型（松本）および現代型うつ病はバブル経済期のうつ病、非定型うつ病やディスチミア親和型うつ病は新自由主義期のうつ病として位置づけられる。

（高岡健）

臺人体実験批判

東大精神科医師連合（精医連）は1968年10月21日に結成された。当時の精医連の委員長石川清が、1971年に臺教授の松沢病院（東大精神科と密接不可分な歴史を持つ）時代の人体実験（「精神分裂病者脳組織の含水炭素代謝に就いて」第一報 基礎実験 神経誌204-215 52巻 1950年、第二報 糖消費並びに呼吸 神経誌216-229 53巻 1951年）を生体実験であったと告発を行った。学会が、その実験の成果に基づく論文（「覚せい剤中毒の生化学的研究」1956年）に1956年学会賞（森村賞）を授与した経緯があったからである。臺氏自身、自らの業績を国際学会でdecisive progressと評価された、と自負している。学会では「石川清氏よりの臺氏批判問題委員会」を組織し、批判派と擁護派の激しい討論が行われた。論争の焦点は、ロボトミー（脳切裁術）に便乗し、それに先立ってエクトミー（脳採取）を行ったことへの評価であり、それが如何なる状況下でどのような患者に対して行われたかであった。紆余曲折の末1973年の名古屋学会総会で批判決議が可決された（賛成402、反対11、保留149、棄権4）。総会では、「精神神経学会有志」（関西の小澤勲が主として書いた）で出された「台氏人体実験を糾弾する」というパンフレットと、吉田哲雄による、臺氏の症例ではない、同一手技に基づく症例の報告が生々しい現場を髣髴とさせた。

決議は以下のようである。

Ｉ 臺氏の大脳皮質採取による人体実験は、1) 被実験患者に直接利益をもたらすのでなく、ロボトミーを利用して、ロボトミー範囲外の侵襲を無害性に関する確認のないまま加えたものである。2) 患者および家族の同意を得ていない。以上の2点は、本実験の基本的欠陥である。それ故、これは人権上の立場から、

医学実験として到底容認し得ないものである。

Ⅱ この実験は「精神障害者」に対する人権無視を背景としたものであり、本学会としても深く反省をしなければならない。今後我々は、医学実験の在り方につき検討を続け、このような行為が繰り返されないように努力する。(精神経誌75:826)

Ⅰの1)はロボトミーによって「無意味な組織となる」部分の採取は無害である、という実験擁護論と、そのような考え方は医学的に実証されていないのみではなく患者の利益の無い実験では成立しないとする批判との論争の結果であった。Ⅰの2)について臺氏は、同意を取らなかった点は認めていた。

Ⅱは、その一は被験者80余名の問題である。「精神分裂病」群では16歳を最年少として20歳台30歳台を中心として61歳が最年長である。対照群は11歳の精神病質と診断されている少女など年少者も多く、病歴は1、2年のものも相当数である。その二は、研究倫理の確立を学会として決意する、という意味である。これは以後の学会の研究倫理の原型となった。

この臺氏人体実験問題はそれまでのロボトミー問題を顕在化させ、ロボトミー被害者の告発運動が各地で行われた。ロボトミーの実態を赤裸々に語る論文に以下のものがある。

松尾義男「興奮性、狂暴性精神病ならびに精神薄弱を温和ならしむる脳手術の研究」(精神経誌61：1225)。新潟大学脳外科によるもので、同大の中田瑞穂は日本で始めてロボトミーを行った。論文によれば、「昭和13年から昭和30年2月までの間に」鎮静化目的で手術を行った。精神分裂病、精神薄弱、癲癇、精神病質など計59例である。死亡例は何と20例である。

1975年精神神経学会は精神外科を否定する決議を行った。【⇒インフォームド・コンセント、人体実験、精神外科、精神病質、精神分裂病呼称変更、東大精神科医師連合、日本精神神経学会】 (富田三樹生)

SST (Social Skills Training 社会生活技能訓練)

認知行動科学や社会的学習理論を理論的バックボーンとして体系化された、精神疾患に対するリハビリテーション療法のひとつ。日本では1994年に保険診療化されてから急速に普及した。対人関係、服薬自己管理、症状自己管理などのスキルを高める効果があるとされるが、裏を返せば、社会にとって管理しやすい人間を目指した訓練ということになる。これは、かつて「働きかけ」と「しつけ」の原理のもとに日本独自

に展開されてその後批判された「生活療法」と類似した文脈と言わなければならない。日本において入院患者に限定した「入院生活技能訓練療法」という形で診療報酬化されたことも、好ましくない実践を助長した。例えば、地域移行の見通しすら立っていない長期社会的入院患者に対して、あたかも「施設内適応」が最終目標であるかのように行われることが少なくない。SST普及協会は、今日のこうした状況をどのように見ているのだろうか。【⇒社会的入院、診療報酬、生活療法】　（岡崎伸郎）

大阪教育大学附属池田小学校事件⇒池田小学校事件

大阪精神医療人権センター

　1984年に宇都宮病院事件が明るみに出たことを契機に、精神科病院において密室性・閉鎖性を背景に起こり続ける人権侵害に取り組むために設立された。精神医療および社会生活における精神障害者の人権を擁護する活動を行うとともに、それを通じて精神障害者に対する社会の理解を促進し、障害の有無にかかわらず、人間が安心して暮らせる社会に一歩でも前進させるべく貢献することを目的としている。当事者・家族・医療福祉従事者・弁護士・市民等、様々な立場の人が参加し、「声をきく」「扉をひらく」「社会をかえる」の3つのビジョンに沿って活動を行っている。

　〔声をきく（電話相談・手紙・面会）〜精神科病院に入院中の方の立場に立った権利擁護活動を実践する〜〕精神科に入院中の方等からの電話相談を受け、手紙のやりとり、面会活動を行っている。入院中の方から「退院したい」「外出したい」「薬、入院費用の説明をしてほしい」「看護師に暴言をはかれた」「拘束され、おむつにおしっこをするように言われ、つらかった」「何を言っても病気のせいにされる、話をきいてほしい」等の声が届く。同センターではまずは入院中の方の声をきくことを大切にしている。

　その上で、例えば「退院したい」という相談に対して、当センターで行っていることは直接的な退院支援ではない。「退院できるのか？」「本当は退院したい」から始まる相談に対して、その思いに至る理由をきく中で、退院して地域で暮らす権利、そのためのサポートを得る権利、それらの権利を使う方法、社会資源や退院請求についての情報等を伝え、主治医や看護師、精神保健福祉士等とどういったやりとりができるのか等を一緒に考えていく。その結果、入院中の方と主治医や病院職員との関係に変化が生まれ、退院支援が始

まり、退院や希望が実現することにつながっている。

〔扉をひらく（訪問活動・情報公開）〜精神科病院をひらかれたものにする〜〕1999年から大阪府内の全精神科病院への訪問活動を行っている。2003年からは大阪府の制度として実施しており、年間12病院に訪問し、利用者への情報提供の実情、隔離室や病棟の療養環境の視察、入院中の方からの聞き取り等を行い、病院や関係団体（精神科病院協会や当事者団体、弁護士会等）、行政を交えて意見交換や協議を行っている。

改善されたことの例としては、（大阪府内の全ての精神科病院が訪問活動を受け入れるようになった）／ベッド周りのカーテンの設置／公衆電話の設置場所が安心して話せる場所に変更され、囲いがついた／薬は詰所前で列になって待ち、職員が口に入れていたが、職員が病室をまわり、手渡されるようになった。病院の療養環境が改善され、病院側に伝えた意見・要望等も真摯に受けとめられるなどの前進が見られる。しかしながら、訪問活動による病院のハード面、ソフト面の改善等は、それ自体が目的ではない。良好な療養環境と適切な治療・看護等を確保することを通じて、入院中の方ができる限り短期間の入院で退院し、地域社会での生活ができるようにすることを目的としている。また、精神科病院の密室性、閉鎖性を解消し、入院中の方や家族に対し具体的な情報を伝え、入院中の方の視点に立った情報を提供するために、訪問活動の成果は冊子をホームページで公開している。

〔社会をかえる（政策提言）〜政策提言活動を通じて安心してかかれる精神医療を実現する〜〕国や都道府県などに対して意見書を提出する等の政策提言や委員会や審議会に委員として参画している。訪問活動と退院促進事業の制度化の提言を行い、訪問活動は2003年に大阪府で制度化、退院促進事業は2000年に大阪府で制度化、2006年には全国的な制度になった。現在は、強制入院制度の抜本的見直しを求めるとともに、入院中の方の権利擁護システムの構築に向けて政策提言活動を行っている。

2016年からは権利擁護システム研究会を立ち上げ、強制入院、身体拘束、長期入院等をテーマとしてきた。研究会での議論をもとに意見書の作成、機関紙・講演会等で発信をしている。【⇒宇都宮病院問題、隔離、**看護師、身体拘束、精神医療人権センター、精神保健福祉士、退院促進、長期在院、日本精神科病院協会】**

（上坂紗絵子、竹端寛）

オープンダイアローグ

オープンダイアローグ（OD）は、フィンランドの西ラップランドにある一精神科病院における治療から患者・家族を囲む地域ネットワーク全体で彼らを支援するシステムへと発展したものである。精神病的危機が生じた時に24時間以内に専門スタッフからなるチームが編成され、患者・家族とのミーティングが招集される。このミーティングには、地域のソーシャルワーカーやその危機に関連した重要人物からなる患者・家族自身のもつソーシャル・ネットワークが集められる。治療チームは、その危機が解消されるまで同一チームで責任をもって、必要ならば毎日でもミーティングを行う。

ODは、コミュニティベースの治療システムであるということが、精神医療の改革のためにこの方法を取り入れる上で最も重要である。だが、このようなODを現在の日本における精神病院を中心とした精神医療に取り入れることは到底無理であるように思える。24時間以内の即時対応といい、患者の家にチームで出向くことといい、システムのもっとも基本的な部分を行うことすら、今の日本の精神医療・福祉のシステムの中では困難である。

その困難を自覚した上で、ODの思想の核にはあらゆる支援にとって重要と言ってよい対話実践という側面があり、日本の現状を考えると、まずはこの対話の精神と実践が広く取り入れられていかねばならない。それを促進するための全国組織として、オープンダイアローグ・ネットワーク・ジャパン（ODNJP）やダイアローグ実践研究所（DIP）がつくられ活動している。

多くの舶来の実践が、わが国ではいち早く紹介され、注目されるが、それらはことごとく、隔離収容をもっぱらとする精神病院体制の中で、矮小化され、管理的なものへと転化していった。幸い、ODは訪問看護ステーションやピア実践など、様々な地域で活動している人たちに注目されている。これらの人たちの学びと実践が保証され、どのような形でこの国の精神医療の改革へと結びついていくかは、これからの精神医療改革運動のひとつの課題である。【⇒隔離、隔離収容政策、ピアサポート、訪問看護】　　　　　　（高木俊介）

オープンドア方式⇒開放化運動

オレム・アンダーウッド・モデル
　看護学者ドロセアE.オレムは、個人のセルフケアに焦点をあて、「オレム看護論」を生んだ。パトリシアR.アンダーウッドは、この理論の精神科看護での実践適応を目指し操作化した。それが「オレム・アンダーウッド・モデ

ル」である。看護者は、患者個人の
セルフケアニードとセルフケア能力
のバランスを査定し、患者個人のセ
ルフケア不足を補い自立を支援する。
そして、「患者が日常生活を送るに
あたって、セルフケアおよび自己決
定を獲得し、あるいは再び取り戻し、
維持するように援助すること」が精
神科看護の目標であるとアンダーウ
ッドは説いた。精神科看護師は、患
者がさまざまな生活場面で自己決定
する力を高めていけるように支援す
る存在である。それには、精神障害
の有無に関わらず、誰もが自己決定
する力をもち、自分のことは自分で
できるという考え方に立つ必要があ
り、そのことがこのモデルの活用を
より有用かつ実践的なものとする。
【⇒看護師、精神科看護、精神看護
専門看護師】　　　　（寺岡征太郎）

オレム看護論⇒オレム・アンダーウッ
ド・モデル

介護保険
　2000年度に施行された介護保険
法は、家族の負担を招いていた介護
の社会化、行政による措置から民間
事業者との契約への転換、社会保険
方式による利用者の権利意識の向上
などを掲げた。介護保険料の徴収に
よる新たな財源の確保、医療費のか
さむ老人病院から地域のサービスへ

のシフトという狙いもあった。
　それから20年。介護の必要な高
齢者が大幅に増えた。民間によるサ
ービス供給の拡大は実現したものの、
介護保険料は当初の2倍以上になり、
施設の食費・居住費の自己負担化、
サービスの利用者負担割合の引き上
げなど、負担増が相次いだ。特養ホ
ームへの入所を要介護3以上に限定
する、要支援の人を総合事業という
名で保険給付から外すといった利用
制限まで行われた。当初の制度から
ずいぶん変わり、元厚労省老健局長
が「国家的詐欺」と言うほどで、保
険制度の存続が自己目的化している。
　障害者との関係では、障害福祉サ
ービスの利用者が65歳から介護保
険優先とされる点が課題である。も
ともと障害福祉独自のサービスの利
用や、併用による利用回数の上乗せ
はできる。2018年度からは、両方
の制度を同じ事業者が扱う「共生型
サービス」が始まり、5年以上の障
害福祉利用者には介護保険移行後の
負担軽減が導入された。ところが自
治体職員には介護保険優先という意
識が強く、不当な利用制限が少なく
ない。
　介護保険は介護する側に焦点を当
てて作られたが、よく考えると利用
者はみんな、〈加齢に伴う障害〉であ
り、認知症なら〈加齢に伴う精神障
害〉である。要介護状態とは主に、

日常生活上の支障である。2005年に障害者自立支援法が制定されたとき、厚労省は介護保険との統合をもくろんでいた。定率負担の自立支援法に障害者から反発が強く、その構想もつぶれたが、加齢が要因かどうかで障害を区分けするべきか。社会保険方式をやめ、逆に介護保険を障害者総合支援法に統合するという発想もありかもしれない。【⇒障害者総合支援法、認知症】　　（原昌平）

開放化運動

　精神病院は治療の場でありながら、社会防衛のための隔離の場としての役割も担ってきた。1950年に精神衛生法が施行され、都道府県に公立精神病院の設置を義務づけたが遅々として進まなかった。1954年の精神衛生実態調査において、精神障害者の推定数は130万人、うち要入院者数は35万人と推計されたが、当時の精神病床数は約3万床でしかなかった。このため国は規制を緩和し私立精神科病床の増加を図った。

　1958年、国は精神病院を特殊病院と規定し、「特殊病院に置くべき医師その他の従業員の定数について」という厚生事務次官通知（発医第132号）を行った。いわゆる精神科特例と称され、「医師数は一般病院の3分の1、看護師数は3分2で良い」とする内容であった。更に1960年の医療金融公庫の設立は、これを活用した私立精神病院の開設を誘導し、精神科病床は一気に増床に転じた。

　1964年、ライシャワー駐日大使が統合失調症患者に刺されて重傷を負った刺傷事件が起きた当時、精神病床数は約15万4000床にまで増加していた。翌年1965年に精神衛生法が改正され措置入院制度が強化され、マスコミの「精神障害者野放し」キャンペーンの影響もあり更に増床を重ね、1970年には約24万8000床に達している。1970年までに現在ある私立精神病院の約75%が開設されている。平均在院日数も1955年287日、1965年434日、1975年487日と増加の一途をたどっている。

　開放化運動は、1969年金沢で開催された第66回精神神経学会総会、通称「金沢学会」に端を発している。この運動の根底には、長期在院患者が増大し、入院患者の処遇に関する不祥事件が多発するという精神病院が持つ密室性や人権無視への拒否感があったが、直接的には精神病院で行われている「生活療法」とそれを支えてきた従来の精神医学・医療への批判的問い直しと、これらを主導している教授を頂点とした医局講座制そのものへの糾弾であった。

　この運動は、「患者を閉鎖・拘禁状態から開放すること」をスローガ

ンに2つの目標を掲げた。一つは、「閉鎖構造が慢性の荒廃した患者を作り出す」という認識から、鍵と鉄格子をはずし、精神病院の密室・拘禁構造を排除する文字通りの「開放化」であり、もう一つは、「患者の荒廃は疾病の必然的な経過によるもので、治療上行動制限はやむをえない」とする従来の考え方から「患者の権利と自発性を尊重し、行動制限は可能な限り減らしていく」という考え方への転換を求める「自由化」であった。

開放化運動の13年前の1956年にも、国立肥前療養所の伊藤正雄所長が「鍵を開けることは治療ではなく、病院の持つべき最低の条件である」として病院開放化に取り組んでいる。精神病院でのこの取り組みは、全国に強い衝撃を与えた。現在の日本病院・地域精神医学会の前身である病院精神医学懇話会（1957年11月第一回大会）で伊藤は、「オープンシステムについて」と題して報告し、「病院精神医学」誌に論文「開放病棟の管理と地域社会との関係」を発表している。しかし、伊藤が病院を去ると再び閉鎖病棟に戻ってしまった。

1969年に始まった開放化運動は、その後一時高揚したが、「開放化」に関しては、精神病院に開放病棟を作らせ、開放化率を少しだけ上げたに止まっている。一方「自由化」に関しては「生活療法」が社会復帰の促進ではなく、むしろ長期在院を支えてきた事への批判を通して深められ、患者を病院から退院させ地域で支えるサポート体制構築を目指す流れを作り出し、精神障害者に対する一般市民の意識を変化させる契機にはなったものの、何れも精神病院が抱えている基本的な問題には殆ど影響を与えることは無かった。

その後、1985年の医療法改正で導入された地域医療計画による病床規制で、ようやく増床が頭打ちとなったが、入院患者の平均在院日数を基準にした特定入院料の制度化、作業療法やデイケア点数化等で、関心が病院として如何に生き残るかという経営上の方策に向けられたため、開放化、自由化は第二義的な課題になってしまった。【⇒鍵と鉄格子、金沢学会、隔離、看護師、行動制限、社会復帰、生活療法、精神衛生実態調査、精神衛生法、精神科デイケア、精神科特例、精神科病院不祥事、措置入院、地域医療計画、長期在院、日本精神神経学会、日本病院・地域精神医学会、ライシャワー事件】

(檀原暢)

開放療法⇒開放化運動

解離

同一性、記憶、思考、情動、知覚、

運動制御などにみられる「統合の破綻（切り離し）」や「不連続（切り替わり）」をいう。症状としては体外離脱体験、トランス、侵入症状、幻覚、健忘、人格交代などがある。患者の多くは幼少時に長期にわたるトラウマ（例：親からの性的虐待、身体的虐待、ネグレクトなど）を経験している。その後も嫌なことがあるたびに、その記憶、表象、感情、思考などを「なかったことにする」、「持って行ってもらう」、「他人事にする」などして、自分から「切り離す」ようになる。幼少期の解離は、もうろう状態やトランス状態などが特徴的であるが、成人後は離人感・現実感消失、交代同一性、健忘、遁走、幻覚など多彩な症状を呈する。統合失調症との鑑別が困難なケースも存在する。こうした病態の背景には、人格、家族、共同体などさまざまな領域におけるつながり（凝集性）の衰弱や断片化が関係しているかもしれない。　　　　（柴山雅俊）

鍵と鉄格子

　精神病院の閉鎖病棟または保護室を指す象徴的な表現。精神病院の開放化を進めようとする改革運動の中で語られた重要なキーワードのひとつであった。
　一般社会生活にあっては鍵や格子は外部からの侵入を防止することを目的として設置されるものであるのに対して、閉鎖病棟や保護室はこれとは逆に人を閉じ込めておくために鍵と鉄格子で空間を囲った建造物である。これは、刑務所、拘置所等の刑事施設や動物を閉じ込めておく構造物と類似している。鍵と鉄格子に囲われた空間では、閉じ込める側と閉じ込められる側とが限られた時間内で同時に過ごすが、前者は鍵を持っていて後者を閉じ込めておくことができる。鍵を持っている側が有するこの絶対的権力が閉じ込められる側の自由を支配する。開放化運動の中では、こうした物理的空間と権力的支配構造が精神の病を治療する環境としてふさわしいものと言えるのか？　という根源的な問いが発せられた。そして、閉じ込められるというトラウマや、閉じ込められていることから生ずる退行や依存等の二次障害の発症は、施設症という更なる病態を重畳させて長期在院者を生む要因となっているものとして批判された。
　その後今日に至るまでの半世紀近くの間に、開放病棟が公認されて任意入院制が導入され、鉄格子は強化ガラスにとって代わられ、重い鉄扉は軽やかなオートロックの扉になり、腰にぶら下げられていた鍵はカードキーなどに代わって全てがスマートでソフトになった。保護室はより快

適になり、各種行動制限もそれぞれ厳格な手順が決められて恣意的な仕置きなどは許されなくなった。しかし、鍵と鉄格子と象徴的に表現される拘禁・拘束的事態は依然として存在し、増加し続けている。精神科医療が抱える宿命的課題とも言うべきこの問題については、今後も治療理念的な側面と施設人員基準的な側面の双方を睨みながら取り組んで行く必要がある。【⇒インスティチューショナリズム、開放化運動、隔離収容政策、行動制限、身体拘束、精神衛生法、精神保健法、長期在院、保護室】　　　　　　（渡辺瑞也）

画一処遇⇒開放化運動

隔離

　隔離とは、あるものを他と隔て離すことであり、医療政策としては感染症の防止や精神障害の治療、危険防止のための隔離が行われている。

　精神病者には、人々の偏見や迫害の対象として、社会から疎外されてきた歴史がある。古くは中世ヨーロッパの「魔女狩り」があげられる。日本では、物の怪や狐にとりつかれた病などとされ、僧侶や陰陽師による加持祈禱が行われていた。それが江戸時代に入ると、精神病者の犯罪に関する処遇が「御定書百箇条」（1742年）により定められる。家族

が監禁することを公認した、いわゆる「座敷牢」の始まりである。

　明治期では西洋文化の影響を受けた政府が「医制」（1874年）を制定し、精神病者は、京都府癲狂院（現川越病院）などの精神病院に収容されることになる。しかし、精神病者の多くは放置されたままであった。その後、「相馬事件」（1883年〜1895年）が起こり、諸外国から"日本の精神病者は無保護の状態にある"と批判されることになる。諸外国からの外圧を受ける形で、政府は1900年、精神病者に関する法律「精神病者監護法」を施行する。同法では、座敷牢を「私宅監置」と呼び、監督責任者である家族の監視を警察が担った。日本初の精神病者に関する法律は、隔離・監禁の合法化であることを忘れてはならない。

　呉秀三らは、日本の精神病者に対する劣悪な処遇を調査し、その実態を「精神病者私宅監置ノ実況及ビ其統計的観察」（1918年）にまとめ公表した。呉らの尽力もあり1919年には「精神病院法」が施行される。この法律で公的精神病院の設立が可能となるが、時は第一次世界大戦が終了したばかり。財政難と軍備拡張を進める政府には財政的ゆとりはない。精神病院の設置は進まないばかりか、逆に制度として残った私宅監置が拡大する。

1950年に「精神衛生法」が施行され、私宅監置は廃止になるが、代わりに措置入院などの強制入院制度がつくられる。隔離収容型精神病院の始まりである。精神病者の処遇に光明が差し始めたのは、1987年施行の「精神保健法」からである。この法律により精神保健指定医が制度化され、隔離・拘束等の行動制限や非自発的入院の法的基準が規定される。そして1995年の「精神保健福祉法」では、社会参加のための福祉施策の推進が盛り込まれ、隔離収容型精神病院に終止符が打たれた、はずである。

では、現在の精神科病院における「隔離」の現状はどうであろうか。隔離を、自らの意思で自由に出入りできない閉鎖環境（閉鎖病棟）と広義にとらえると、「2019年度精神保健福祉資料（630調査；以下数値）」によれば、精神科病院の在院患者272,096人のうち、194,689人（約7割）が閉鎖環境に置かれている。また、内側から本人の意思によっては出ることができない部屋である「隔離室」には、12,815人の患者が隔離されている。さらに隔離されている患者数の推移をみると、1999年7,015人、2009年8,800人、2019年12,815人と、20年間で約1.8倍に膨れ上がっている。特に最近10年間で約4割も増加した。

隔離室の使用と並行し増えているのが、精神科急性期治療病棟と精神科救急入院料病棟の病床数である（背景には高額な診療報酬がある）。2009年から2019年までの10年間で、前者は13,307床→18,179床（約1.3倍）、後者は3,425床→11,254床（約3.2倍）になった。両病棟は精神科の急性期治療に特化し、3ヵ月以内での退院を目指している。

精神科救急・急性期治療と、隔離室使用の増加は単純に関係づけられないが、隔離・拘束をして、薬物投与と身体管理を行うことで急性状態からの回復を促進しようとする考え方は確かにある。在院日数の縛りが、隔離・拘束等の行動制限につながっていないかどうか、検証していく必要がある。また、隔離室の使用という直接的な隔離ではないが、約7割の患者が閉鎖環境での治療を余儀なくされている現状に視点を向けなければならない。

呉秀三の志から100年もの歳月が流れている。精神障害者が本当に休める場所としての精神科病院はいまだ創れていないのではなかろうか。【⇒隔離収容政策、行動制限、私宅監置、身体拘束、診療報酬、精神衛生法、精神科救急、精神科病院情報公開、精神保健指定医、精神保健福祉法、精神保健法、措置入院】

（東修）

隔離収容政策

〔実態〕精神障害者は、戦後の長い期間にわたって地域・社会から隔離されて施設に収容されてきたという歴史がある。これは現在もまだ終っていない。

欧米諸国が1960年代から1980年代にかけ、精神科病床を減らして医療を入院から地域中心へと移行した間に、日本では1980年代末まで民間病院の精神病床を増やし続けた。世界34か国が加盟するOECD（経済協力開発機構）の2018年の統計で、人口千人対精神病床数は2.63と世界第1位で2位のベルギー1.37を大きく引き離して多い。（OECD平均は0.68）

厚生労働省の病院報告は、精神病床入院患者数は、1999年の35.8万から15年かけて2014年に33.8万に減ったというが、その速度は遅くまだ著しく多い。平均在院日数は1989年の496日から2014年の281日に減ったというが、同年のベルギーの10.1日で分かるように、まだ非常に長い。

国は1954年以来、全国的な実態調査を行っているが、1983年の調査によると入院期間は、6か月以上は調査対象の83%、1年以上74%、3年以上58%、10年以上32%であった。また、主治医の判断による「近い将来の退院の見込み」は、「退院して社会生活ができる：8.4%、条件が整えば退院の可能性がある：22%、相当の困難はあるが退院の可能性がある：27%、退院はむずかしい：41%」であった。隔離収容の実態の一端である。

日本の精神科病床は昭和30年代（1955年以降）、急速に増加したものである。1955年の精神科病床数は4.4万であった。

〔背景〕精神障害者隔離収容政策の背景として、精神病が遺伝性の、人格の荒廃に至る、不治の病であるという偏見（家族の縁談、就職に支障があるからと、患者の存在を隠したがるのが普通のことであった）による社会的要請がよく言われる。しかし、社会的偏見が①隔離収容政策により補強されてきたこと、②当時の衛生思想、公衆衛生教育により補強されてきたことを指摘しなければならない。後者は、社会防衛的な観点に基づくもので、実際、精神障害に関する行政部署は伝染病を主対象とする公衆衛生局、その下の精神衛生課（係）であった。精神衛生の教科書は精神病を遺伝性疾患として、優生思想に基づく内容で、優生手術が勧められていた。

政策の背景としては、日本の戦後の社会経済的情勢の変動を挙げなければならない。

日本は、1950年に始まった朝鮮

戦争の特需を契機とし、1970年に至る高度経済成長期を迎えた。1949年以降の1ドル360円（1971年まで）の固定相場制の下、国民所得倍増改革（池田内閣、1960年〜）もあり、工業生産額、輸出額ともに大きく伸びて、日本は経済大国となった。

この間に、労働力不足の問題から、地方から三大都市圏への急激な人口移動があった。その中で大家族制から核家族化への流れも定着化していった。精神障害者は本人が経済成長のマイナス要因であり、家族の活動の制約ともなるということから、精神障害者の隔離収容政策が上記の社会経済情勢の変動に対応する補完的な意義を持っていたと言える。

政策（施策）：実際の施策のいくつかを年代を追って列挙する。

1950年：精神衛生法制定

1900年の精神病者監護法 —— 精神障害者の私宅監置を法定 ——、1919年の精神病院法 —— 道府県が精神病院を設置できるとした——を廃止して制定。自傷他害のおそれを要件として都道府県知事が命令する公費による「措置入院」と保護義務者の同意（本人の同意ではない）による「同意入院」を法定。精神障害者の人権を守るための条項も社会復帰を促進する条項もなく、1987年の廃止まで、精神障害者を強制的に入院させるための法律として機能し続けた。

1958年：医療法精神科特例

各都道府県知事宛厚生省事務次官通知「特殊病院に置くべき医師その他の従業員の定数について」は、精神病棟の医師、看護婦等の職員配置について医療法基準以下の「標準」を示し、医師、看護婦は医療法基準のそれぞれ3分の1、3分の2でよいとした。

1960年：医療金融公庫法施行

精神病院に対する長期低利融資が始まり、精神病床数はこの年の9.5万床から以後、急増（精神病院の建設ラッシュ）。

1961年：経済措置

公衆衛生局長通知で、生活保護法による入院患者を、措置入院に切り替えた。これにより1970年の措置入院患者76,597人（2001年の措置入院患者数3,083人の約25倍）に。

1985年：医療法改正

1次から3次までの圏域設定と圏域ごとの医療計画策定を都道府県に義務付け。精神病床は各都道府県1区とされ、圏域設定・計画策定の対象外とされた。

1987年：精神保健法公布

精神病院入院患者に対するリンチ殺人事件等による内外の批判の高まり（強制的な入院しかない精神衛生法の問題が国連で問題とされ、国際法律家協会が調査に来日、など）を

受けて、精神衛生法が改められた。ここに初めて、精神障害者の人権保護と社会復帰のための条項が法に明記され、本人の自発的意思による任意入院の制度が生まれた。

1990年：老人福祉法等福祉関係8法改正

在宅福祉サービス拡充、市町村ごとの数値目標を持つ計画策定義務化。精神障害者は対象とされず。

1993年：障害者基本法成立

精神障害者を初めて「障害者」として位置づけた。

1995年：これを受けて精神保健法が精神保健福祉法に改められた。

法の目的に「精神障害者の自立と社会参加の促進」が書き込まれて、精神障害者の福祉が法に登場し、他の障害者と同様に地域で福祉サービスを受けて生活できることとされた。

1996年：「障害者プラン（7か年戦略）」施行

このプランの中で、国として初めて、「2〜3万人程度が退院し、地域で生活」として整備する各種社会資源の数値目標を示した。しかし、「プラン」実施6年目の2001年の精神病床入院患者数の減少は7,000程度に留まっていた。

2000年：医療法改正

精神病床の職員配置基準特例の廃止が検討されたが、医師配置基準は総合病院、大学病院等を除く大多数の精神科病院で入院患者48人に1人と据え置かれた（一般病床は16人に1人）。

〔結語〕精神障害者隔離収容の実態は、1950年の精神衛生法以来あったものが1960年代以降、政策的に増強され、1996年の障害者プランによって緩和されたとは言え現在もなお続いている。この実態は、1996年の障害者プランまでは国の法及び施策の体制の下で継続されていた。

国は、少なくも1954年以降、多数の退院可能な患者を入院させ続けていることを認識していながらその状況の解消のための施策を講じて来なかったという点で「未必の故意」として隔離収容政策をとっていたと言える。障害者プラン以降も、精神科病院及び地域に対して有効な政策的対応が求められているのに「仏作って魂入れず」の状態で、「未必の故意」の状態は現在もなお続いている。

地域社会資源と精神科病院に対する施策が必要で、特に精神科病院に対する隔離収容解消に向けたインセンティブが必要である。長期入院の患者を退院させるのに多大な労力を要し、その結果が病院の減収、ひいては経営困難に繋がるというのが現状である。【⇒隔離、経済措置、私宅監置、社会復帰、障害者基本法、精神医療国家賠償請求訴訟、精神衛

生実態調査、精神衛生法、精神科特例、精神保健福祉法、精神保健法、措置入院、長期在院、同意入院、ベルギー精神医療改革、保護者制度、優生保護法】　　　　（樋田精一）

学級崩壊

　狭義には小学校低学年のクラスで、私語や立ち歩きなどのために授業が成立しなくなる状況を指すが、広義には小学校高学年や中学以降の授業の成立困難性も含める。遅くとも1994年に北海道と大阪の教師が、ほぼ同時に日記やメモの中で使いはじめたといわれる。人口に膾炙するようになったのは、1998年の朝日新聞における連載以降であるが、現在では多くの学校でみられ、もはや特別な現象とはいえない。学級崩壊は、文字通り学級というシステムの崩壊であるにもかかわらず、個々の児童・生徒の「病理」にその原因を転化する動きが一部にみられる。とりわけ、注意欠如・多動症などの発達障害を有する子どもに対し安易な薬物療法が求められる場合があり、警戒が必要である。なお、類似の言葉に学校崩壊がある。この言葉は、河上亮一の1999年の著書名に由来するが、著書自体は河上らプロ教師の会の主張を繰り返したものに過ぎない。【⇒発達障害】　　（高岡健）

学校精神保健

　悩みを抱えた児童生徒に対して、スクールカウンセラーが傾聴して悩みが解消された、という単純な一事例を表現するものではない。学校という場において、教職員がチームになって児童生徒の心の健康が豊かになるような学校生活を設定し、そこに精神科医、保健師、公認心理師、精神保健福祉士らもチームになって助言や支援を行う長期的な取組みの理念的、実践的な総称を指す。

　例えば、学校精神保健の発想が不十分な学校では、不登校を問題行動としてのみとらえたり、在学中に精神疾患の症状が出現すると大騒ぎし、欠席させ投薬、入院に向けた指導に突き進んでしまう可能性がある。ところが学校精神保健に対する理解が浸透している学校であれば、不登校になったとしても、欠席によって得られる心の安定や、不登校の予後が必ずしも悪くはないことを踏まえて欠席中の支援を用意することができる。精神疾患についても、治療として学校生活から分離させて、本人にも他の児童生徒にもスティグマを残すようなことはせずに、多少の症状はあっても最小限の薬物治療で学校を支援の場として機能させるにはどうしたらよいのかを考えるのが学校精神保健ということになる。

　また、障害がある児童生徒につい

ても、高度な専門性で障害を克服させるというよりも、子供本人の思いに寄り添いながら、豊かな人間関係を築くことによって障害が気にならない、心が穏やかに安定する学校生活はどういったものであろうかという視点を大切にする。

さて、近年の学校精神保健の課題は、教職員のメンタルヘルスをどう高めていくかである。公立学校は転勤があり、良くも悪くも人間関係に変化が起こるし、私立学校は逆に変化の少なさでマンネリを生む可能性がある。教職員が精神疾患になることも不思議ではないが、頑張り過ぎての燃え尽き症候群や中途離職は、児童生徒に与える影響も深刻であり、早急な対応が求められている。【⇒いじめ、登校拒否】　　（氏家靖浩）

学校崩壊⇒学級崩壊

金沢学会

1969年5月の金沢学会は全国学園闘争の燃える渦中に開かれ、未曽有の激しい討論を経て旧来の歴史の流れを断ち切った。明治維新以来の、西洋伝来の権威的・抑圧的な医育制度と精神医療の惨状が告発された。

金沢学会闘争に至る三つの流れがあった。一つは精神医療問題である。1964年3月、ライシャワー事件を機に政府は一気に精神衛生法改悪へと

動き、これに対し精神医療従事者・精神障害者家族らの反対運動が拡がり、法は部分改正に留まったが、問題は残った。ここで若手の「全国大学精神神経科医局連合」が結成された。第二は医育問題である。1963年以降、インターン廃止闘争は全国医学部に拡がり、1966年卒者から「青医連」を結成、以後闘争はますます激化し、1968年学園闘争は全国に拡がった。第三は学会で懸案の認定医制度で、前年の長崎学会では臺理事長提案への反対が多く、審議未了で、本学会で帰趨が問われた。

〔学会当日の流れ〕

理事会；5月19日午前理事会開催。前夜開かれた関東・関西若手の合同戦術会議を踏まえて冒頭、若手会員から理事会の傍聴要請があり、激しい応酬の結果、否と出たが、若手グループは「傍聴」実力行使を貫いた。

評議員会；午後1時に開始。冒頭「評議員会公開」の動議が出され、白熱した議論の末圧倒的多数で可決。次いで傍聴者の発言問題は、投票で否決されたが、重要事項は議長許可で発言できるとされた。こうして本論に入ったが冒頭、関西精神科医師会議を代表して小澤会員が格調高い総論的問題提起を行い、会場をゆるがした。彼は精神医療の惨状、保安処分の危険、医局講座制の教授権力による旧い人事支配と研究至上主義、

そして精神神経学会の権力的体質を告発した。次が懸案の「専門医制度委員会」報告で、これをめぐり理事会・理事長への責任追及が続き、各理事の意見表明が求められた。理事側の答弁は若手の提起に問題意識で劣り、認識の劣位性が明かされた。休憩の後議論再開。なお議論は紛糾する中、「翌日の学術発表を中止し評議員会を開き継続討論する」と動議が可決され、夜9時半散会。

評議員会2日目・総会；翌21日、評議員会が開催。ここでは大紛糾の末、理事会不信任が票決され、引き続き新理事20名が選出された。（以後略）。この間、多数会員が変わらず懸命に討論した熱情は、いまなお驚きに値する。

〔金沢学会の意義〕3日間にわたって白熱的に交わされた討論に堪えて、旧理事会への不信任案可決と新理事会の選任で「金沢学会」は終わった。青医連闘争を経た若手医中心の新世代は、1930年体制を背に負う旧理事会勢力に、理論の俯瞰性と組織力において勝っていた。この総会は精神医療領域においてまさに革命的だった。これは精神医療界のさまざまな領域と職種での革新運動の幕開けだった。一方で、個別学会での闘争を生み、また関連職種の様々な領域の運動に火をつけた。あれから半世紀を経た今、当時提起された精神医療をめぐる問題、特に精神病院の隔離は、いまだ30万床の病床問題により未済である。金沢学会の投げた問いはなお解決を待っている。【⇒隔離、精神衛生法、全国学園闘争、日本精神神経学会、日本精神神経学会専門医、保安処分、ライシャワー事件】　　　　　　　（森山公夫）

髪の花

精神病院に入院させられている女性から架空の母へ宛てた手紙の形式で書かれた、小林美代子の「群像」新人文学賞受賞小説。当時（初出は1971年）の精神病院の劣悪さが描き出されていることもあって、精神医療従事者のあいだでは長く読みつがれていた。もっとも、大江健三郎が「精神病院についての良質のルポルタージュがはたすと同じ役割」と記し、野間宏が「患者の自由をいかにして成立させるかを問うている」と述べたのに対し、江藤淳は「狂人のなかにひそむ治りたい願望」、磯田光一は「"ただの人"になりたいという切実な希求」と解釈した。美代子は、追跡妄想などのために入院中の1960年代から小説を執筆し、同人誌へ投稿していた。そして、合評会の日だけは外出を許可され、そこで中上健次と出会った。中上の『十九歳の地図』に登場する「かさぶただらけのマリア」は、美代子がモデ

ルである。美代子は、自伝的小説『繭となった女』の刊行後、1973年に56歳で自死した。【⇒鍵と鉄格子】

（高岡健）

烏山病院問題⇒生活療法

仮退院⇒精神衛生法、精神保健法、精神保健福祉法

看護師

　看護師に関連する法律は、1899年に産婆規則、1915年に看護婦規則、1941年には保健婦規則と別々の規則として制定された。これら3つの規則は、戦後1948年にGHQの指導のもと一本化され、保健婦・助産婦・看護婦法（通称、保助看法）という法律が制定された。その後、助産婦の仕事を男性にも開放すべしという要望や、当時の男女共同参画を推進するという社会の流れから、2001年に「婦・士」は「師」へと変更された。2006年の法改正により、業務独占規定（保助看法第31条）に加え、名称独占規定が設けられた（同法42条の3）。また、守秘義務が課せられた（同法第42条の2）。

　看護師の業務は、傷病者若しくはじよく婦に対する療養上の世話又は診療の補助を行うとして規定されている（同法第5条）。だが、昨今は、医療技術の進歩、医療経済の逼迫、医師不足などから、看護師の業務の大半が診療の補助に費やされる状況が生まれている。そのため、療養上の世話は介護職へと移譲され、療養上の世話を代表するような排泄や食事の介助は、あたかも介護職の業務であるといった認識が一般の人々にまで広がっている。また、1996年には専門看護師（CNS：Certified Nurse Specialist）、1997年には認定看護師（CN：Certified Nurse）が看護の質向上のために誕生した。ところが2015年には、これまで医師が行ってきた医行為の一部を「診療の補助」行為としてCNSやCNらが行うことができるとする「特定行為に係る看護師の研修制度」が設けられ、保助看法に追加された。看護師は何をする人なのかを問い直す必要がある。

　看護師の2018年末時点の就業者数は121万8606人、准看護師は30万4479人である。日本で最大の職能団体である日本看護協会への加入者は、2020年現在で、三職合わせて78万5千人である。ところが、精神医療に従事している看護師は、日本看護協会とは別の団体である日本精神科看護協会に加入していることが多い。この組織は、精神病院で患者の世話や管理にあたっていた看護人（男性）らが、1947年に全日本看護人協会（全看協）を設立したのが

始まりである。全看協は、改組を繰り返し、看護婦の入会も認めながら、日本精神科看護協会と改められた。精神医療に従事するおよそ4万人の看護師と准看護師がこの組織に加入している。

精神科病院が精神科特例下におかれていることもそうであるが、そこに従事する看護師も、一般の看護師とは異なっているという印象を与えている。精神科病院では、拘束など看護の仕事とは言えないことを看護師の業務として行っているケースはいまだにある。看護師の仕事の問い直しの必要性がここにもある。【⇒ **精神看護専門看護師、身体拘束、精神科看護、精神科特例、特定行為研修制度**】　　　　　（阿保順子）

患者クラブ活動

患者と呼ばれる人々による自主的な集まりのことである。病気がテーマになることもあるが、レクレーションの楽しみを目的とすることもある。結成の契機も入院やデイケアの仲間であったり、医療や行政関係者が呼びかける場合もあり多様である。セルフヘルプという患者が自身と他の患者を共に支え合う関係性があれば、あらゆる集いがこの活動となる。

そもそも精神疾患の生きづらさの本質は孤独である。身体疾患と違い検査値の悪化や直接的な苦痛はないのに、独特な言動に対して医療者が精神疾患の患者になることを強要する。これを解放する場が患者クラブである。

身体疾患では悪化を防ぐために○○教室として知で克服を図るが、精神疾患はこのクラブ活動を通して患者同士の多様な生き方を示し合い、ふれあうことを通して情が活性化され、患者という役割から自由になる体験をする場であるといえよう。【⇒ **精神科デイケア**】　　（氏家靖浩）

患者使役

端的には精神科病院に入院中の患者に労働を強いることを意味するが、その実態は様々であり、それを生み出した要因もいくつかに亘る。一般的には本来であれば職員が行わなければならない病院病棟の運営・維持のために必要な業務の一部を生活療法の一環と称して患者に行わせること。

具体的には、配膳当番、便所当番、風呂の手伝い、ホール当番、布団介助、歯みがき当番、残飯捨て当番、手洗い誘導当番、洗面所当番、各部屋掃除、請求物品受け、洗濯物運び、包布運び当番、ベット部屋の掃除当番、廊下掃除当番、ちり捨て当番、足洗い当番、新聞とり当番、等々があった（山口ら　2013年）。より広い意味では、袋張り作業などの院内

作業で得られた収益を参加した個々の患者に還元せず、患者全体のレクリエーション活動費用に転用したりすることも使役や収奪に当る。

　多くの精神科医療従事者がこのような不当な事態を治療や社会復帰のためには必要であると誤認し、正当化してきたのは、1956年に小林八郎によって提唱された生活療法という治療理論体系に根差している部分が大きい。中には経費削減策として患者を使役した病院もあった。強制入院中心の閉鎖管理体制下では患者は病院の方針に従属させられ、生活療法は次第にその集団管理の手段と化してしまい本来の意義を失って行った。これらは開放化運動に象徴される精神医療改革運動の中で厳しい批判を受け、患者使役を生んだ要因のひとつである生活療法理論は破綻した。

　治療のために入院している病院から労働を強いられ、労働成果を収奪されるというこの驚くべき事態に対して国は、1998年3月3日に発出した「精神科病院に対する指導監督等の徹底について」の中で、監査時に〈作業療法の限界を超え、又は作業療法という名目の下に患者を使役するようなことはしていないか〉をチェックすること、と明示して対応した。【⇒開放化運動、生活療法】

（渡辺瑞也）

岐阜大学胎児人体実験

　岐阜大学胎児解剖研究ともいう。1984年に、某私立精神病院に措置入院中であった妊娠16週以降の女性患者が、岐阜大学医学部附属病院神経精神科へ転院させられた。その私立精神病院へ岐阜大学からアルバイト診療に来ていた若手医師が、両病院における主治医だった。主治医は、女性患者が人工妊娠中絶を了承していないと明記しながら、中絶手術の施行を岐阜大学病院産婦人科に対し依頼した。中絶のための処置が行われたが、その間、女性患者は繰り返し出産の希望を表明し、中絶の完了後も「赤ちゃん、小さいけど育てられないか」と尋ねている。一連の処置後、女性患者が服用していた向精神薬が胎児の神経系にどの程度移行しているか等を調べる目的で、胎児脳が解剖された。一連の実験を主導したのは、若手医師の上司にあたる貝谷久宣講師と難波益之教授（いずれも当時）だった。

　この問題は、第80回日本精神神経学会において、同学会の高橋隆夫会員らによって告発された。告発の直後に行われた岐阜県精神科医会による調査等から、女性患者の転院に際して、措置入院からの仮退院中に別の病院である岐阜大学病院へ同意入院をさせるという、当時の精神衛

生法に照らしてさえ不可解な二重の強制入院が行われていること、閉鎖病棟への拘禁下で中絶同意書にサインをさせていること、解剖の同意書を、患者からではなく患者の母親（胎児の祖母）からしか得ていないことといった問題点が、次々と明らかになった。

さらに、このような人体実験が行われた背景には、全国の大学精神科が生物学主義と業績至上主義へ舵を切っているという事実があるとの認識のもとに、1985年に「生物学的精神医学会の公開を求める全国連絡会議」が結成された。全国連絡会議は、おりしも岐阜市で開催されようとしていた第7回日本生物学的精神医学会（難波益之会長）における公開討論の開催を申し入れた。しかし、同学会は学会そのものの開催中止を選んだため、公開討論はその時点では実現しなかった。（なお、その翌年および翌々年の日本生物学的精神医学会では、全国連絡会議との公開討論が開催されている。）

岐阜大学胎児人体実験をめぐる問題は、国会でとりあげられるなどインパクトが大きく、1986年の第81回日本精神神経学会では「医学研究と人権」と題するシンポジウムが開催された。シンポジウムにおいて、高岡は、岐阜大学胎児人体実験の本質を「アジア的特徴を残しながら、現在急速にその段階から離陸してゆく時の二重の問題」、すなわち「共同体の〈外部〉にはじき出される人間を、その臓器とか粗雑な〈研究〉成果だけを救抜して共同体の〈内部〉に還元する遺制的構造」と「高度に再編成される国家－市民社会の現在に対応した象徴的・非技術的性格をもった生物学主義」の二重性として指摘した。

同じ1986年に、日本精神神経学会の「研究と人権問題委員会」は、この人体実験に関し、「妊娠中絶について、事前に十分な話し合いもせず、患者本人の同意がないことを十分承知していながら、主治医の方針に沿って（人工妊娠中絶のために）転院させるという態度は、精神科医の倫理に反するものである。」「胎児にも、患者にも何の利益もなく、治療とは全く関係のない、正当性を欠き、倫理に反した人体実験である。」という見解を公表した。

一方、全国「精神病」者集団は、この人体実験の基盤には優生保護法の問題があり、ゆえに同法の撤廃を俎上に載せるべきであると主張した。この主張に応える形で、上記研究と人権問題委員会は、「優生保護法に関する意見」を取りまとめて公表した。「優生保護法に関する意見」は、医師の認定による人工妊娠中絶の対象として精神病等が列挙されている

部分を法から削除するよう主張するものであった。【⇒向精神薬、人体実験、精神衛生法、精神障害者運動、措置入院、同意入院、日本精神神経学会、優生保護法】　　　（高岡健）

境界例

　1980年代前半まで、日本で境界例と言えば、重症対人恐怖症など、神経症と精神病両者の特徴を持った病態をさした。1980年代後半からは、見捨てられることを過度に恐れ、自己破壊的な行動化を繰り返す性格の病理をさすようになった。こうした事例の増加が、個人精神療法への関心を呼び覚まし、衰退しつつあった分析的な精神療法でよみがえった。21世紀に入ると、発達の不均衡や被虐待についての知見が広がり、境界例もそうした側面について評価したうえで支援がなされるようになった。

　境界例とのかかわりで、大きく4つの学びがあったと思う。

　1）境界例に限ったことではないが、欧米での臨床実践をそのまま日本にもってくる弊害を知った。患者が生きている社会の通念、医療や福祉についての考え方には、洋の東西で大きな違いがある。見捨てられ不安や行動化など、表面的な現象が似ているからと言って、類似した実践は通用しない。

　2）これも境界例に限らないことだが、一人の臨床家にできることには限界がある。自分の無力さ、未熟さを突きつけられる体験は得難いが、倒れる前にSOSを出せる場や相手が必要である。患者の精神病理に見えることは、袋小路に入った二者関係に特有の"むしりあい"、ないしは患者が治療者の期待を察知して、それらしく発言しているだけかもしれない。

　3）一方、傍観者からは、"物好きな医者"が"わがままな患者"に振り回されているように見える。効率ばかり重視される現代、"わがまま"や"物好き"が疎まれるのはしょうがないが、苦しくなると人はどこかで"わがまま"を開花させるものだし、それを放置できない"物好き"が一定の割合で発生するのも、健全な社会の証左とはいえないか。

　4）境界例の出現によって、臨床現場はかき回され、多くのスタッフが疲弊して傷を負った。だがそのおかげで、患者の環境を支配して従順化せしめる旧態依然たる精神科医療が現実社会と通路を持ち、半歩だが成熟に近づいたように思う。

　　　　　　　　　　　（塚本千秋）

京都大学精神科評議会

　1960年代後半から盛り上がり、やがて大学闘争へとつながる、いわ

ゆる医学部闘争の中で、精神神経学会金沢総会での闘いを担ってきた京大精神科の医師たちによって、医局講座制解体のために1969年に発足したのが、京大精神科評議会である。その理念は、反教授会権力、一人一票制による合議制、ストをも辞さぬ闘争という三原則とされた。設立はその当面の医局講座制解体という目的のために、医師が中心となっていたが、いずれは京大精神科の全職員による民主的な病棟運営、精神医療改革が目指された。

医局員に対する人事権を通した教授支配という桎梏を逃れることで、評議会に集った医師たちは自由な日常臨床を行うことができた。その成果は、評議会を通った精神科医が行った様々な病院での病棟開放化、精神神経学会での精神病院不祥事に対する告発活動、反保安処分闘争、そして早くからの診療所開設などの地域医療活動から、学内での反公害運動など精神医療だけに留まらない広汎な活動を生んだ。

しかし、京大医学部教授会を筆頭とする抵抗は根強く、次第に若手の医師も教授派について、かつての古めかしいままの病院の臨床に安住する者が増え、大学の独立行政法人化に伴う大学院大学への制度改変が行われると同時に、博士号取得をめざす若手も増えてきた。また、研修の

義務化という医療教育制度の大変革は、旧来の医局講座制自体を有形無実のものとした。

そのような背景の変化から、2002年に京大精神科評議会は解散、若手医師の人事は形式上は人事委員会という実質的には教授のヒエラルキーの下にある組織に返還された。その後の京大病院精神科は、他の大学病院の精神科の活動と変わらぬものとなっている。今後、精神医療の改革が精神科医によって主導されることは、ないであろう。【⇒開放化運動、金沢学会、精神科病院不祥事、日本精神神経学会、保安処分】

（高木俊介）

薬漬け⇒多剤処方

クラーク勧告

クラーク勧告とは、WHOの精神衛生顧問で英国精神衛生協会副会長（ケンブリッジ、フルボーン病院長）のクラーク博士（David H.Clark）によって1968年に記された「日本における地域精神衛生——WHOへの報告」と題された報告書をさす。勧告書は、1.まえがき、2.計画の概要、3.背景、4.観察報告、5.考察、6.勧告、7.謝辞、で構成されている。

「まえがき」では、招聘に至る経過と目的が記され、当時国立精神衛生研究所部長であった加藤正明が、

WHOに対して、日本の現状を観察評価し、地域精神衛生活動の方法を提示してくれる顧問の派遣を要望した旨が記されている。「計画の概要」には、1967年11月〜1968年2月の3ヶ月間の滞在中、8つの都市と9つの県を訪問し、15の精神病院、7つの精神薄弱者施設、5つの精神衛生センターおよび児童相談所、5つの大学クリニックとその他の施設を訪れたことが記されている。

「背景」では、日本の精神障害者の処遇の経緯を記し、精神医学はドイツ流の器質本位で発展は遅れていると評価している。精神病床数が、1955年の万対4.5床から1966年には18.5床と増加し、その大部分が私立病院であることを指摘し、医師・看護師の専門的訓練がされていないこと、PSWの訓練課程がないことなどを記している。

「観察報告」では、病棟には精神分裂病の長期入院患者が満員で退行しているが、積極的な治療法や社会復帰活動は認められず、必要以上に閉鎖的であること、精神科医は器質的な問題にのみ目を向け社会精神医学に取り組もうとせず、精神医学や担当省庁の地位も低いことなどを指摘している。

「考察」では、若い長期入院患者たちがこのままでは今後30年間も在院し、病院は無為で希望も無く施設症化した患者であふれ、老人が増えることを警告している。精神病院は都市から離れた辺鄙なところで巨大化しているが、街中に小規模なものを作るべきとしている。身体医学ケアも精神医学ケアも、社会治療の基準に達しない病院が多く、精神医学の経験の無い院長やオーナーが、収入を上げる為に超過入院させる圧力をかけることも生じている現状を憂慮している。社会精神医学的な病院基準を作り、病院の許可を取り消す強力な権限を有する国家監察制度の導入が必要としている。

「勧告」では、精神病院の長期在院患者の増大が警告すべき状況にあり、日本政府は精神衛生に関する組織の現状を真剣に考慮する必要があること、精神医学的中央管理を強化するために、精神衛生を公衆衛生・児童福祉などと同等の部局にすること等を勧告している。また、精神病院には長期収容により無欲状態となった多数の患者がたまり、国家財政を圧迫していること、入院患者の増加を防ぐための積極的な治療とリハビリテーションを推進すべきこと、精神病院の資格を取り消す権限を持つ国家監察官制度を作るべきことを勧告している。さらに、病院に患者を入院させておくことを奨励する診療報酬を見直し、外来クリニックを強化し地域での生活支援を行うこと、

地域の働き手であるPSWと保健師を訓練すること、夜間・昼間病院、ホステル・保護工場・治療的社交クラブなどを地域社会に整備すること、回復期の患者の退院を妨げている現行精神衛生法の改正を行うこと、等を勧告している。

　その後クラークの予言をなぞるように、日本の精神医療は、長期在院患者の更なる滞留と高齢化が進行していった。この1968年時点で、クラーク勧告に沿った改革が為されていたならば、日本の精神医療は今日とは異なる姿になっていた。しかし日本政府は、蠢き始めていた精神医療改革運動の火に油を注ぐことを恐れたのか、このWHOの勧告を完全に封殺した。当時の行政担当者は「英国は何分にも斜陽国でありまして、日本がこの勧告書から学ぶものは全くありません」と発言し、国の公式記録は見当たらない。精神病院増床・入院収容中心の政策を変えようとせず、地域精神医療への転換を阻んだ、当時の厚生省は失政の誹りを免れ得ない。【⇒インスティチューショナリズム、看護師、診療報酬、精神衛生法、精神保健福祉士、長期在院】　　　　　　　（古屋龍太）

クリティカルパス

　クリティカルパス法（以下「パス」と略す）は、1958年にアメリカで工場建設を最短工程で管理するために開発され、1980年代に米医療界で医療費抑制手法として活用され始めた。診療場面での進行管理に用いる際には「クリニカルパス（標準治療計画）」と呼ばれる。1990年代に日本の病院でも導入され始め、治療内容の可視化や標準化を目指すものとして普及していった。精神科領域ではダイクス（P.C.Dykes）の『精神科クリニカルパス』の邦訳が2000年に出版され、徐々に浸透していった。

　パスを積極的に導入している病院では、目標化・言語化・可視化・個別化・比較化・システム化による、スタッフの意識変革の意義が語られている。一方、パスに対して批判的なスタッフは、類型化・非個別化・画一化・煩雑化・脱落化・合理化・孤立化等が生じる危惧と違和感を語る。パス導入は、本当に患者やスタッフのため、病院や地域のため、精神医療改革のためのツールになり得るのか、今後検証される必要がある。【⇒開放化運動】　　　（古屋龍太）

クロザピン

　クロザピン（日本での商品名はクロザリル）は非定型抗精神病薬の一種で、治療抵抗性統合失調症に対する適応を持つ。欧米では1970年ころから使われており、重大な副作用である無顆粒球症での死亡例が相次

いだため、一旦多くの国で使用中止となったが、その効果に再度注目が集まり、副作用に注意しながらの使用がなされるようになった。日本での認可は遅く、2009年である。使用には血液内科や糖尿病内科との連携を条件とするクロザリル患者モニタリングサービス（CPMS）の認可が必要で、患者に処方する場合には当初は入院が必要であり、その後も週1回（検査結果や時期によって増減あり）の血液検査が必要とされる。副作用により中止した場合の再投与禁止や他の抗精神病薬との併用禁止など、やや厳しすぎるとみられる規定もある。また治療の難しい患者には薬剤だけでなく他の種々のアプローチが行われなければならない。

（中島直）

経済措置

　経済的理由によって入院治療を継続できない同意入院患者に対して、その救済策として措置入院制度の適用を拡大して入院形態を措置入院に変更するという政策によって変容した措置入院制を指す通称。

　措置入院制度は他害の防止を第一義的目的として制定されたものであり、同じ強制入院制度である同意入院（精神衛生法第33条保護義務者の同意による入院——精神保健法以降は医療保護入院と改称）が本人の入院治療を第一義的目的としているのとは原理的に異る。

　措置入院制導入後の10年程の間は入院費の国庫補助率が5割と低率に留まっていたこともあって措置患者数はさほど多くはなかった。一方、同意入院患者に対しては国庫補助率8割の生活保護が適用されることが多く、厚生省社会局は以前より、生活保護法における他法優先の原則に照らして同意入院の医療扶助対象者は精神衛生法の下で対応すべきである、と主張していた。そうした中で1961年に精神衛生法が一部改正され、措置入院に対する国庫補助率が生活保護と同率の8割に引き上げられた。これに伴い、同年9月6日公衆衛生局長は「患者の保護義務者等の関係者が入院それ自体には賛成しているが経済的理由から措置を希望している場合には原則として所得の低い階層に属するものを優先すること（以下略）」との通知を発出して措置入院制度の運用拡大を公認した（経済措置への誘導）。

　これによって措置患者数は急増し、ピーク時の1970年には76,532人となった。しかし経済措置といえども被措置入院者に対する行動制限は本来の措置患者と同様に厳格であり、治療及び社会復帰活動面での制約はより大きく、結果として多くの超長期在院者をもたらす一因となった。

経済措置は、社会防衛制度たる措置入院制度を救貧策として転用しており、人権上重大な問題があるのであって、本来の措置要件の下で厳格に運用すべきであるとして批判された。
【⇒医療保護入院、行動制限、精神衛生法、精神保健法、措置入院、長期在院、同意入院、保護者制度】

(渡辺瑞也)

K氏問題⇒岩倉病院問題

刑法改「正」・保安処分に反対する百人委員会⇒保安処分

ゲーム行動症（ゲーム障害）
　世界保健機構(WHO)の国際疾病分類第11版（ICD-11）においてゲーム行動症は、嗜癖行動症（ある特定の行動などを依存対象とするもの）として位置付けられている。ゲーム行動症とは、①ゲームに対するコントロールの障害だけでなく、②他の活動よりもゲームが最優先の生活が続く、③否定的な結果が生じてもゲームを継続、またはエスカレートさせるといった3つの基準を満たすとともに、それによって自分自身や家族関係、学校、職業などに重大な障害を及ぼしていることが長く（12ヶ月以上）続く状態である。つまり、ゲームに没頭するあまり、会社に行けず、家族とも喧嘩が絶えないなど深刻な状況が長く続くものがゲーム行動症と診断されることとなる。一方、不登校などの状態が最初にあり、そのつらさを埋めるためにゲームの時間が増えていくような事例では、ゲーム行動症とは診断されず、むしろゲームの世界（を通した交流）が「居場所」として、自身を支えてくれたり、人生の方向を指し示したりしてくれることもしばしばあり、その世界がその人にとってどのような意味を持つのかが臨床上大切な観点となる。
　ICD-11にゲーム行動症が収載されたことが大きく報道されたこともあり、ゲームの過剰利用が依存につながるという心配も聞かれるが、インターネットやゲームに関しては家族との対立、孤独などの社会状況、抑うつ、自己評価の低さなど、そのリスクに濃淡があることがわかってきており、誰もがゲームをやり過ぎると依存になるわけではないことが示唆されている。
　また、診断にあたっては正常との境界も重要視されており、思春期の仲間集団の文化などについても検討する必要がある。加えて、ICD-11においてはゲーム行動症とは見なされない程度の危険なゲーム行動との境界についても記載されており、私たちのような立場の者はゲームをやりすぎてしまう子どもや大人に対し

47

て安易に障害概念を適用し過ぎない
ように注意を払う必要があると言え
る。　　　　　　　　　（関正樹）

欠格条項

　障害等を理由として法令等である
種の資格等を認めないとする規定が
欠格条項である。資格は指定された
研修を受け、あるいは相応する試験
に合格すれば得られるはずのもので
あるが、障害を有する者にはさらに
制限を課しているというもので、こ
れは障害者に対する差別であると言
える。欠格条項についてはかなり以
前から障害者自身および専門家から
問題とされ、撤廃すべきものである
ことが主張されてきたが、行政の壁
は厚く、事態はなかなか進展しなか
った。そもそも欠格条項はきわめて
多数の法律、政令、通知等にまたが
っており、その全容を把握すること
すら至難の業であった。

　1999年8月9日の内閣府障害者施
策推進本部による「障害者に係る欠
格条項の見直しについて」は、こう
した状況の中で画期的であった。対
象となる者を厳密に規定すること、
その障害を有していれば自動的に欠
格となる絶対的欠格から、一定の条
件下では資格を認める相対的欠格に
改めること、規定を障害者を特定し
ない記述にすること等が提唱され、
多数の法令が対象として列挙され、

その後数年をかけて改正がなされた。

　しかし、この動きも、きわめて不
充分なものであったと言わざるを得
ない。多数の法令が対象となったが
全てというにはほど遠かった。また、
改められた内容もきわめて不充分で、
実質的には改正とは言えないもの、
欠格とする理由がどう考えても認め
られないものも少なくなかった。多
くの団体が政府の担当部署と話し合
いを持ったが、意見が反映されるこ
とはきわめてまれであった。

　その一つとして道路交通法に規定
する自動車運転免許の取得と保持に
関連する問題がある。運転免許は資
格所有者が多く、保持・不保持が生
活や就労に直結するので影響が大き
い。従来は「精神病者」等は絶対的
欠格とされていたが、現実には多数
の精神病者が運転免許を取得してい
た。上記の動きの中で、精神障害は
相対的欠格となったが、法文上には
「幻覚の症状を伴う精神病であって
政令で定めるもの」等が不可と規定
され、道路交通法施行令に疾患名が
列挙され「安全な運転に必要な能力
を欠いていないと認められるもの」
には免許を認めることとなった。多
くの団体（例えば日本精神神経学会）
は疾患名を挙げての欠格条項は差別
であるので削除することを主張した
が、行政（担当部署は警察庁運転免
許課）は頑なにそれを拒んだ。道路

48

交通法の該当部分は2013年にも改正の対象となったが、差別的な骨格は残存した。一点だけ指摘すれば、道路交通法66条は「……病気……の影響その他の理由により、正常な運転ができないおそれがある状態で車両等を運転してはならない」と規定しており、罰則ももうけているのであって、精神疾患等のみさらに二重の欠格を科す正当性はひとかけらもない。(学会ガイドライン、精神医療76号等)

厳密な意味では資格ではないが、関連問題として選挙権がある。本邦では長く成年被後見人が選挙権・被選挙権を有しないという規定が維持され、批判されてきたが、上記の欠格条項見直しの流れの中でも扱われることはなかった。2013年に公職選挙法が改正され、この規定がようやく撤廃されたが、これは当事者による訴訟で、裁判所による違憲判決が出て初めて達成されたものであった。

欠格条項は今なお多数残存している。全ての差別条項が早急に撤廃されるべきである。【⇒自動車運転、日本精神神経学会】 　　　(中島直)

ケネディ教書

アメリカのケネディ大統領は「精神疾患と精神衛生に関する合同委員会」の報告書(1961年)に基づき、1963年2月に「精神病及び精神薄弱に関する大統領教書」(「ケネディ教書」)を公けにした。

「教書」のなかで、大統領は、精神病院を「職員不足、過剰入院、居心地の悪さといった点で、恥ずべき状態にあり、この施設から逃れ出る唯一の確実な希望は死のみである」と述べ、あたらしい精神衛生プログラムの中心は地域医療であると宣言した。

「教書」が基になって、脱入院化が促進されたが、本格化したのはベトナム戦争が泥沼化した1965年頃からである。

その目標は、第1に、精神薄弱と精神病に関連する不利な環境条件を有効に排除・矯正する対策が必要である。第2に、各種の専門職の増員と教育・訓練を推進しなければならない。第3に、時宜を得た集中的な診断・治療・訓練・リハビリテーションが強化されなければならない、というものであった。

精神病院に代る地域の拠点としては、人口20〜40万人に1カ所の「地域精神衛生センター(CMHC)」を配置する構想であった。「センター」の基本機能は、入院治療・救急・部分入院・外来診療・コンサルテーション・教育と包括的なものであった。

脱入院化の結果は、精神病者が公園や貧しいホテルに屯して犯罪被害

にあったり、ケアの不充分な集団住居におかれ栄養不良となったり、町をあてもなく彷徨したりして「精神科ゲットー」と呼ばれる区域まで出現するようになってしまった。

このような挫折は、慢性患者を地域で支えるのに必要な包括的なサービスが幅広く配置されなかったことによるものであるが、理念が実を結ぶに至らなかった背景には、ベトナム戦争による国内的インフレという経済問題が大きかったと考えられている。　　　　　　（浅野弘毅）

権限移譲（県から市町村）

精神保健医療福祉に関する権限・事務取扱い等について、2002年4月に都道府県から市町村の業務として移管したことをいう。それ以前の精神保健福祉は感染症対策等と並列して都道府県の業務と位置づけられていたが、一方では心の病を抱えた人々への身近な住民サービス（精神障害者保健福祉手帳、自立支援医療［精神通院医療］等）が充実し、市町村の仕事としてきめ細かく取り扱うことになった。現在では「5疾病・5事業および在宅医療」の医療連携体制の中で、精神保健医療・一般医療、障害福祉・介護、社会参加、住まい、地域の助け合いをひとつのパッケージにした地域包括ケアシステムとして機能している。ただ、市町村の規模によってはサービスに格差が生じていたり、市町村独自で精神保健福祉の専門職の配置には困難があり、ましてや住民の根強い偏見差別の問題もあることから、解消すべき課題は山積している。【⇒5疾病・5事業、自立支援医療、精神障害者保健福祉手帳、地域包括ケアシステム】

（森谷就慶）

向精神薬

精神機能に何らかの作用を及ぼす治療薬の総称。その下の中分類として、抗精神病薬、抗うつ薬、抗躁薬、気分安定薬、抗不安薬、睡眠導入薬、抗てんかん薬、抗認知症薬、などがある。中枢神経系のシナプスにおける神経伝達物質（ドーパミン、セロトニン、ノルアドレナリン、GABAなど）の働きを賦活ないし抑制する作用をもつものが多い。今日の精神科治療は向精神薬なしには考えられなくなっているが、その圧倒的普及の陰で、精神医学・医療の根幹に関わる問題や、大衆資本主義社会の構造と密接に結びついた問題も多く生じている。

半世紀以上の歴史を持つ定型抗精神病薬や三環系抗うつ薬がMARTAなどの新規抗精神病薬やSSRI、SNRIなどの新規抗うつ薬に席を譲るプロセスは、より強力な作用を実現したというよりは、主として副作

用軽減への挑戦に留まった感がある。また、次々に市場に投入される新薬のラインナップは、シンプルな置換ではなく多剤大量療法を蔓延させることになった。製薬資本の思惑はうつ病の概念を拡張・拡散させることに成功し、SSRIの世界的メガヒットを産んだ。特に日本では、社会問題としての自殺対策がうつ病予防キャンペーンと結びつくことにより、新規抗うつ薬の販売促進に大いに貢献した。一方、実績のある向精神薬であってもパテントが切れればジェネリック（後発品）に駆逐されることになるので、創薬メーカーは莫大な研究費を投じて新製品を開発し続け、高値で売り抜けねばならない宿命を負う。

患者で溢れる精神科外来では"5分診療"のなかで、不安（パニック）、恐怖、抑うつ、強迫、不眠…など症状がひとつ訴えられるたびに病名と向精神薬がひとつづつ追加されることになる。こうした悪循環に抗うために、新たな医療倫理が要請されている（はずである）。

なお、これまで本誌が向精神薬への批判的意見を忌憚なく掲載できたとすれば、そこには製薬企業から広告収入を得ないとの編集方針が与っていることを付言する。【⇒うつ病、自殺、精神の障害、多剤処方、認知症】　　　　　　　（岡崎伸郎）

行動制限

精神保健福祉法は、その第36条及び第37条（及び関連する省令）において精神科病院における行動制限について定めている。精神科病院においてどんな場合でも認められないのは「信書の発受の制限」「行政機関職員及び代理人弁護士との電話・面会の制限」であって、それ以外にはさまざまな行動制限が行われている。ただし、大前提として「行動制限は本来行ってはいけない行為である」ということを認識しておく必要がある。精神科病院で認められている行動制限は大雑把に分けて、精神保健指定医だけができるものと、医者であれば誰でもできるものとに分けることができる。前者は「患者の隔離」と「身体的拘束」の2つ。後者には通信制限、面会制限、外出の制限、閉鎖処遇などが含まれている。

精神保健福祉法における行動制限の中で、近年特に注目されているのは身体的拘束である。1998年5月、国立療養所犀潟病院で拘束中の入院患者が誤嚥によって死亡する事件が起きた。「看護師の手が回らない」と云う理由で、精神保健指定医の診察・指示のないまま看護師の判断で実施された違法拘束であった。この事件をきっかけにして、行動制限最小化委員会が診療報酬制度の中に規定されて、現在は殆どの精神科病院

において行動制限最小化委員会が活動しているが、残念ながらこの委員会の設置によって隔離・拘束の減少が達成できたという話はあまり聞いたことがない。その後も2008年には大阪府内の精神科病院で、拘束帯によって身体拘束された患者さんがベッドからずり落ちたことから腹部の圧迫による腸管壊死と腹膜炎で亡くなるという事故があった。2017年5月、ニュージーランド人男性が神奈川県内の精神科病院で身体拘束を受けている間に心肺停止となり、救急搬送先で亡くなるという事案が発生した。2018年5月には、14歳のときに摂食障害によって77日間身体拘束された女性が損害賠償の訴訟を起こした。さらに同年8月には、2年前に身体拘束によるエコノミークラス症候群で死亡した男性の両親が精神科病院を提訴した。これらの事案が国会でも取り上げられ、次に述べる拘束患者数の増加とともにメディアでも繰り返し取り上げられたため、社会的な注目を集めることになった。

近年、身体的拘束の数は次第に増加してきた。わが国の精神科病床における身体的拘束に関する既存のデータは決して多くないが、毎年公表される精神保健福祉資料（いわゆる630調査）には2003年度から身体的拘束に関連するデータが登場する。630調査における身体的拘束関連データは2016年度までは「6月30日時点で身体的拘束を行っている患者数（拘束患者数）」であり、2003年度の拘束患者数は5,109人であった。その後、拘束患者数は増加を続け、2016年度には10,933人となり、13年間でほぼ倍増したことになる。近年の拘束患者数の増加については、その要因として救急・急性期病棟の増加や認知症患者の入院の増加が挙げられることが多いが、今のところそれを明らかにしたデータは見当たらない。

身体的拘束は、もちろん精神科病棟だけに起きている問題ではない。一般病院においても、また高齢者施設においても、身体的拘束の問題は存在する。またわが国は海外に比較して身体的拘束の数が多いと云う批判は以前から強いが、一方で海外とのデータ比較には困難な面があり、一概にわが国の拘束数が多いとばかりは言えないという意見もある。しかし、例えばわが国の身体的拘束の数を減らすためには、精神科病院のマンパワーをもっと充実することが必要であると云うことは多くの精神科医療関係者が一致するところである。この点だけを取ってみても、精神科病院における身体的拘束にはまだまだ低減の余地があることは明らかである。必要なのは、できるだけ

身体的拘束に頼らない精神科医療を目指し続けることである。【⇒隔離、看護師、国立犀潟病院問題、身体拘束、診療報酬、精神科病院情報公開、精神保健指定医、精神保健福祉法、認知症】　　　　　　（太田順一郎）

公認心理師法

　国家資格としての公認心理師法の成立までは約半世紀の時間を要した。心理の資格化は、第26回日本心理学会総会（1962）の議題が最初だった。翌年日本心理学会、日本応用心理学会、日本教育心理学会の3団体による「心理技術者資格認定問題に関する協議会」が「心理技術者資格認定設立準備会」を結成し、心理学界による資格認定が検討された。しかし、第5回日本臨床心理学会名古屋大会（1968）で、資格認定基準や手続きに対し批判が起こり資格化は頓挫した。

　日本臨床心理学会（以下日臨心）を退会した大学教員が1982年に「日本心理臨床学会」（日心臨）を設立。1988年に日本臨床心理士資格認定協会（以下認定協会）が民間資格の「臨床心理士」を創設。その後「学校心理士」（1997年日本教育心理学会）、「認定心理士」（1999年日本心理学会）、「臨床発達心理士」（2001年発達心理学会）などの資格が作られた。1990年に国家資格の検討が「厚生省臨床心理技術者業務資格制度検討会」で開始された。資格化に反対だった日臨心は医療現場での国家資格を容認したが、国家資格化で臨床心理士が衰退することを恐れた日心臨と認定協会が反対運動を展開した。1993年に国家資格を切望する有志が「全国保健・医療・福祉心理職能協会」（以下全心協）を設立し医療・福祉現場での資格化を目指した。2005年3月に「医療心理師法案」が国会提出直前まで進んだが、河合隼雄文化庁長官を中心とした反対側の政治介入により、急遽「臨床心理士及び医療心理師法案（以下2資格1法案）」が提案された。それに対し、医療団体から「臨床心理士」を援用した2資格1法案への疑義が出されたが、8月の衆議院の郵政解散で法案提出に至らなかった。その後水面下で交渉の結果公認心理師法とし2015年9月に参議院で可決成立した。

　今後は、臨床実習や地域連携などのカリキュラム内容の精査が必要である。臨床経験がない大学教員もいるため、資格取得後の研修体制の充実が課題である。【⇒日本臨床心理学会】　　　　　　　（藤本豊）

国際法律家委員会勧告⇒ICJ勧告

国民優生法

　日清・日露戦争と領土を拡張し、

1931年の満州事変〜1937年の日中戦争を経て1941年の太平洋戦争に向かう総力戦体制の中で、1940年に制定された障害者の断種を目的とした法律であり、戦後に作られた優生保護法の原型となった。優生学は、19世紀末にイギリスとドイツでほぼ同時に提唱され、その後欧米諸国や南米、東アジアを中心に優生運動が起こり、米国、カナダ、メキシコなどでは優生学的な理由による不妊手術を合法化する断種法が成立していた。日本では、1930年に永井潜（東大教授）を中心として日本民族衛生協会が設立され、ナチス断種法をモデルにして1936年に「断種法案」を作り、修正した「民族優生保護法案」をもとに厚生省は「国民優生法」を作った。断種に関しては、国是である家族国家主義や多産奨励に反するという論や、断種政策は実効性に乏しい、精神病は遺伝性だと医学的に断定できない、精神障害を持った皇族を治療した経験のある医師などからの反対意見が多々あり、法案通過が危ぶまれたため、強制断種条項は残すものの当面実施しないことにし、また優生学的理由による中絶条項も法文からは削除されて成立したのであった。国家政策では多産を奨励しており、堕胎罪により人工妊娠中絶は禁止されていたが、「やません」という愛称で庶民に慕われた山本宣治（1889年〜1929年）は、多産を女性の苦難の一つと考えて避妊教育と受胎調節を訴え、産児制限運動に力を注いだ。また「性」を科学した彼の論文は優生学者である永井潜により学術誌掲載を拒否されたりした。彼は1929年3月の帝国議会で治安維持法改悪反対討論を行う予定であったが、その日の夜に右翼に刺殺された。産児制限を唱えた者には、後に優生学的発言をする者も多く出現したのであるが、「やません」が生きていたらどのような論陣を張っただろうかと、悔やまれる。【⇒ **優生保護法**】　　　　（早苗麻子）

国立犀潟病院問題

　1998年5月、国立療養所犀潟病院（現：独立行政法人国立病院機構さいがた医療センター）において、51歳の統合失調症患者が、身体拘束中に吐物による気道閉塞により死亡した。新潟県が実施した調査では、医師の診察のない患者の隔離や拘束、保護室以外の場所への患者の隔離、カルテなど診療記録の記載の不備など、精神保健福祉法違反の疑いが目立った。同院で日常的に安易に隔離・身体拘束が行われていた実態が明らかとなり、優良病院と考えられていた全国の国立の精神科病院・療養所に対し、国は初めて立ち入り検査を実施した。国会の質問でも取り

上げられ、その後、医療保護入院等の診療を行う病院に対しては、院内に行動制限最少化委員会を設置し、隔離・拘束等の定期的な評価を実施することが義務づけられた。

この事件は同年9月に至ってから報道されたが、その10日後に開催された第41回日本病院・地域精神医学会総会（新潟県長岡市）では、開催直前に林茂信会長（国立犀潟病院名誉院長）が辞任、同病院スタッフによる座長・発表をすべて辞退した。理事会は、当日のプログラムを一部変更し、「精神保健福祉法改正と精神病院不祥事」と題するシンポジウムを総会議事の中に位置づけ、二日目の午後すべてを討論に当てたが、この問題を糾弾する当事者グループ約10名がロビーに乱入してハンドマイクで叫び、メインホール会場内で爆竹を投げるなど、大きく混乱した。

これら「糾弾行動」の背景には、この2年前の第39回大阪総会において、同グループの「演壇占拠事件」によって分科会が中止に至ったことがある。学会側が「学会における言論の自由を侵害した」ことに反省と謝罪を求めたことに対して、学会を糾弾する扇情的な文書が送られて来ていた。当時の樋田精一理事長は「私達の求めている『反省』がないまま『糾弾行動』を繰り返すなら、私達はそれを私達の改革運動への敵対行為であると見なさざるをえなくなる」と総括している。【⇒医療保護入院、隔離、行動制限、身体拘束、精神科病院不祥事、精神保健福祉法、日本病院・地域精神医学会、保護室】　　　　　　（古屋龍太）

国連ケア原則

1970年代に国際的に明らかとなった精神医療の政治的濫用に対処するため、「国連ケア原則（「精神病者の保護及び精神保健ケアの改善のための原則」）」が、1991年に国連人権委員会で採択され、ついで同年12月の国連総会で採択された。

ワーキンググループで最終案を取りまとめたスティール氏は、理念を3点あげている。

第1は、精神病者は常にすべての基本的人権を持ち、それらの人権は常に完全に尊重されなければならない。

第2は、精神障害者に与えられる治療は常に個人のニーズによってのみ決定されなければならず、さらに、確立された専門的基準と倫理以外のなにものにも影響されない。

理念の最後は、諸権利が侵害されそうな重大な決定は、もし可能なら独立した、資格のある機関（人）によってなされるか、または本人の同意を得なければならない。

「国連ケア原則」は、25項目にわたるが、以下に主要な項目のみを摘記する。

原則1〔基本的な自由と権利〕：精神病者として治療を受けているすべての者は、人道的かつ人間固有の尊厳を尊重して処遇される。精神病を理由とする差別があってはならない。

原則3〔地域での生活〕：すべての精神病者は、可能な限り、地域で生活し、働く権利を持つ。

原則7〔地域と文化の役割〕：すべての患者は、できる限り、自らが居住する地域で治療を受け、ケアされる権利を持つ。治療が精神保健施設で行われる場合、患者は、家庭または親族もしくは友人の近くの施設で治療される権利、およびできるだけ早期に地域に戻る権利を持つ。

原則8〔ケアの基準〕：すべての患者は、不適切な投薬を含めた危害、もしくは他人による虐待、精神的苦痛もしくは身体的不快をもたらす行為から保護される。

原則9〔治療〕：すべての患者は、最も制限の少ない環境で、最も制約が少なく、最も侵襲的でない治療によって、治療を受ける権利を持つ。すべての患者の治療及びケアは、個別的に定められた治療計画に基づくものとし、計画は患者と検討され、定期的に見直され、必要な変更がなされ、専門職員によって作成される

ものとする。

原則11〔治療の同意〕：治療は（例外を除き）、患者のインフォームド・コンセントなしには行われない。

原則12〔権利の告知〕：精神保健施設内の患者は、入院後できるだけすみやかに、本人が理解し得る書式と言葉で、権利のすべてを告知される。

原則13〔精神保健施設における権利と条件〕：精神保健施設内のすべての患者は、①どこにおいても法の下で個人として認められること、②プライバシー、③コミュニケーションの自由、④宗教または信条の自由、につき十分に尊重される権利を持つ。いかなる事情であれ、患者は強制的に労働させられることはない。

原則15〔入院原則〕：精神保健施設において治療を必要とされる場合には、非自発的入院を避けるべくあらゆる努力が払われるものとする。

原則16〔非自発的入院〕：非自発的入院は、精神病のために、自己または他人への即時的または差し迫った危害のおそれが強い場合か、入院させなければ、その者の状態に重篤な悪化を引き起こす見込みがある場合に限られる。

原則17〔審査機関〕：審査機関は、国内法によって設置された司法的、または他の独立かつ公正な機関であり、国内法で定められた手続きにし

たがって機能する。

　国連の事務総長は採択にあたり、「諸原則は患者保護に対する国連の最低基準を設けたものである」と述べ、各国政府が諸原則に自国の法規を適合させるよう求めた。【⇒インフォームド・コンセント】

（浅野弘毅）

こころのケアチーム⇒DPAT

5疾病・5事業

　2006年第5次医療法改正時における医療計画の見直しで、4疾病（がん、脳卒中、急性心筋梗塞、糖尿病）・5事業（救急医療、災害時医療、へき地医療、周産期医療、小児医療）の具体的な医療連携体制が計画に位置付けられた。

　我が国は2007年に超高齢社会に、翌年には人口減少社会に突入した。経済低成長と少子高齢化動向を踏まえ、医療費増が顕著な高齢者医療費抑制等を目指し、健康保険制度の改正や医療制度改革検討が続き、それらを受けた見直しであった。当時の主要死因別死亡率の年次推移資料では、悪性新生物、心疾患、脳血管疾患の順に高いが、各疾病による受診や受療状況も参照していたら同時期に精神疾患も対象となった可能性は高かったのではないかと考える。本医療計画の問題点につき2011〜

2012年の厚生労働科学研究で「精神科救急や合併症を有する精神病患者、そして社会的弱者である精神病患者の災害医療等での位置づけがない。4疾病5事業とも精神患者の問題を念頭に置いていない」との指摘もある。

　厚生労働省は第6次医療法改正を待たず2011年に医療計画の対象疾病に精神疾患を加え5疾病・5事業とし、2013年度から実施とした。その間に、自殺対策基本法施行や対策大綱の策定、うつや認知症への対策の推進が図られ、精神科救急医療体制の整備に関する指針の策定もあった。2014年第6次医療法改正における都道府県の精神疾患に関する設定指標は、①1年未満入院者の平均退院率、②自殺死亡率、自殺志願者数、③認知症疾患医療センター設置数等である。第6次改正は、社会保障制度改革として、医療提供体制および地域包括ケアシステムの構築が盛り込まれ、2025年に向け医療機能ごとの医療需要と必要病床の推計を地域医療構想として策定することを求められた。精神科医療に関しては地域医療構想が必須化されなかった。精神科医療は、常に「一般医療」の蚊帳の外に置かれる医療政策になっている。また、果たして国民に分かりやすい医療提供体制となっているのかが問われる。【⇒うつ病、自殺、

精神科救急、地域包括ケアシステム、DPAT、認知症】　　（大塚淳子）

個人情報保護法

　個人情報の保護に関する法律は2003年に成立した。その意義全体を述べることは困難なのでいくつかの点のみ述べる。狭い意味での専門職の守秘義務という観点では従来の刑法、保健師助産師看護師法、理学療法士及び作業療法士法、精神保健福祉士法（新しい法律として、公認心理士法）等に規定されていた事項に比して新しいものはないが、患者の側から自己情報の停止、修正などその利用法等についてより積極的な関与を認めている。本人の情報保護と公益については古くから深刻な問題がある。また診療情報については患者本人に対しては原則開示とするのが基本的な考えであることが明示されたが、例外も規定されており、これも多くの深刻な問題を含んでいる。逆に過度に「プライバシー保護」が強調されることも種々の混乱を招いている。同法は2015年に改正され、いわゆる「ビッグデータ」の研究利用について定められた。【⇒精神保健福祉士、保健師助産師看護師法】　　（中島直）

COVID19（精神医療領域）

　2019年12月、中華人民共和国湖北省武漢市において原因となる病原体が特定されていない肺炎の発生が複数報告された。その後、新型コロナウイルス感染症と名付けられたこの感染症は、翌年1月16日に日本でも初の感染者が確認された以降、瞬く間に国内に広まり、膨大な数の死者数をたたき出しながら、私たちを恐怖に陥れた。

　当初、多くの人が早期に収束するであろうと楽観視していたが、そう簡単には落着しなかった。感染拡大防止に伴う移動の制限、飲食店の時短営業、教育機関での休講措置や在宅ワークの推奨、コロナワクチンの接種など様々な措置を講じたにもかかわらず、2類相当から5類感染症に引き下げられるまで約3年もの年月を費やしたのである。

　"パンデミック"ともよばれるこの感染爆発に対して、保健所をはじめ多くの医療機関では感染者の把握、入院治療等の対応に昼夜追われることとなった。中でも、強固で閉鎖的な療養環境を兼ね備えた多くの精神科病院では、ひとたび感染者が発生すると、あっという間に患者ならびにスタッフに蔓延し、"クラスター"と呼ばれる集団感染が続出する事態となった。奇しくも、精神疾患という疾病特性より、手指消毒やマスクの着用、ソーシャルディスタンスの確保といった感染防止対策を講じる

ことが難しかったことも、感染拡大の要因となった。

　問題はこれだけではない。精神科病院では、感染症に対する専門的治療には限界があり、転院を求めても、精神疾患患者には対応できないという理由で断られたースが続出したのだ。2021年の日本精神科病院協会の調査によると、約6割余の患者が、治療体制が整った病院に転院できなかったという報告がある。精神疾患という病に罹患しているにもかかわらず、医療の枠組みから零れ落ちしてしまうというこの現実。まさに、日本社会に蔓延する区別という名の差別意識を露呈させた出来事ともいえるだろう。

　さらに、精神医療ユーザーだけではなく、支援する医療者側にも、多くの傷跡を残すこととなった。医療スタッフの多くも感染者や濃厚接触者として自宅待機を余儀なくされたため、残されたスタッフの負担は激増した。自身のみならず家族へ感染させてしまうことの不安から、自宅への帰宅をためらう人も続出した。医療従事者への感謝の気持ちを示す人々がいた一方で、医療従事者の家族であることを理由に不当な差別を受けたり、誹謗中傷に悩まされた人がいたことも事実である。

　未知の感染症の発生から約3年。ウイルスの正体が徐々に明らかとな

り対処方法も増えるにつれ、当初、抱いていた恐怖感は薄れつつある。2023年5月に、感染症法の位置づけが5類へと移行したことも、ウイルスへの眼差しを変化させる一因となったであろう。

　しかし、私たちは、新型コロナウイルスという未知の存在が、人々を不寛容に陥れ、社会を大混乱に陥れたという事実を決して忘れてはならない。くわえて、いまだ新型コロナウイルス感染症の後遺症に苦しむ多くの人が存在する。この狡猾なウイルスとの闘いは、まだ終わっていないのだ。　　　　　　（近田真美子）

個別看護

　1960年代末から取り組まれた精神病院の開放化運動の中で提唱された個別看護は、全ての入院患者に受け持ち看護者を割り当てることでそれまで見えなかった個々の患者の状態や特性を把握し、個別的な対応を実践しようとする看護理念。

　病棟の開放化はそれまでの閉鎖拘禁下で行われて来た画一的集団管理体制を突き崩し、開放下での新たな治療環境を創出することを迫った。日々の看護実践は、看護業務全体を分担する機能別看護を維持しつつ受け持ち患者とのかかわりを重視し、看護者間の情報共有のためにカーデックスやケースカンファランスを活

用して統一的・継続的な看護実践を目指した。そこでは看護計画や行動制限の内容や程度に関して看護者の主体性や力量が問われることとなり、看護者が負担に感ずる部分もあったが、精神科看護へのやりがいを感ずる人達が輩出し、その後の精神科看護学の発展につながった面も大きい。【⇒開放化運動、精神科看護】

（渡辺瑞也）

コメディカル

「co-medical」は和製英語であり、従来は、英語圏で用いられている「paramedical staff」が日本でも用いられていた。移行の理由は複数ある。一つは救急救命士の英語訳がパラメディカルであること。他には、掲載誌によると、1982年に開催された第1回糖尿病患者教育担当者セミナーにおいて、医師に対しそれ以外の従事者が従属的に捉えられがちな「para」を止め、共働（協働）の意を込めた「co」を前置詞とした用語の活用推進が提唱されたことなどがある。

しかし、日本癌治療学会は2012年に、「コメディカル」という用語で示す職種範囲が不明確、各職種が対等なチーム医療の精神に反する等から、本用語の使用を原則として自粛するよう会告や通知等で表明している。

本用語に接する機会が多いのは、学会等に参加する際の費用区分の確認時だろうか。臨床や実践現場では、各職種が括られず専門性とともに認識されることが望ましいが、果たして実際はどうか。また、患者や家族、地域事業者スタッフもケアチームの一員とされる現在、改めて言葉の使い方を考えてみたい。【⇒チーム医療の推進に関する検討会議】

（大塚淳子）

災害精神医療 ⇒ DPAT

相模原事件

2016年7月26日未明、神奈川県相模原市の障害者支援施設「津久井やまゆり園」において、施設の元職員が施設に侵入し、所持していたナイフや包丁で入所者19名を刺殺し、入所者・職員併せて26人に重軽傷を負わせるという事件が起きた。犯人はすぐに逮捕され、その後精神鑑定を経て起訴され、一審の横浜地裁は2020年3月16日死刑の判決を下した。これに対し弁護団は控訴したが、犯人自身が控訴を取り下げ、3月末に死刑が確定した。

犯人の植松聖（事件当時26歳）は2012年12月1日にやまゆり園に非常勤職員として採用され、2013年4月から2016年2月までは常勤職員として働いていた。施設で働く中で、

植松は「重度障害者は安楽死させるべきだ」という考えを強めていった。2016年2月15日植松は犯行予告文を衆議院議長に渡した。この文書は警視庁に届けられ、このため同年2月19日植松はやまゆり園を退職となり、同日23条通報が出されて診察、緊急措置入院となった。診断は躁状態。その後尿検査で大麻の反応が陽性と判明し、72時間以内に行われた正式な診察では、2人の診察医がそれぞれ「大麻精神病と非社会性パーソナリティ障害」、「妄想性障害と薬剤性精神病性障害」と診断し、いずれも要措置との判断で措置入院継続となった。しかし同年3月2日には措置症状は消褪したとのことで入院13日目に退院となった。退院後植松は2回通院したが中断。その後も「重度障害者には安楽死を」という考えは変わらず、本件犯行に及んでいる。犯行後実施された起訴前精神鑑定の診断は「自己愛性パーソナリティ障害」で完全責任能力の判断であった。

この事件により、私たち精神科医療・保健・福祉に関わる者は、いくつかの方向から重大な問題を突き付けられることとなった。中でも大きなものとしては、1）措置入院制度を中心とした精神科医療、2）ヘイトクライムそして優生思想を巡る問題、3）障害者施設内における入所者の処遇、の3点を挙げることができるだろう。

政府は事件直後厚生労働省を中心に、「相模原市の障害者支援施設における事件の検証及び再発防止策検討チーム」を立ち上げた。同チームは12月に報告書を公表し、その中では「共生社会の推進」「退院後支援の強化」「社会福祉施設等における職場環境の整備」などの視点から、同様の犯罪を防止するための提言が行われた。そしてこの提言は当時進行中であった精神保健福祉法改正の作業の中に組み込まれることとなる。精神保健福祉法改正案は2017年4月に参議院先議で審議入りし、約40日間の審議の後採択されたが、その再犯防止色の強さから野党の批判が強く、異例の法文修正後の採択となった。しかも結局この法案は衆院に送られたまま廃案となり、2020年の現在になっても法改正は実現していない。

この事件はヘイトクライムと捉えることができるし、優生思想の問題と見ることもできる。われわれ精神科医は、ナチスのT4計画におけるドイツの精神科医たちの果たした役割を知っているし、忘れてはならないと云う思いも持っている。一方で障害者差別や優生思想の問題は、常に身近に、日常生活の中に潜んでいる。医療者にとっては安楽死や尊厳

死や出生前診断は日常的なテーマであり、これらのテーマは優生思想とそう遠くないところにあるはずだ。

事件が起きた当初から、津久井やまゆり園での経験が植松に「重度障害者は不幸な存在であり、不要な存在」と考えさせるようになったのではないか、との指摘はあった。横浜地裁の判決文にも、やまゆり園での職員の入所者への処遇を見聞きすることが植松の障害者に対する考え方に強い影響を与えたと述べられている。2020年に入ってやまゆり園で、職員による虐待の疑いが指摘され、第三者による検証が行われている。障害者支援施設内での障害者虐待は、現在も続いている重大な課題である。【⇒死刑制度、精神鑑定、精神病質、精神保健福祉法、措置入院、優生保護法】　　　（太田順一郎）

三枚橋病院

三枚橋病院は、1968年5月群馬県太田市に石川信義によって開設された。

開設に当たって石川は、「鍵を捨てて、精神病院の制度や習慣を廃止して、開放・自由化を推し進める。そこから生まれる新しい状況を土台として、正しい精神病院治療の在り方を探る。この病院をその実践の場にしよう」というスローガンを掲げた。治療の基本姿勢として、「精神障害者」を「病的な部分と健康な部分を併せ持つ人」と定義し、彼らの「病的な部分」をもっぱらにほじくり返し、「治せ、治せ」という態度を取りあえず脇へ置き、彼らの「健康な部分」を見据えて、それに関わり、それに働きかけ、それを強化する活動を根幹に据えた。必然的に、当時の精神病院が治療活動の中心に据えていた「生活療法」の半強制・画一的活動はむしろ有害であると考え、「個別医療」と「小グループ活動」を組み合わせた治療活動に替えた。こうして旧来の精神病院の在り方を否定的に捉え返し、全国に先駆けて全開放の精神病院を誕生させた。

木造平屋建て病床数100床で、保護室4床以外は全て開放という形で開院した。運営に当たって、従来の精神病院で行われていた制限事項や禁止事項をできる限り排除すること、患者の外泊は「なるべく早期に、なるべく頻回に、なるべく単独で」という外泊三原則を基準にして行うこと、タブーとされていた「男女の交際」は自由にし、監視の目を光らせず、当事者の要請がない限り医療スタッフは介入しないこと、社会復帰に向けて外勤作業を行うこと等を基本方針とした。

1969年5月の精神神経学会（金沢学会）で、多発する精神病院の不祥事に対応しない学会の在り方が糾弾

され、これ以降、精神病院の「開放化」と「自由化」を求める「開放化運動」が始まったが、先駆けて全開放の精神病院を開設した三枚橋病院は「開放化運動」のシンボル的存在となった。

石川が開設10年目に三枚橋病院でのこころみと題して出版した著書『開かれている病棟』（星和書店）は、心ならずも心病める人達にとってはバイブル的な書物となった。【⇒開放化運動、鍵と鉄格子、金沢学会、生活療法、精神科病院不祥事、日本精神神経学会、保護室】　（檀原暢）

敷地内グループホーム⇒精神科病棟転換型居住系施設

死刑制度

死刑は近年ヨーロッパ諸国が廃止したことをはじめとして、多数の国や州で廃止ないし執行停止がなされている。日本政府は国民世論が死刑制度を支持しているとしているが、この議論に対する批判もある。

精神医学との関連で3点記す。第一は死刑の可能性のある被疑者・被告人への責任能力等の刑事精神鑑定への従事である。他の事件と比し鑑定で行うべきことが変わるわけではないが、仮に限定責任能力と認定されたとすると必要的減軽の規定により死刑が回避されることとなるので、

弁護側が精神鑑定に過度の期待を寄せるなどし、報道などではあたかも精神科医が決定者であるかのように見られてしまうことがある。

第二は死刑囚が死刑に適するかどうか（死刑適応能力）をめぐる問題である。日本の刑事訴訟法479条は法務大臣の命令による精神状態の不良の死刑囚の執行停止を定めている。この問題に関する議論は、同様の規定を持つ米国で種々なされていることに比し、日本では死刑囚の実態が法務省によって強力に秘匿されているためきわめて乏しい。死刑適応能力を喪失していた疑いが強い死刑囚への執行が批判されている。死刑適応能力に関する鑑定が実施されている可能性があるが、それは明らかにされていない。一方死刑適応能力がないとされて治療が加えられた場合も、回復したかどうかの判断（必要であれば鑑定）という難題が生じる。1996年の世界精神医学会のマドリッド宣言は精神科医の死刑への関与を禁じたが、日本精神神経学会は2004年に死刑の実態が秘匿されている現状に鑑みての限定的関与を提唱した。

第三は死刑囚に生じる深刻な拘禁反応である。古くは小木の調査報告があり、近年はえん罪が主張されて拘禁を解かれた袴田巌氏の精神状態に関する報告がある（精神医療93

〜96号）。【⇒精神鑑定、日本精神神経学会】　　　　　　（中島直）

自己決定権

完全な責任能力を有する自立した人間が自らに関わる事柄を主体的に選択する法的権利。

自己決定権の行使の際には必要且つ十分な情報が提供され、意思決定に際しては他からの強制がない状況が保証されていなければならない。しかし実生活にあってはこうした完璧な要件が整っていない場合であっても自己決定を迫られる場合が多い。自己決定権は完全に責任能力を有する自立した個人にある、という理念は理想型であって、実際には遷延性意識障害のような完全責任無能力例に至るまでの間に連続的に分布する相対的なものである。

精神障害者には自己決定能力はなく保護すべき対象であるとする厳格なパターナリズムは誤った法的形式主義と言うべきであり、本来は病相に応じて患者の自己決定を促し自律性の獲得に向けた医療支援がなされるべきである。その際、療養環境の整備とインフォームド・コンセントの徹底は必須の要件である。【⇒インフォームド・コンセント、パターナリズム】　　　　　　（渡辺瑞也）

自殺

1998年に自殺者数が急増して年間3万人を超え、自殺は社会問題として俄かに注目されるようになった。バブル崩壊後の不況下で山一證券などの大企業が倒産した翌年のことである。もともと日本は、旧ソ連邦や旧東欧社会主義諸国と並んで自殺率の高い国であった。自殺の疫学的プロフィールは国によってかなり異なり、被征服や内乱の歴史、宗教的背景などが影響すると言われる。日本の場合、自殺率の推移が完全失業率のそれと恐ろしいほど相関していること、就労世代の男性の自殺が全体の数字を押し上げたことが早くから指摘されてきた。ならば日本の自殺は主として経済雇用問題と言えるかというと、そのように単純ではない。人間は単一の事情だけで自殺に追い込まれることは少ないと言われる。家族機能の破綻、地域共同体の崩壊、企業の極端な成果主義、過重労働や派遣切り、多重債務、社会的経済的格差の拡大と固定、深刻化する介護問題、学校でのいじめ、職場でのパワーハラスメント、それらのいくつかが同時にのしかかることがしばしばある。自殺とは複合的事象なのだ。

この間の国策はどのようだったか。2006年、自殺対策基本法が制定され、2016年に改正。同法を根拠に自殺総合対策大綱が策定され、直近の改訂版は2017年の「自殺総合対策

大綱～誰も自殺に追い込まれることのない社会の実現を目指して～」である。地方自治体も大綱に基づき、限られた予算のなかでできることを行ってきた。ただし具体策のなかには、多くの予算を要する経済雇用対策は少なく、心の健康対策、ゲートキーパーの養成、精神保健医療福祉サービスへのアクセスの強化といった（それほどカネのかからない）メンタルヘルス領域への言及が目立つ。

さて、年間自殺者数は2010年に減少に転じ、2020年には2万人を切る見込みである（ただしCOVID-19による経済活動の冷え込みの影響が予想され、予断を許さない）。この間の取り組みが一定程度奏功したと言ってよいのか、総括しにくい状況である。【⇒いじめ】　　（岡崎伸郎）

自殺予防総合対策⇒自殺

施設外収容禁止条項

医療法施行規則第10条3は、「精神病者は原則として精神病室でない病室に収容してはならない」としていた。いわゆる施設外収容禁止条項である。精神障害者をそうでない患者と一緒の病室におけば危険であるとの偏見が根底にある。しかもこの差別的規定は実に1948年以来、関係者が国に対して繰り返し是正を要求しても撤廃されることはなかった。

一方、時代が進むにつれて、身体科での入院治療を必要とする合併症を有する精神障害者が増加の一途を辿った。今日では、リエゾン精神医療という専門分野が市民権を得たことに象徴されるように、身体合併症を有する精神障害者が必要に応じて一般病床で治療を受けるのが当たりまえとなった。そしてこの現状を追認するように、国も精神医療と一般医療との連携体制の推進を謳うようになった。ここに至って施設外収容禁止条項は前世紀の遺物以外の何物でもなくなったのである。2016年、省令による医療法施行規則改正がひっそりとなされ、「精神疾患を有する者であって、当該精神疾患に対し入院が必要なもの（身体疾患を有する者であって、当該身体疾患に対し精神病室以外の病室で入院治療を受けることが必要なものを除く。）を入院させる場合には、精神病室に入院させること。」となった。施設外収容禁止条項そのものの撤廃はしないが、限定的に適用除外するということである。

精神医療の一般医療への包摂を究極の目標とする立場から言うなら、遅きに失したとはいえ半歩前進ではあろう。しかし今日、別の大きな問題がある。一般病院（いわゆる総合病院）のなかには精神科のないところが圧倒的に多く、そうした病院で

は身体合併症を有する精神障害者の受け入れを相変わらず断わる傾向があるのだ。また将来的に、精神疾患の治療のために一般病床に入院することを認めるとした場合、人員配置・診療報酬とも低規格に抑えられている精神病床との整合をいかにして保つかという問題がある。【⇒診療報酬】
　　　　　　　　　　　（岡崎伸郎）

施設コンフリクト⇒施設等建設反対運動

施設症⇒インスティチューショナリズム

施設等建設反対運動
　精神障害者施設を対象にした1998～1999年の毎日新聞全国調査によると、10年間で83件以上、2019年末の同記事には障害者施設を巡り過去5年間で68件の建設反対運動があったとする。障害者が地域住民として暮らすには、住まいをはじめ社会資源の整備が欠かせない。厚生労働省は第5期障害福祉計画により2020年度末までに最大5万6800人の地域の受け皿整備目標を新たに掲げるが、住民との交流や理解が伴わないとハード面の整備は適わない。かつて障害者施設の建設時に、施設に対し地域住民の同意書等の提出が慣例的に求められていた時期があったが、手続き自体が権利侵害だと自治体などが国に要望し既に全廃されている筈だ。最近、手続きを求められる地域があると聞き驚いている。対立ではなく、住民が障害者や団体と協働して土地活用につき自治体と解決に向け協議したり、祭りなどの協働作業を通し事態の好転例がある一方、行政が介入に尻込みをして事態悪化を生む事例もある。　　　（大塚淳子）

私宅監置
　私宅監置とは、自宅の一室や物置小屋の一角（いわゆる「座敷牢」などと表現される）に精神障害者を監置することである。かつてわが国では、精神科病院が少ない状況下で、精神病者監護法（1900年）のもと私宅監置を公認してきた経緯があり、患者の監護義務者とされた家族に大きな負担を強いることとなった。
　これに対し日本の精神保健活動の草分けである、当時の東京帝国大学教授呉秀三は、教室員を全国に派遣して、1910年から1916年にかけて私宅監置の実情をつぶさに調査した。彼は樫田五郎とともに1918年に『精神病者私宅監置ノ実況及ビ其統計的観察』を世に出してその結果を公表しているが、私宅監置をはじめ当時の医療状況や法律を批判し、「我邦十何万の精神病者は実に此病を受けたるの不幸の外に、此邦に生まれた

るの不幸を重ぬるものと云うべし」と後世まで語り継がれる厳しい言葉を記した。

翌1919年には精神病院法が制定され、都道府県に精神科病院の設置を推進することが謳われた。その後、1950年の精神衛生法施行により私宅監置の制度は廃止されたが、沖縄では第二次大戦後に米国の施政権下にあったこと、精神医療施設の未整備が深刻であったことから、精神科病院以外での保護拘束が規定され、1972年の本土復帰まで私宅監置が認容されてきた。

既に過去のものと考えられがちな私宅監置であるが、2017年12月末に大阪府寝屋川市で、33歳の女性が自宅に作られたプレハブの小部屋に15年以上監禁されて衰弱死させられた事件で、両親が逮捕された。翌年の4月にも兵庫県三田市で20年間以上もの間、自宅のプレハブ小屋に息子を監禁していた父親が逮捕された事件が発覚し、呉らの『私宅監置ノ実況』出版後約1世紀を経ても変わらない私宅監置の状況が、現在も繰り返されていることが明らかとなったが、こうした事件は氷山の一角であると考えられている。後者の事件に関しては、三田市は市の対応を検証する第三者委員会として「障害者虐待にかかる対応検証委員会」を設置し、2018年9月に一定の結論を公表している。

「現代の私宅監置」の問題は、まずは深刻な虐待行為としてとらえるべきである。しかしながら、家族が周囲から孤立する状況を生み出さないように、家族支援の観点からもとらえなければならない。メンタルヘルス・リテラシーを包含した精神疾患の普及・啓発活動を推進していくことも重要である。本来であれば家庭の虐待に抑止的に働く地域住民同士の交流が疎かになっている社会背景の変化に加え、このような事件が、特に教育格差、貧困や差別の境遇にある人びとや地域に生じやすい可能性も鑑みて、あらゆる社会的弱者を排除せず、全ての人びとを同じ一市民として包み込み、共に生きることができる社会の在り方を目指すことと、そのための基盤作りが大切である。そして、対応を善意の一個人に任せるのではなく、相談窓口とアウトリーチ支援の拡充、きめ細やかな地域生活支援体制の構築、市町村行政における精神保健福祉業務の充実、教育機関との連携確保などを制度として整えながら、現状の地域精神保健福祉システムと各領域における支援体制の底上げを図ることが求められている。

一方で、「病院や施設に入ればそれでよい」わけではない。全国各地の精神科病院や老人病院・老人施設

67

に入院（入所）した場合、職員による虐待行為も各地の施設で少なからず発生している。長期間にわたり「合法的に」隔離・拘束されている人びとについても、問題意識をもってかかわりを見直す必要があるだろう。【⇒ACT、隔離、障害者虐待防止法、身体拘束、精神衛生法、貧困】　　　　　　　　　（西尾雅明）

自動車運転

　どのような疾患にあっても、症状の増悪によって自動車運転に支障をきたしていると認めれば、患者にそれを説明し、運転を中止するよう働きかけることは、医療者のつとめである。一方、多くの患者にとって自動車運転は生活を維持するうえで重要なものなので、過剰な制限を行うことなく、運転を擁護するために適切なアドバイスをしなければならない。しかし、わが国の自動車運転関連法令は、精神疾患（統合失調症・気分症）や神経疾患（てんかん）の病名を特定して免許取得や運転を制限し、事故に通常人より重い罪を科すことを認め、医療者には運転可否と適性を判断させるという構造を維持し続けてきた。したがって、精神科医は、患者の自動車運転について関与せざるをえない立場にある。
　患者が直面している規制は、①道路交通法66条（過労・病気運転の禁止）②道交法90条（免許欠格）③自動車運転死傷行為処罰法3条④治療薬添付文書の運転禁止記載が挙げられるが、これらの規制が混同され誤解と曲解が横行している。患者が安心して運転するためには、諸規制の適用要件を精神科医が熟知し、説明することが重要である。
　道交法66条で、過労運転、病気や薬物の影響下での運転は禁止されているが、「病気」について特定の疾患を対象としているものではない。
　90条免許欠格では、精神疾患は相対的欠格であり、統合失調症・気分症にある人でも、急性精神病状態や運転に責任がとれない状態を呈しておらず、そのような状態となる再発リスクもないことが質問票や診断書で明らかであれば、原則として免許は与えられる（精神神経学会ガイドラインに詳しい）。
　自動車運転死傷行為処罰法3条2項の病気運転致死傷罪は、「政令で定める病気」の影響で危険運転となるおそれがあると認識しているのに、敢えて運転して重大死傷事故を起こした場合に重罰に課す刑罰である。「危険運転のおそれ」があるとする症状は急性精神病状態と例示されており、そのことをあらかじめ認識できて運転するという状態は例外中の例外であろう。
　同じ3条の1項に、準酩酊・薬物

運転致死傷として、「アルコールもしくは薬物」の影響で危険運転となるおそれがあると認識していながら、敢えて運転した結果の人身事故に重罰を課す刑罰が規定されている。同じ3条で薬物・病気と連記されているので、薬物は向精神薬を対象とするとの誤解が流布しているが、ここでいう薬物は、薬効や成分に関わりなく添付文書で運転禁止ないし注意と勧告されるべき処方薬全てが該当すると法務当局が言明している。しかし、提供者、同乗者の刑事責任も規定されている文字通りの運転禁止薬物であるアルコールと、副作用として眠気、注意力低下などをきたす可能性があるゆえ運転禁止の勧告を処方医師に義務づけられているにすぎない多くの治療薬を同列に扱うことには重大な問題があり、今後の議論となろう。【⇒欠格条項、向精神薬、日本精神神経学会】　　　　（三野進）

島田事件

　1954年3月、静岡県島田市で、幼稚園に通う女児が行方不明となり、3日後に遺体となって発見された。警察による差別的見込み捜査がなされ、5月に軽度の知的障害を有する赤堀政夫さんが2度にわたり別件逮捕され、拷問を受けた末に、上記殺人事件についての「自白」がなされた。公判では赤堀氏は「自白は強要

されたもの」として無実を主張し、弁護側が「自白時の精神鑑定」を申請し裁判所がそれを認めた。しかし、鑑定人が自白を得ようとイソミタール面接をし、また鑑定書に根拠なく「性欲倒錯の傾向」「自己反省に欠けた小児的な性格」などと記載されるなど、極めて問題の多い鑑定がなされた（1986年に鑑定人の1名が鑑定取り下げの上申をしている）。1958年に一審で死刑判決が出された。判決文は「かような行為は通常の人間にはよくなし得ない」などとし、「自白」が曖昧であることも「被告人の智能程度」を根拠に問題ないとし、凶器とされた石や「自白」の犯行順序が法医学的知見と一致しないとの意見は却下した。判決は1960年に最高裁判所で確定した。赤堀さん本人、弁護団や支援者により再審申立てが行われ、1977年の第四次再審申立てが、紆余曲折を経た末に、1987年の再審開始決定につながり、1989年1月に無罪との再審公判判決が出された。赤堀さんは釈放され、その後支援者のサポートを受けるなどして生活し、死刑廃止運動などに取り組んでいる。

　日本で死刑判決が確定したあとに再審無罪となった第4例であり、えん罪がつくられた過程では精神障害者差別があり、また精神鑑定も大きな役割を果たしていたということで、

大きな教訓を残している。再審無罪をかちとるまでには、精神病者、障害者、専門家などの運動があり、また学会で委員会を作るなどして対応したところもある。【⇒死刑制度、精神鑑定】　　　　　（中島直）

社会生活技能訓練⇒SST

社会的入院

　寛解しても、受け入れ条件が整えられないため退院できず、入院を継続している状態を社会的入院という。我が国の精神科病院には、社会的入院に相当する人たちが多くいる。欧米諸外国では、かつては精神障害者に対して過酷な処遇がされたり、入院患者が増大する時期もあったが、1970年代に入って、軒並み減少傾向を示しだした。万対病床数（人口1万人に対しての病床数）が、25～30あった国々でも、1995年ころには各国10以下に減っている。

　終戦直後、我が国には、精神科病院は2万5千床ほどしか病床がなく、欧米諸外国に比べて極端に少ない数だった。1950年精神衛生法が制定され、それまでの私宅監置が禁止され、各都道府県に1か所の精神科病院の設置が義務付けられた。しかし、公的病院だけでは入院を賄うことができず、民間病院にそのほとんどを委託する方向に進んだ。病床数は1960年には7万床、1970年には20万5千床に急増した。その理由はいくつかあげられる。病床が足りない状況の反動として、何でもいいから精神科病院を作ることが推奨された。医療金融公庫が準備され、低利で融資がされ、精神科病院がこぞって設立された。条件が整ってなくても（医師、看護師が基準に足りなくても）認可され劣悪な病院が作られていった。地域社会では統合失調症への偏見が強く、受け入れる土壌がなかった。精神障害者に対する治療の方法、対処の仕方が十分確立されておらず、家族も家庭の中で共生しようという意識が乏しかったため、安易に精神科病院に入院させるという方向を選んだ。国は、民間病院にほとんどの入院を依存して（80％以上）諸外国のような総合病院の精神科病棟に急性期治療を担わせるという政策をとらなかった。これらのことが重なり、民間病院に長期入院することが常態化していった。入院患者急増については、早くから警鐘が鳴らされ、社会的入院者の調査がいくつか行われた。当時の厚生省は1983年に30.4％、日本精神神経学会は1989年に20.5％、日本精神科病院協会は1993年に12.9％という調査結果を出している。これらの警鐘にもかかわらず、その後も入院患者は増え続け、1995年には病床は最

高の36万2千床にまでなった。万対病床数とすると28以上である。

　1984年の宇都宮病院での看護師による暴行死事件をきっかけに1987年に精神保健法が制定された。精神障害者の人権を守るための条文がいくつか盛り込まれたが、鈍化したものの1995年まで入院患者数は伸び続けた。この頃からやっと長期入院者の社会復帰に向けての取り組みがみられるようになった。1995年に「障害者プラン」が策定され、障害者が地域で生活できる受け皿作りが企図され、生活支援センター、グループホーム等が数値目標を設定し作られ、それなりに成果を上げた。

　厚労省は、その後も長期入院者を減らそうという施策をいくつか試みている。2004年に「改革ビジョン」で、入院中心から地域生活中心へという理念を打ち出して、精神障害者地域移行支援事業を実行するように各都道府県に指示を出した。しかし、外から民間病院に退院を迫るという方法は、ほとんど効果をあげなかった。さらに2009年に「さらなる改革」の目標を掲げて、精神科病院機能向上と急性期治療の充実をあげているが、入院者数減少にはほとんど成果を上げていない。厚労省のデータで、1999年の入院患者は32万9千人で、15年後の2014年に28万9千人とたった4万人の減少になって

いるに過ぎない。この間急性期治療（病棟）、スーパー救急という医療制度が作られ、診療報酬に格差をつけ、一部の病院では入院の長期化をかなり防ぐことができるようになったが、全体には及んでいない。

　結局のところ、我が国ではイタリアのように抜本的な改革がなく、社会的な入院は基本的に減らすことができなかった。欧米諸外国に見習うと、最低万対10以下というのが適当な入院患者数だとして、少なくとも15万人以上の社会的入院者が、我が国の精神科病院に不当に入院させられていることになる。これらの人たちの多くは、長期入院により、70代80代になっており、退院は望めないため死亡退院するか、老人施設への移籍を待つ状況になっている。【⇒イタリア精神科医療改革、宇都宮病院問題、看護師、私宅監置、診療報酬、精神衛生法、精神科救急、精神病床削減、精神保健法、地域移行支援、長期在院、日本精神科病院協会、日本精神神経学会】

（芳賀幸彦）

社会復帰

　1962年、日本精神神経学会のシンポジウムで、当時すでに「生活療法」を提唱していた国立武蔵療養所（現、国立精神神経医療研究所病院）の小林八郎は「社会復帰」について

「退院をさせるだけでなく、社会にあって経済的独立、あるいはこれに準ずる自立状態に到達させるために、その社会的適応と経済的独立を支持するプロセス」としているが、当時、「社会復帰」とは、患者が病院から外に出て社会に適応して生活し、かつ経済的に自立することであった。国の隔離収容政策下にあって、精神医療界で当時の進歩的、意欲的な人たちの考え方で、後に批判された「生活療法」でもその社会復帰が最終目標とされ、「社会復帰病棟」があった。

しかし、退院する患者は極めて少なかった。1967年に国立武蔵療養所に赴任した藤沢敏雄は、「生活療法」の枠にとらわれない、精神力動を基礎としたきめ細かな個別対応により、当時、隔離収容政策下で多数いた院内寛解者のほとんどを就職退院させた。その後、1975年以降の社会復帰病棟での取り組みは、幻聴・妄想は残って地域での生活に困難のある人たちを、病棟の開放化を更に進め、集団精神療法を中心とする治療共同体志向の運営により、療養所近くのアパートに退院させ、職員がアパートを毎日、訪問し、患者たちは互いに助け合うという形に変った。この中で、「退院即社会復帰ではない、社会復帰は退院から始まる」とされた（樋田、1981、精神経誌）。

以上、国立武蔵療養所の例を挙げたが、1967年以降、全国的にも同様な状況と活動があった。

1969年、国から「中間施設」構想が出た当時は、「中間施設反対」、「地域での取組を積極的にして患者を退院させる」という活動が各地で取り組まれ、日本精神神経学会でも「社会復帰問題委員会」が精力的に活動し、「院外施設」の実態調査（1981、精神経誌）以後、「退院に必要な社会資源」についての調査報告を行い、国に対する提言を行った。

この流れの中では、社会復帰は精神病院から社会への退院を意味するかのような感があった。しかし、実際、社会復帰は、退院を意味するものではなく、精神科病院の入院、退院の別なく、精神障害者が病院外の地域で、その人らしく、生活質の質 Quality Of Life を維持又は向上させるよう生きていけるようになること、と考えられるようになっている。小林が述べた「経済的自立」は、「十分な福祉施策を得てでも」の語を追加する必要がある。

現在、「社会復帰」の語は、「精神科（精神障害者）リハビリテーション」とほぼ同義で、後者の方がよく使われている。日本精神神経学会でも、社会復帰問題委員会はなくなり、精神医療・保健福祉システム委員会、

他があるという状況で、この語は精神医療改革史の中での一定の役割を終えたと言える。

しかし、「精神科（精神障害者）リハビリテーション」になり、「精神の障害」、「障害をどう捉えるか」という問題が新たに浮上してきた。【⇒開放化運動、隔離収容政策、生活療法、精神科リハビリテーション、精神の障害、障害構造論、治療共同体、中間施設、日本病院・地域精神医学会】 （樋田精一）

十全会病院⇒精神科病院不祥事

重度かつ慢性

2010年6月、障害者制度改革推進に関する閣議決定において、「精神科病院の人員体制の充実」がそのひとつに掲げられた。これを受け2012年3月厚労省が「精神医療の機能分化と質の向上等に関する検討会」を立ち上げ、同年6月に精神科の入院患者は「重度かつ慢性」を除き1年以内に退院させ入院外治療に移行させると結論した。なお、「重度かつ慢性」の定義は調査研究を通じて明確化し、新たな長期在院患者を増やすことのないよう限定的に取り扱うとし、2015年研究班により基準案が作成された。

基準の骨子は精神症状の評価尺度において一定の重症度が認められ、かつ行動障害および生活障害の各評価尺度においても一定の障害が認められることだ。ところがこの基準そのものがおよそ「限定的」とは言い難い。例えば、単身生活で常時援助を要するという場合の「援助」には助言や指導までもが含まれる。このため、誰の助言にも頼らず独力で生活できる者以外はみな「重度かつ慢性」に該当してしまう。もとより、退院可能性は精神症状や行動障害の程度のみならず、医療の質や地域の支援体制に大きく左右される。

「重度かつ慢性」という隠れ蓑によって、長期在院者を温存し続ける国や行政の不作為は、到底看過できない。【⇒長期在院】 （生島直人）

自由入院

1987年制定の精神保健法以前に精神科領域で認められていた一般科と同質の入院形態（一般入院）を指し、精神衛生法の規定外の入院形態であることから法外入院とも呼ばれた。

国は当初、昭和25年5月19日衛発118号において自由な入院（自由入院）という項目を掲げ、「障害者の中にはその障害の種類と程度によっては病覚があり、（中略）それらの者の入院及び退院については一般疾患の入院及び退院の場合と同様であるので法に別段の規定はないこと」と

して精神科入院形態のひとつとして自由入院の存在を認めていた。しかし7年後の衛発208号では、「本人が入院を希望する場合であっても、（中略）念のため保護義務者の同意をとっておくことが望ましい」と通知して自由入院に対して抑制的な姿勢に転じている。

1960年代末から始動した精神医療の改革を求める運動は、閉鎖病棟を開放化し、自由入院を拡大する取り組みを押し進めた。精神保健法で任意入院制度が新設されると厚生省は、「いわゆる自由入院は任意入院に移行することが必要である」という趣旨の通知を発出したが、これは精神障害者の自由入院を全く認めないとするものなのか否かはいまだに明確ではない。任意入院制度では、本人の同意があれば閉鎖病棟への入院も認められることや、72時間の退院制限条項があるなど一般医療における真の自由入院とは異なるものであって精神衛生法時代の自由入院に代わるものではない。1988年、開放化を進めて来た福島県内の病院に対して、自由入院在院者を任意入院形態に切り替えるよう県が指導して問題化した事例は、任意入院と自由入院の間にある概念の相違を表面化させた。

自由入院問題はまた、施設外収容禁止条項との関連の中で論ずべき部分をも含んでおり、精神医療を一般医療に近づける努力の中で取り組まれて行くべき課題として存在し続けている。【⇒開放化運動、施設外収容禁止条項、精神衛生法、精神保健法、任意入院、保護者制度】

（渡辺瑞也）

就労移行支援⇒就労支援

就労継続支援⇒就労支援

就労支援

2020年厚生労働省第97回労働政策審議会障害者雇用分科会資料によれば、民間企業の障害者雇用数は56.1万人（身体障害者35.4万人、知的障害者12.8万人、精神障害者7.8万人）精神障害者の雇用者数は16年連続で過去最高を更新している。

また「障害者総合支援法」における障害福祉サービスも「福祉的就労」のバリエーションが増え日々進化をしている（就労移行支援、就労継続支援A型（雇用型：最低賃金保証）、就労継続支援B型、生活介護、自立（生活）訓練、就労定着支援）。

1963年のケネディ教書によるアメリカの脱施設化はホームレスの大量増加を生み失敗に終わった。このことを教訓として欧米先進諸国は脱施設化と雇用の場の確保を「人権の保障」という意味において車の両輪

のごとく施策展開を行ってきた。例を挙げれば、アメリカで開発された「IPS」（Individual Placement and Support；個別就労支援プログラム）や北イタリアの精神病院解体後の働く場として始まった「ソーシャルファーム」という手法は、働く権利という人権を保障され、障害者だけではなく、ひとり親、ひきこもり、高齢者等働き辛さを抱える人を包摂して世界各国で広がりを持つ。

　翻って日本の脱施設化は遅々として進まず、障害者の就労支援施策は独自の発展を遂げている。「障害者総合支援法」における就労支援施策のルーツは無認可の共同作業所にあるが、そこは同じ種類の障害を持つ者の居場所であり、働く場であった。同時に低賃金で働くことを余儀なくされ、それは社会から分断された場を作ったとも言える。また、障害者総合支援法の障害福祉サービスを利用するためには、主治医の意見書を待たなければならない。「普通の人間になりたくて就職しようと思ったのに、どんどん病気の人にされてしまう。どうして医者の許可がないと働けないの？」と言う心の叫びを幾度となく聞いた。

　精神障害者の就労支援のメニューは増えた。しかしながら社会から分断する方向の就労支援に未来はあるのか？　人権という視点から再考が必要であろう。【⇒ケネディ教書、障害者総合支援法、脱施設化、ひきこもり】　　　　（添田雅宏）

就労定着支援⇒就労支援

障害構造モデル⇒障害構造論

障害構造論

　障害を構造として、つまりいくつかの要素とその関連として把握する見方のこと。障害構造モデルともいわれる。それによって要素の絡み合いの理解が促され、どの要素に働きかければどの要素が変化するのか予測しやすくなる。要素の種類によってアプローチの方法が異なるので、どのようなアプローチで対応すべきかが示される。

　その代表的なものがWHOのICF（国際生活機能分類）のモデルで、障害を、「心身機能・身体構造」、「活動」、「参加」からなる「生活機能」が、病気や加齢などの「健康状態」および「環境因子」と相互作用し、問題を抱えた状態であるとする。障害者権利条約でも障害（disability）は、機能障害（impairment）と障壁（barrier）の相互作用の結果生まれた、平等な社会参加の困難としている（前文e）。【⇒障害者権利条約、精神の障害】　　　　（佐藤久夫）

障害者基本法

1993年に前身の心身障害者対策基本法を改正改称する形で障害者基本法が成立した。背景には、1981年の国際障害者年、および1983年〜1992年までを国連障害者の10年とし、当該10年を「障害者に関する世界行動計画」とした障害者施策の充実と社会への障害者参加を進めた国際的潮流がある。本法は「完全参加と平等」をスローガンとし、法の対象を身体障害、知的障害、精神障害とし、普及啓発のため「障害者の日」（12月9日）を定めた。政府には障害者基本計画の策定義務、地方公共団体には同様の計画策定の努力を求め、当事者も参画する障害者施策推進協議会を設置した。世界行動計画と併行した我が国初の「障害者対策に関する長期計画」の10年が終了し、1993年からの10年は「障害者対策に関する新長期計画」が実行された。この間に精神障害者も福祉サービスの対象となり、医療から福祉への流れが徐々に展開していった。

2002年にWHOのICF（国際生活機能分類）も採択され、国連では障害者権利条約採択への議論を重ねる中、2004年に障害者基本法が改正された。本改正の目玉は、基本理念に障害を理由とする差別の禁止を規定、障害者の日から「障害者週間」（12月3日〜9日）への拡大、都道府県及び市町村の障害者計画策定義務化、内閣府への「中央障害者施策推進協議会」設置である。

2006年の国連障害者権利条約採択、2008年の条約発効を経て我が国も条約批准に向けた国内法整備の段階で2011年に再度改正が行われた。今回は基本原則として、地域社会における共生等、差別の禁止、国際的協調を定めた。さらに障害の定義に社会的障壁を追記し、その障壁の除去に関する合理的配慮にも踏み込んだ。障害は社会の側にあるとする社会的障壁については、常に自己点検の眼を持てるよう改めて記しておきたい。「社会的障壁とは、障害がある者にとって日常生活又は社会生活を営む上で障壁となるような社会における事物、制度、慣行、観念その他一切のものをいう。」【⇒障害者権利条約】　　　　（大塚淳子）

障害者虐待防止法

いずれも議員立法で児童、高齢者に次ぐ虐待防止法。2011年に成立2012年10月から施行された。高齢者と障害者は、対象の権利利益の擁護のために、各養護者に対する支援等も法律に規定された。虐待類型も児童の4種（身体的・心理的・性的・ネグレクト）に、経済的虐待が追加される。障害者の場合、虐待主体には養護者、障害者福祉施設等従事者

等のほかに使用者が加わるが、教育現場や医療機関の従事者が含まれないことは法制定時からの課題である。法29〜31条で就学や保育所等に通う障害者及び医療機関を利用する障害者に対して、その防止等のための措置の実施を各長や管理者に義務付けている。附則第2条には、3年後に施行状況を勘案した検討や必要な見直し措置について検討項目がある。毎年虐待に対する行政の対応状況調査により実態が判明するが、法29〜31条項目は調査対象ではなく、実施の有無も内容も明らかではない。

精神科医療機関での虐待事案は、報道で知るだけで毎年起きていて、加害者の行為は犯罪として裁かれている。虐待は犯罪である。3年後の検討がほぼスルーされたのは運動の弱さと自省するしかない。平成29年度「障害者虐待事案の未然防止のための調査研究について」報告書（一般財団法人日本総合研究所）には、通報対象拡大に関し団体ヒアリングを実施、賛否が分かれ集中的議論をしたとあり、以下に結ぶ。「結論としては、次の理由によって通報義務の対象に含めることよりも、既存の法制度において対応可能なことの充実や強化を図り、（中略）運用上の工夫を重ねることの必要性を申し述べる形となりました。それは、障害の有無に関係なく利用されるこれら機関においては、障害者への虐待のみが通報対象となる場合、誰が対象であれ、あってはならないはずの虐待という行為への対応を鑑みた場合不整合が生じるということ、そしてこれら虐待事案を防止するために既に存在する法令と重複する部分の調整が必要となるという整理を行ったためです。」　　　　（大塚淳子）

障害者権利条約

障害者権利条約は日本が2014年に批准した国際人権条約である。批准は国会の承認を前提にしているので批准した条約は国内法としての効力も持っている。条約は憲法よりは下位で法律より上位の法になるので、精神保健福祉法や心神喪失者等医療観察法の条項で条約に反する条項は裁判所の法令審査によって条約違反とされれば無効になる。障害者権利条約は20世紀後半の人権の発展を集大成しているので、自律権（3条）、心身がそのままの状態で尊重される（integrity）権利（17条）、地域生活の権利（19条）、到達可能な最高水準の健康を享受する権利（25条）など憲法が明文では定めていない人権も規定している。しかし、これらの新たに発掘された人権は旧来の人権規定の中に埋もれていたものと考えられるので、憲法が定める個人の尊厳（13条）、平等権（14条）、生存権

（24条）などの条項に読み込むことが可能であり、条約違反は同時に憲法違反になる場合が多いと考えられる。したがって、条約違反の法令の違憲性を問うことも可能である。

障害者権利条約の精神医療に対する要請の第一は障害に基づく自由剥奪の禁止である（14条1項b）。同条項は、障害のほかに自傷他害の危険性や医療の必要性などの他の理由が付加されていても自由剥奪を許さないものと解されている。また、同条項は精神障害の「疾病」としての側面に基づく自由剥奪であれば許すとしているものでもなく、国連の障害者権利委員会は締約国に対して強制入院制度の廃止を求めている。健康の権利に関する国連の特別報告官も障害者権利条約を根拠にしつつ、締約国は強制入院の廃止に向けた具体的なロードマップを作成して廃止に向けて動くべきであるとしている。同報告官は現在の精神医療が生物医学主義に傾斜しすぎ、薬物療法への依存と強制医療の正当化の温床になっていることも警告している。

要請の第二は、法的能力の平等性を保障し、法的能力行使のための支援を尽くすことであり（12条）、オープンダイアローグなどのさまざまな対話の技術を駆使して治療関係を形成していくことが求められる。精神医療に特化した強制入院や行動制限はこれと対極にある方法として否定され、非自発的な医療介入は平等性の観点から医療一般法のユニバーサルな基準に準拠することが求められる。

要請の第三は、integrityの保障（17条）である。17条は社会の多数派の心身規範が障害のある人の心身を異常で治療・改善されるべき心身として貶めてきた現状に対して、障害を人間の多様性の一部として尊重することを求めている（前文m、3条d）。こうした価値観の転換はべてるの家の実践や当事者研究の成果とも通じており、一方的に医療的介入と治療・改善の対象とされてきた障害のある人の心身の状態を生きる主体として尊重することを要請している。

要請の第四は、多様な人々が住む地域社会で生活する権利を保障することである（19条）。同条は、障害のある人が病院や施設での生活を余儀なくされてきた現状に対して、特定の生活様式（living arrangement）からの解放を求めている。同条項が単に施設からの解放ではなく特定の生活様式からの解放を求めたのは、病院ではなく地域で生活しているといっても、精神障害者だけが集められた病床転換施設などで、管理規則に基づいた生活が求められ、少数の支援者が多数の精神障害者の世話を

しているというような状況では、真の脱施設化が達成されたことにはならないことを示すためである。同条項については多様な人々が混在する地域で主体的に生きることが保障されていることが求められている。

要請の第五は、到達可能な最高水準の健康を享受する権利として、医師、看護師などの配置基準を含め、他の医療と同水準の医療を、自らが属する地域社会の近傍で受けられること、インフォームド・コンセントなどの医療原則を他の医療と同質にし精神科医療を特殊化としないことである（25条）。

障害者権利条約のこれらの要請は精神医療改革の方向性を示しているといえよう。

障害者権利条約の締約国は条約の履行状態を国連の障害者権利委員会に報告することになっており、日本の第一回目の締約国報告について2022年10月に障害者権利委員会から日本に対してはじめての総括所見が示された。総括所見は、①強制入院は障害を理由とする差別であることを認め、強制入院による自由の剥奪を認めるすべての法的規定を廃止すること、②合意に基づかない精神科治療を正当化するすべての法的条項を廃止し、障害者が強制的な治療を受けず、他の人と平等に同じ範囲、質、水準の医療を受けられることを

保障するための監視機構を設置すること、③自由意思に基づく同意の権利を保護するために、アドヴォカシー等の必要な支援を含むセーフガードを確保すること、④精神科における強制や不当な行為の防止と報告のための効果的な独立した監視機構を確立すること、⑤精神科病院における非人道的な扱い等を報告するための利用しやすいメカニズムを設置し、効果的な救済措置を確立し、加害者の起訴と処罰を確実に行うこと、⑥精神科入院者の全ケースを見直し、無期限の入院をやめ、インフォームド・コンセントを確保し、地域社会で必要な精神保健支援とともに自立した生活を育むこと、⑦医療従事者のトレーニングにあらゆる医療において自由意思と説明による同意を得る権利を含む人権教育を含めること、⑧強制のない地域ベースの精神保健支援を開発し、精神保健医療を一般医療から分離する制度を解体してユニバーサル化することなど、厳しい勧告を行った。この勧告は、上記の障害者権利条約の理解に従った精神医療改革の方向を明確に示している。総括所見自体に法的拘束力はないが、総括所見は障害者権利条約の公的解釈に基づいた所見であり、条約には法的拘束力はあるので、障害者権利委員会の公的解釈を覆すことができるだけの合理的な根拠なしにその所

見に従わないことは、条約そのものに従わないことになり許されない。【⇒インフォームド・コンセント、オープンダイアローグ、看護師、行動制限、障害者権利条約、心神喪失者等医療観察法、精神保健福祉法、脱施設化、べてるの家】（池原毅和）

障害者自立支援法⇒障害者総合支援法

障害者総合支援法

　2000年に介護保険法が施行され、日本の社会保障制度が一変していく中で、障害者福祉制度は約10年に及ぶ迷走期に入った。2003年の「支援費制度」により、障害者福祉は、長年の行政による措置制度から契約に移行した。しかし、制度利用の急増により財源破綻を来したことから、わずか2年で崩壊し、2005年に障害者自立支援法（以下「支援法」と略す）が制定され翌年から施行された。従来の精神障害者が利用していた施設は、精神保健福祉法から削除され、支援法によるサービスに移行した。

　支援法のねらいは、障害種別毎の制度を一本化し、将来の介護保険との統合をめざして、ケアの提供と費用の応益負担を一元的にシステム化することにあった。応益負担の導入に対して、全国で反対運動が展開され、違憲訴訟が起きる事態に至った。

2009年、政権交代した政府が同法の廃止を明言したことから違憲訴訟は取り下げられ、「障害者総合福祉法（仮称）」制定に向けた検討が進められた。厚生労働省側は支援法を手直しした「障害者生活総合支援法案」を示し、2010年に支援法の一部改正を行った。2011年には障害者虐待防止法、2012年には障害者総合支援法が制定され、2013年度から施行された。さらに同年には障害者差別解消法が制定され、2014年に至って日本国はようやく障害者権利条約に批准した。

　一連の支援法の特徴をまとめると、①三障害33種の施設・事業を「障害者福祉サービス」として一元化、②利用者の申請・契約による体系に再編、③就労自立支援の抜本的強化、④サービス利用のための障害程度区分（2014年度から「障害支援区分」）を認定、⑤利用サービス量と所得に応じた応益負担の導入（その後応能負担へ）、⑥月額定額払い補助金から日額出来高払い報酬の個別給付へ、等が挙げられる。更にその後の改正で、⑦発達障害者・難病患者にも対象拡大、⑧相談支援体制を強化し市町村に基幹相談支援センターを設置、⑨（自立支援）協議会を法律上位置付け、⑩支給決定プロセスを見直しサービス等利用計画作成の対象者拡大、⑪地域移行・地域定着支援の個

別給付化、等がなされた。

2016年には、障害者総合支援法が一部改正され、2018年度より施行された。改正点としては、①自立生活援助の新設、②就労定着支援の新設、③重度訪問介護の弾力的運用、④「65歳の壁」を迎えた高齢障害者の介護保険サービス利用時の負担軽減、等がある。2017年には、「精神障害にも対応した地域包括ケアシステム」（いわゆる「にも包括」）の構築が打ち出され、精神保健福祉圏域・市町村ごとに広範な関係者が集まる「協議の場」を設けて、推進が図られている。また、2018年度報酬改定時には、介護保険・障害者福祉の両制度に新たに「共生型サービス」（介護保険事業所＋障害福祉サービス等事業所）の事業所が位置付けられた。

一方で、障害者総合支援法の下でのサービス商品化・市場化が進む中で、従来の社会福祉法人等は、厳しい運営を迫られている。就労支援系については、資金力とマネジメント力に富む株式会社の参入で、全国チェーン展開による寡占化が進んでいる。特に、就労継続A型は、2014年の設置主体別割合で民間資本が過半数を超え、営利追求の事業所による不適切な運用が発覚し、各地で経営破綻を来し社会問題化した。就労継続B型の基本報酬についても、定員規模別・平均工賃月額に応じた報酬設定とされ、生産能力の高い利用者確保が経営上必要になり、出欠が不安定な稼働能力の低い精神障害者は排除されつつある。日中サービス支援型グループホームも、不動産業者が建託システムでオーナーに集合住宅を建築させ、入居者とパート世話人を募集して、収益性・安定性の高いビジネスモデルとして定着しつつある。

障害者福祉サービスは、民間資本の草刈場と化しつつあり、「我がこと丸ごと」囲い込む企業による地域包括ケア体制構築が現実化しつつある。今後はさらに市場競争の激化とともに大企業への統合・再編が進み、経済原理優先の「地域共生社会」の実現に寄与すると考えられる。【⇒**介護保険、就労支援、障害者虐待防止法、障害者権利条約、精神保健福祉法、地域移行支援、地域包括ケアシステム、発達障害、訪問看護**】

（古屋龍太）

少年法

1900年に貧困の影響から生じた非行少年への対応のために感化法が制定され、少年と成人と区別して処遇する制度が誕生した。感化事業を推し進めた民間篤志家に「やり方が生温い」という立場の当時の司法省が相対し、民間篤志家の反対を押し

切る形で、1922年に旧少年法が制定された。1933年に感化法にかわり少年救護法が成立し、1947年に少年救護法は児童福祉法に統合され、1948年に現少年法が制定された。

　2022年からの成人年齢18歳引下げにともない、国法上の統一といった理由と厳罰化を求める声から、2015年与党は、少年法適用年齢を引下げる方針を打ち出した。2016年日本児童青年精神医学会は「少年法適用年齢引き下げに反対する声明——適用年齢はむしろ引き上げられるべきである——」といった声明を、2019年日本精神神経学会は、少年法「改正」に対して再検討を要請する声明を出した。元少年院長、元調査官、元裁判官の直接非行少年に関わりのある専門家からの反対声明もあり、2020年7月30日与党は、少年法適用年齢を18歳未満に引き下げないことを決定した。

　少年法では、全件送致主義に基づき、家庭裁判所において、被虐や発達障害を含む少年の生育歴、なぜ非行に至ったのか、更生・成長のためにどのような環境調整や教育的働きかけが必要か等の調査が行われる。この調査に基づいて、裁判官がその少年にとって最も必要な保護処分（少年院送致、保護観察等）を決定し、少年は処遇される。結果、重大事件を含めた少年事件の人口当たりの発生数は減少の一途を辿っている。現少年法は犯罪抑止に効果的であり、また虐待と発達障害の発見そしてその後の支援に繋げていくことにも貢献している。しかしながら、感化事業を推し進めた民間篤志家に相反した当時の司法省同様に、少年事件の背景に無理解な者たちからの厳罰化を求める声はあとを絶たない。【⇒**日本児童青年精神医学会、日本精神神経学会、発達障害、貧困**】

（木村一優）

処遇困難者専門病棟

　1987年の精神保健法成立の背後で、厚生科学研究班により、「精神科医療領域における他害と処遇困難性に関する研究」が進んでおり、1990年に研究内容が公表された（主任研究者の名称をとって「道下研究」と呼ばれる）。全国で1971例の処遇困難例が入院しているが、指定精神病院を再編成して軽度の患者を治療し、原則として国公立病院に集中治療病棟を設置して、これらでも対応困難な症例や長期化した症例に対しては専門病院の設立を検討すべきとの内容であった。しかし、こうした動きに対しては、精神科医や当事者から強い批判を浴びた。「処遇困難」と他害や触法行為とを根拠なく結びつけていること、「処遇困難」をただ本人の属性としていること、精神科

医療の人的財的資源の不足を考慮していないことなどが論点で、かつての保安処分に関する議論を踏まえていないとも指摘された。1991年7月、公衆衛生審議会は、試行的に処遇困難患者を専門に治療するための病棟を整備する必要があるとする「処遇困難患者対策に関する中間意見」を公表し、自治体病院への打診もなされた。しかし、理論的・実践的問題を指摘する強い反対があって実現には至らなかった。

道下研究のアンケート調査が人権侵害であることが指摘され、シンポジウムの場で道下が当事者立ち会いのもとでこれを処分する用意があることを明言し、実際に焼却処分がなされた。また、「処遇困難者専門病棟」の研究にはかつて保安処分反対運動に精力的であった精神科医がかかわっていたこともこの問題の大きな特徴であった。【⇒精神保健法、日本精神神経学会、保安処分】

(中島直)

自立支援医療

ライシャワー事件（1964年）後の保安処分制度をめぐる大論争の末に行われた精神衛生法改正（1965年）は、今日から見れば極めて問題の多いものであった。しかしその後、幾度かの法的枠組みの変遷を経た今日も維持されている制度のいくつかが

この時に創設されたことも確かである。そのひとつが、通院医療費公費負担制度（のちの自立支援医療制度）であった。

地域で生活しながら精神科に通院する人の医療費の一部を公費で負担するもので、これは制度創設から半世紀以上続くなかで広く普及した。つまり国の施策として「当たった」といえる。隔離収容型入院医療から地域で支える通院医療への転換という、今日まで続く基本理念に見合った施策でもある。ただしこれは純粋に福祉的観点から導入されたのかというと、そう単純ではない。当時の立法の背景には、精神障害者は地域社会にとって危険な存在であるとの差別偏見があった。だから公安的観点からも精神障害者をできるだけ通院医療の下につなぎとめておきたい、そのための財政支出はやむを得ないというわけである。

公的医療保険による医療費の自己負担額は通常3割であるが、この制度の適用を受ければ原則1割まで軽減される。申請者は主治医の診断書を添えて市区町村の窓口に申請する。審査は都道府県（政令市を含む）単位で行われ、精神保健福祉センターが事務を担当する。

この制度の大きな転機は2005年に訪れた。精神・身体・知的といった障害の種別によらずに福祉制度を

一元化するとのコンセプトのもとに、障害者自立支援法（のちの障害者総合支援法）が制定されたのである。これによって、障害者の医療を援助する制度、つまり精神保健福祉法のなかの通院医療費公費負担制度、身体障害者福祉法のなかの更生医療、児童福祉法のなかの障害児のための育成医療の3つを元の法から切り離して新法のなかに統合し「自立支援医療」制度としたのである。精神障害者を対象とする部分は「精神通院医療」という。

　この新法制定の際に、いわゆる応益負担か応能負担かを巡る大論争があった。厚労省は当初、応益負担を新法の基本とすることを目論んだ。しかし障害の程度が重い人ほど収入が少ないことが多く、応益負担では重度障害者の生活をますます圧迫するとの批判が噴出した。そこで応能負担に近づけるために、自立支援医療でも何段階かの世帯所得（納税額）区分を設けて、月あたりの自己負担額の上限を設定することとした。苦肉の策であったが、このため複雑な制度設計となり、障害当事者ばかりか行政窓口担当者にとっても理解しにくいことになってしまった。

　また、この制度が「当たった」ために利用者は増加の一途を辿り、財政支出が青天井という問題を抱えていた。そこで厚労省は新制度への移行を機に、対象疾患を絞り込むことを考えた。例えば、気分障害のなかでもより本格的な慢性精神疾患とされる躁うつ病（双極性障害）は残し、概念が拡散して裾野が広がり続けるうつ病は対象から外せないかというのである。当然のことながらユーザー側や医療側から猛反発があり、結局、ICDのFコード（Gコードのてんかんも含む）のほとんどすべての精神疾患を対象とするという従来路線の踏襲に落ち着いたのである。ただし、F0、F1、F2、F3、G40（てんかん）以外の精神疾患では、重度であって継続した医療が必要な病気（いわゆる「重度かつ継続」）であることを精神保健指定医など一定以上の専門経験を持つ医師が認めた場合に、自己負担額の上限が設定されることになっている。

　2016年度の福祉行政報告例によれば、自立支援医療（精神通院医療）の支給認定数は約193万人となっており、どこの都道府県（政令市）でも人口の1%以上がこの制度を利用している。同じ年の精神障害者保健福祉手帳所持者数の約90万人よりもはるかに多く、使い勝手のよい制度として定着していることがわかる。【⇒隔離収容政策、障害者総合支援法、精神衛生法、精神障害者保健福祉手帳、精神保健指定医、精神保健福祉法、保安処分、ライシャワー事

件】　　　　　　（岡崎伸郎）

新規抗精神病薬⇒向精神薬

新宿バス放火事件⇒保安処分

心神喪失者等医療観察法

　別項で記されているとおり、日本の触法精神障害者への特別な制度をめぐる問題については、保安処分、処遇困難者専門病棟と、提案されてはその論理的・実務的欠点を指摘され消えることを繰り返していた。しかし、2001年には、「重大な犯罪行為をした精神障害者の処遇決定及び処遇システムの在り方などについて」を議題とした法務省・厚生労働省合同検討会が7回にわたって開かれた。同年に起きた池田小学校事件、および政治家や「識者」の発言が事態を変えた。11月に自由民主党の心神喪失者等の触法及び精神医療に関するPT（プロジェクトチーム）報告、および与党（自民党、公明党、保守党）政策責任者会議・心神喪失者等の触法及び精神医療に関するプロジェクトチーム報告書が出され、専門治療施設の新設などが提案された。また、2002年2月14日、法務省刑事局は、放火、強制わいせつ、殺人、傷害、強盗を「対象行為」とし、これを行った心神喪失者ないし心神耗弱者を「対象者」として、対象者が対象行為を再び行うおそれがあると認められるときに入院等の処遇を開始すること等を定めた「重大な触法行為をした精神障害者に対する新たな処遇制度（案）の骨子」を公表した。3月15日、政府は、この「骨子」に沿った「心神喪失等の状態で重大な他害行為を行った者の医療及び観察等に関する法律（案）」を閣議決定し、18日、同法案を通常国会に上程した。

　多くの団体がこの動きに反対の意を示した。論拠としては多岐にわたるが、再犯予測が不可能、司法と医療の根本問題を解決しない、精神科医療の貧困を改善しない、といった点が中心的であった。

　5月末から衆議院法務委員会で審議が開始されたが、最大野党の民主党が対案を出したこともあり、厚生労働委員会との連合審査などを経て、7月末に継続審議となった。10月に臨時国会が始まり、11月に入って、与党は法案の原案であった「入院をさせて医療を行わなければ心神喪失または心神耗弱の原因となった精神障害のために再び対象行為を行うおそれがあると認める場合」から「対象行為を行った際の精神障害を改善し、これに伴って同様の行為を行うことなく、社会に復帰することを促進するため、入院をさせてこの法律による医療を受けさせる必要がある

と認める場合」に改めることを中心とした「修正案」を提示した。批判の強かった「おそれ」を削除したわけであるが、趣旨および問題点は全く変わっておらず、同様の強い反対を受けた。しかし、12月6日、同法案は与党議員によって強行採決され、衆議院本会議で可決、臨時国会閉会に伴い継続審議となり、2003年7月通常国会で可決されて成立し、2005年から施行された。

同法の問題点は枚挙に暇がない（精神医療26号、41号、59号、96号）。この制度は対象行為を行ったとされる人を厳重な閉鎖環境である指定入院医療機関に、1年後残存率90%超（通常の精神科病院の全国平均は10%強）という超長期入院をさせることを軸とした制度である。保安処分をはじめとして過去に葬られてきた案ときわめて類似しており、そこで語られてきた批判がそのままあてはまる。施行後、検察官、裁判官、弁護士は自分たちの役割を放棄してきわめて安易に「対象者」と呼ばれる人々を指定入院医療機関に放り込むこと、そこでの治療は薬物療法も精神療法も環境調整もきわめて不充分であることなどが明らかになってきた。地域の医療、福祉などから離れた入院施設のやれることは限られているというごく当たり前のことが強調されなければならない。本

制度にかけられた膨大な予算は無駄であり、一般医療・福祉にまわすべきである。その方が数十倍、数百倍のよりよき実践ができる。【⇒池田小学校事件、処遇困難者専門病棟、長期在院、保安処分】　　　（中島直）

身体拘束

身体拘束とは、精神科入院中の患者に対して行われる行動制限の一つである。「精神保健及び精神障害者福祉に関する法律」第36条第1項では、「精神科病院に入院中の者につき、その医療又は保護に欠くことのできない限度において、その行動について必要な制限を行うことができる」と規定しており、「同条3項行動制限」で患者の隔離と身体的拘束を明示している。そのうち身体的拘束は、「衣類又は綿入り帯を使用して、一時的に当該患者の身体を抑制する行動の制限をいう。」と規定されている。さらに患者の処遇に必要な基準が第37条において、患者の症状に応じて最も制限の少ない方法にて行われなければならないことが明示されている。また、身体拘束の対象となる患者については、自殺企図または自傷行為が著しく切迫している場合、多動または不穏が顕著な場合、そのほか精神障害のために放置すれば患者の生命にまで危険が及ぶ恐れがある場合に限定はしているが、医

療側の判断でいかようにも受け取れ、恣意的な解釈が可能な基準である。

また、身体拘束は、措置入院、緊急措置入院、応急入院、医療保護入院の患者に対して行うことが想定されている。だが、任意入院でも退院の申し出がない限りは行ってもただちに違法にはならない。幾重にも抜け道が作られている。精神科病院の現場の特殊性と複雑性を盾にした解釈がまかり通っている。

さらに大きなことは、身体拘束は、国家資格である精神保健指定医が診察を行い、その指示の上で実施する必要があると規定されているが、実際は指示のないまま看護師の判断や都合による身体拘束が実施されている事例が少なくない。

精神科病院での身体拘束件数は、10年前の2倍近くに増えており、2017年では12,528人である。患者の死亡事件も後を絶たない。精神科病院に限らず、一般病院や高齢者施設などを広く対象として、拘束ゼロ運動や虐待防止法、行動制限最小化委員会にいたる患者の人権を守る運動や法整備などが進められてきたにもかかわらず、である。急増の理由として、患者の高齢化と認知症や身体合併症の増加など疾病構造の変化、スーパー救急など非自発的入院の増加などが言われているが、それだけではないだろう。

身体拘束は、人権と倫理の観点から真っ先に取り上げられるが、背景には、精神科特例による医療者の配置数の少なさ、診療報酬という経済上の問題、人々の精神障害に対する認識の歪さなどがある。医療現場ではマンパワーの不足を絶対的理由にした安全のための必要悪という考え方、あるいは急性状態にある患者への濃厚な治療・ケアを行うための補助的手段という考えもある。どちらの考え方に基づいて行われるにせよ、一旦行われてしまえば、考え方は地下に潜ってしまう。たしかに、精神科病院のみならず、病院があまねく自己責任と効率の考え方に支配されている現在、医療者の仕事はマニュアルなしに成り立たないのが現実である。だが、過剰なマニュアル化は、医療者が行動化を前にして「考える」という人間的事態を放棄してしまう。いわば意識の空白化を引き起こす。身体拘束という形だけが独り歩きしてしまう。

医師の指示の有無を問わず、身体拘束を現実に直接に行っているのは、ほとんどが看護師である。看護師の独断で実施され、記録の改竄、虚偽の報告がなされていたという例もあった。看護のテキストにある身体拘束（看護では抑制という用語が使用される）に関する内容は驚くほど矛盾に満ちている。身体拘束は人権を

侵害し、与えるダメージの強い処置であるが、患者に益がある場合はやむを得ない必要悪である。このような、必要ではあるが悪い行為を安全に行うのが抑制という看護技術であると解釈できる内容なのである。論理的矛盾という言葉以前の問題であろう。医療技術であれ、法律であれ、現実を無視してはならないが、無理やり現実の後付けをするものであってはならない。

身体拘束がはらむ矛盾は、患者の治療と処遇を巡る法律や人権と倫理、治療やケア、医療環境や教育など、ジレンマを超えて複合的である。身体拘束は、精神医療が抱えている諸課題を象徴し、人間についての考え方を基礎に置いた医療の本質の再考を迫っている。

しかし、2023年現在においても、身体拘束事件は後を絶たない。そして国は、身体拘束をゼロにするどころか、「切迫性」「非代替性」「一時性」という3つの限定的な要件から、精神保健指定医の裁量を広げて、より速やかに長期にわたり拘束できるような要件の緩和に向かおうとしている。契機になったのは、2016年12月に起きた石川県の精神科病院で起きた事件である。大畠一也さんが、注射を嫌がり抵抗したことが暴力だとして拘束され、解除直後に深部静脈血栓症で亡くなった事件である。

40歳であった。一審で敗訴、2審で指定医の判断の裁量を逸脱していると逆転勝訴した。その後、被告病院が最高裁に上告したが、結果的には受理されなかった。日本精神科病院協会は、上告が受理されなかったことに対して「到底容認できない」と声明を出した。当時、厚労省では「地域で安心して暮らせる精神保健医療福祉体制の実現に向けた検討会」が持たれており、その委員会に乗じて2022年3月に大臣告示の変更を提案しようとした。内容は、先に述べた身体拘束の対象となる患者のうち、「多動または不穏が顕著な場合、そのほか精神障害のために放置すれば患者の生命にまで危険が及ぶ恐れがある場合」を「多動または不穏が顕著であって、かつそのまま放置すれば患者の生命にまで危険が及ぶ恐れがある場合〈又は検査及び処置等を行うことができない場合〉」へと変更しようとしたのである。この文言の変更はその後も行われ、「これにより、患者に対する〈治療が困難であり〉、そのまま放置すれば患者の生命にまで危険が及ぶおそれが切迫している場合や、常時に臨床的観察を行っても患者の生命にまで危険が及ぶおそれが切迫している場合」に変更された。しかし、問題はそれ以降も続く。この検討会が終わった後、厚労省は、「精神科医療で

の行動制限最小化に関する調査研究事業の検討会」を設置した。驚くのは、その委員会の設置も委員の選出も精神医療とは関係のない野村総研に委託されたことである。また、委員の中には、先の拘束裁判時、最高裁への上告用に提出された意見書56通（いずれも、意見の展開の仕方と趣旨が同じパターンであり、拘束は適法であるとしている。そして、「これを違法というのであれば、精神科病院は患者の受け入れができなくなり、日本の精神医療は崩壊する」という恫喝で締めくくられる。さらには文言の一節が全く同じ意見書もある。）を書いた医師のうち、2名が含まれていることである（〈 〉は筆者）。

　法律家らは、人権の剥奪にかかわる身体拘束を規定する精神保健福祉法が、厚労相告示であること自体が問題であるとしている。人権を守るという当たり前のことが、多くの努力にもかかわらず、なにゆえ実を結ばないのであろうか。【⇒医療保護入院、隔離、看護師、行動制限、自殺、障害者虐待防止法、診療報酬、精神科救急、精神科特例、精神保健指定医、精神保健法、措置入院、認知症】　　　　　　（阿保順子）

人体実験

　広義には人を対象とする科学研究のすべてを指すが、狭義にはそれらのうちの医学系研究をいう。「人」には試料や情報が含まれ、「医学系研究」には治療を目的とするもの（薬剤治験など）としないもの（ナチスドイツの人体実験や日本の731部隊など）の双方が含まれる。本邦の精神医学領域では、臺人体実験およびそれと同様の宮川人体実験（熊本大学）、宇都宮病院事件に伴う人体実験、岐阜大学胎児人体実験、福島医大人体実験（自閉症を中心とする患者に治療と関係のない薬物を投与したりCTスキャン検査を行ったりした実験）など、枚挙にいとまがない。ヘルシンキ宣言でインフォームド・コンセントが提唱されて以降は、これまでのような露骨な人体実験は影を潜めたかにみえるが、一方で各種ガイドラインを形式的に遵守すればよいといった安易な風潮もみられる。【⇒インフォームド・コンセント、宇都宮病院問題、臺人体実験批判、岐阜大学胎児人体実験、精神外科】　　　　　　（高岡健）

心理教育

　心の病を抱えた患者本人や家族が自らの心理状態と向き合い、病気を理解し早期の回復や再発予防のコツを獲得する治療アプローチの総称である。従来の疾病教育や生活指導と異なり、スタッフが一方的に病気や

治療の理論を伝授するのではなく、患者自身が自ら行動を変化させ、病気に立ち向かっていかなくてはならないので、何よりも患者本人のモチベーションが問われ、患者とスタッフの関係性がより重要になってくる。日本ではデイケアや家族教室で発展してきた。うつ病の改善・再発予防や統合失調症者の家族の感情表出（EE）の改善に寄与することから、EBP（Evidence-Based Practice）として認められ、近年では認知行動療法として結実している。治療効果は医療観察法病棟でも着目されているようだが、ならば精神科医療全体が心理教育を運用できるスタッフ配置にすべきであろう。【⇒うつ病、心神喪失者等医療観察法、精神科デイケア】　　　　　　　　　（森谷就慶）

診療看護師⇒看護師

診療報酬

　病院の開放化には診療報酬は値付けをしなかった。開放化による「治療のエビデンス」を論証できず、逆に地域社会に対してのリスクが高まることに繋がるのではないかと行政サイドにみられたと捉えるのは穿ち過ぎか？

　「長期に療養を要する患者」のために、「精神療養病棟」の施設基準が設けられた。

　精神科病院の建て替えラッシュ時にこの施設基準は多大な貢献をし、最小限のマンパワーと快適な療養空間を安価に提供できることで、患者・病院経営・財政コストの押さえ込みの一石三鳥だった。結果精神科病床の3分の1まで占めるようになった。長期在院者の再生産が進んでいった。この大きな構造は精神医療における人権を考える人々にとっても「明るくネグレクト」されていた。

　「精神科急性期治療病棟」の施設基準が設けられた。とにかく3ヶ月で社会復帰してもらう。この基準は、いわば成功報酬とペナルティの両側面がある。入院の短期化が至上命題となり、多くの患者にとっては良かったといえる。しかし病を抱える人と一緒に伴走していく治療関係は希薄になっていった。

　「精神科救急入院料」の施設基準がさらに設けられた。病院全体が精神科救急システムに参加していることが、数値的に条件となった。また任意入院以外の入院が6割を越えていることが、条件となった。精神科病棟で最もハイスペックな基準である。強制医療が前提の中で侵襲性の高い隔離拘束やECTなどが半ば標準化された治療になっていった側面がある。

　デイケアの診療報酬については国の政策的判断から数度にわたり点数

が引き上げられた。入院医療よりデイケアの方がはるかに採算性を高く設定したことで、国は在院患者の減少につながるのではと考えたのだろうが、民間病院はてこでも病床を減らさなかった。

　精神科クリニックの増加により、入院を阻止できるのではという目論見で、クリニックの通院精神療法を病院のそれより高く設定したが、却って病院への入院紹介先としての補完的役割を担うことになったためか、再び引下げられた。【⇒開放化運動、隔離、身体拘束、精神科救急、精神科デイケア、精神病床削減、精神保健法、精神療養病棟、長期在院、電撃療法】　　　　（熊谷彰人）

スーパー救急⇒精神科救急

ストレスチェック制度

　過労自殺訴訟の続発等により社会問題化した職場のメンタルヘルスは、2018年の「働き方改革関連法」（関連法規：労働基準法、労働安全衛生法など）の成立により新たな局面を迎えた。これまで事実上の青天井だった残業時間に、罰則付き上限規則が導入されたのである。ただし、過重労働（≒長時間労働）→うつ病の発症→自殺、という通説には、実は精神医学的エビデンスが乏しく、より決定的なのは労働の量より質であ

るというべきである。そこにも目配りできる仕組みとして導入されたのが、2015年施行の改正労働安全衛生法に基づく「ストレスチェック制度」であった。概要は以下のとおりである。

・従業員50人以上の事業者は、労働者の心理的負荷等について検査を行い、結果に応じて専門家による面接指導などの対応を行う義務を負う。
・労働者には検査を受ける義務はない。
・検査は個別の調査票によって行い、産業医や外部の専門家（主に精神科医）が判定する。
・検査結果は本人に通知し、本人の同意なしには事業者に伝えない。
・事業者は検査結果の扱いによって本人に不利益を生じさせてはならない。

　調査票の3群の質問項目のうちA項目は仕事のストレス要因、B項目は最近1ヶ月の心身の状態、C項目は周囲のサポート状況の評価である。この制度の目的はあくまでも労働者の心理的負荷や労働環境の把握（一次予防）であって、倫理的問題の多い精神疾患のスクリーニング（二次予防）ではない、という建前があった。ところがB項目は、うつ病・うつ状態のスクリーニングそのものであり、これが安易に利用されれば、

メンタルヘルスの問題を抱えた労働者を合法的に排除する道具になりかねない。また、検査を受ける義務はなく、結果も本人にのみ伝えられるというのは、裏を返せば、労働者の自己責任が強調され、事業者の免責が担保されるということである。さらには、上司によるパワハラで疲弊した人に指導を行う外部医師に実効性のある対応を期待できるのか、といった問題がある。

総じてこの制度は、労働者にとって"諸刃の剣"であり、さらに言えば、労働者の自己責任を強調する新自由主義的政策の顕れとして捉えられよう。【⇒うつ病、自殺】

（岡崎伸郎）

生活療法

〔発端とその発展〕1956年、小林八郎によって提唱された精神科病院での治療実践の体系。

生活指導を基本として、これにレクリエーション療法、作業療法を加えた全体を生活療法と呼んだ。国立武蔵療養所（現、国立精神神経医療研究センター病院）で、ロボトミー、トペクトミーといった精神外科を行った患者に行った生活指導が有効であったことから、これを他の入院患者にも拡げ、療養所全体の治療活動として体系化した。この体系の完成した姿では、「要綱」、「指針」が作成

され、看護、レクリエーション、作業の各職員の行動が、各患者の行動区分に応じて具体的に示される。各病棟は、入院治療病棟、生活指導病棟、レクリエーション病棟、作業病棟、社会復帰病棟とされ、患者は行動区分により評価されて振り分けられ、評価の変化に応じてこれらの病棟を移動していく。各病棟には「日課表」、「週課表」があって、日々の治療活動はこれに従って行われる。生活指導指針は、起床・就寝・更衣から始まり、レクリエーション、作業、対人関係と社会性、余暇活動に至るまで、日常生活全般にわたる10数項目が患者の行動区分ごとに示されていた。作業の中には、配膳当番、掃除（居室・便所・風呂場）当番、洗濯物・包布運び等々の当番があった。これらの全体を通して、生活指導が基本とし、「しつけ」とも呼ばれ重視された。

この体系は、やがて精神科病院の最も優れた治療の姿として、全国各地の国立精神療養所だけでなく多くの病院で取り入れられることとなった。客観的な観察と基準による治療活動に加えて病院管理運営の効率性がその要因であったと考えられる。

1969年には、国立療養所看護共同研究班により、入院患者の行動区分、生活指導指針が必要人員算定の根拠とされるなど、この頃、「生活

療法」は全盛期を迎えるに至っていた。

〔批判〕生活療法批判は、1967年以降、精神科病院の現場の実践を通してなされ展開されていった。それは、精神医療改革運動を含め、1963年以後の潮流の中で生じたことである。

医師実地修練制度（インターン制度）が、1963年の全国医学部卒業予定者の指定病院へのインターン願書提出保留運動（99％以上の学生が参加）により存廃を含めた抜本的検討がなされることとなった。この運動により、1964年、全国医学部学生自治会連合（医学連）はインターン制度拒否宣言を出し、医療改革運動に乗り出した。

1966年、前年の医学部卒業者連合（医卒連）を経て「青年医師連合」結成。大学病院医局制度打破を方針に掲げた。

1968年、医師法一部改正、インターン制度廃止。全国大学病院での研修協約闘争。東大で全学闘争に発展。以後、日本大学を始めとして全国学園闘争が始まる。

東大精神科医局解散、東大精神科医師連合結成。精神科病院で入院患者に対する暴行、リンチ等の報道（1969年に続く）。

1969年、日本精神神経学会総会、病院精神医学会総会が金沢で行われ

たが、それぞれ、保安処分問題、中間施設問題等で紛糾、理事総辞職。以後、全国精神科医師共闘会議等、精神医療改革運動が全国的に展開された。その中で生活療法批判が、全国的に精神病院での改革運動の中で実践的に展開された。

1969年、東京・昭和大学付属烏山病院の生活指導病棟で、患者の個別治療を重視した取り組みの結果、そこから直接退院するケースが出てきたが、その取り組みが病院の秩序を乱すとして紛争となった。

1970年、同院野村満医師解雇。以後、烏山病院闘争共闘会議の支援による裁判が、8年間半、和解に至るまで続いた。国立武蔵療養所でも、1967年以来、病棟での実践を通して、様々な軋轢がありながらも、なし崩し的に生活療法体制の解体が進み、後に「生活療法要綱」は廃止された。全国各地の精神科医療現場で行われた改革運動の中でも、その視点は、患者の人権、病棟・病院の開放化、患者の退院・社会復帰促進、治療共同体を目指す実践など、さまざまであったが、それらの中で生活療法批判は実践的に展開されていった。

〔批判の論点〕一方向性の関係：パターナリズムの下での関係。患者の自主性、自立性、自己決定が認められず、治療者患者関係の精神力動

が無視される。これが精神科病院という組織全体で行われたということが、批判の論点の中核である。それに従って、集団管理（対個別治療）、ヒエラルキー（権力の階層構造、病院組織・職員、入院患者）、抑圧的権威主義的治療構造、入院期間の長期化、患者の人権の無視・侵害、患者の人格の抑圧（反治療的）、等々が批判の論点となる。中でも、生活指導病棟から社会復帰に至るのに年単位の期間を要し、患者の入院を長期化させて国の精神障害者隔離収容政策を医療者側が補完することとなっていたことが最も大きな問題である。

〔批判に対する異論？〕アメリカのLibermanが考案したSST（Social Skills Training、社会生活技能訓練）が安西信雄らの積極的な活動により、1994年に「入院生活技能訓練療法」として診療報酬化されている。群馬大学の江熊要一らによって1962年に「生活臨床」と名付けられた活動が保健師を主とする地域精神保健活動に一定の成果を上げてきた。

これらのことから、烏山病院長の竹村堅次は「生活療法の逆輸入」と言い、臺弘元群馬大学、東京大学教授は「生活療法の復権」と言って、生活療法批判に水を差している。

SSTも「生活臨床」も「一方向性」の点で生活療法と同質の問題を持つが、いずれも治療の技法の一つであり、病院の治療体制の基本理念であった「生活療法」と同一視するには無理があり、「生活療批判」の批判には当らない。

患者を、症状だけではなく、社会の中で生活する人として診るということは、「生活臨床」などと言うまでもなく、精神科臨床に自明のことである。【⇒SST、開放化運動、隔離収容政策、社会復帰、生活臨床、精神科医全国共闘会議、精神外科、精神の障害、全国学園闘争、中間施設、治療共同体、東大精神科医師連合、日本精神神経学会、日本病院・地域精神医学会、パターナリズム、保安処分】　　　　　　（樋田精一）

生活臨床

群馬大学精神科の「分裂病再発予防5ヶ年計画」は、1962年に「生活臨床」と命名され、当時、地域活動に携わる保健師達に大きな影響を与えた。

生活臨床は、社会生活場面（職業・結婚・家庭）における統合失調症者の態度を、能動型および受動型の2つに類型化（「生活類型」）した。

さらに、生活の破綻に結びつく課題を「生活特徴」と呼んだ。いわゆる「色」「金」「名誉」「健康」であり、それぞれの患者にとっては、そのうちの1つが再発に決定的な役割を演

じるとされた。

この「生活類型」と「生活特徴」とがあいまって、統合失調症者の「生活特性」が形成される。すなわち、(1) けち。(2) 小さな名誉、小さな権威、世間体、メンツ、自分の役割、資格、学歴に敏感。(3) 形式的で融通がきかない。(4) 高望み。(5) 生活設計、生活目標を変えようとしない。(6) 些細なことと重要なこととの区別がつかない。(7) 順序をふまず、段階をとびこえ願望をすぐ実現しようとする。

また、患者への働きかけは、(1) 時期を失せず、(2) 具体的に、(3) 断定的に、(4) 反復して実施することが大切であるとされた。

生活臨床は対象者の「生活」のすべてを治療・管理の対象としたところに、第1の、しかも、もっとも重大な困難性があった。

第2に、地域を病院と同等の場にすることによって、病院内で行われていた管理と同根の管理を地域にまで拡大しかねなかった。

第3に、生活臨床が取り出した「色」「金」「名誉」「健康」という「生活特徴」は、正常な心性の一部が誇張されたものであって、統合失調症に固有とは言えない。

従来の病院医療に対する明確な批判をもたない地域活動は、かえって病院への大量長期収容を外から促し、患者の地域からの排除をもたらしかねないのである。【⇒生活療法、精神分裂病呼称変更】　　（浅野弘毅）

精神医療国家賠償請求訴訟

1968年のクラーク勧告をはじめとして、我が国の精神医療が入院に偏っており、人権上問題であることはWHO、国連や国際法律家委員会などでもたびたび指摘されてきた。

これを国家賠償請求訴訟によって変えようという提案は、東谷によって1995年の東京地域精神医療業務研究会の夏合宿において初めてなされたが賛同を獲得することが出来なかった。2001年のハンセン病熊本地裁判決の勝利を受けて、再び国賠訴訟を始めようと、当事者団体の主要メンバーに個人的に原告を依頼したが、荷が重すぎるからと承諾を得られなかった。

その後、日本病院・地域精神医学会でも精神医療国賠を呼びかけたが、成果は得られなかった。学会として裁判を担うことは難しいという反応であった。

このため「精神医療」68号（2012）に「精神病院はいらない。精神医療国家賠償請求訴訟の意義」という短い文章を載せた。精神医療問題とハンセン病問題の類似性と違いを比較検討して、精神医療国賠の必要性を訴えた。これを読んだ読売新聞東京

本社の佐藤光展記者がすぐに職場に現れた。「あなたのような人が現れるのを待っていました。全力で支援します。」と励まされて、2013年の1月に研究会は発足した。呼びかけに応じて集まった、発足当時の会員は7名だった。会員の構成は、PSW、弁護士、ジャーナリストなどで、当事者や家族は少なかった。現在は、毎月の例会に参加される方の半数は当事者や家族で占められている。広報宣伝活動の中心は当事者の皆さんによって多くが担われている。会員と賛助会員を合わせると200人を超える団体になった。

毎月の例会は、東京都稲城市のNPO法人で行った。その後、立川市の法律事務所に移り、現在は清瀬市の日本社会事業大学において開催されている。

研究会の目的は、国家賠償請求訴訟を提起するための広報や、理論構成、裁判資料の集積に置いた。

研究会が発足してから8年が経過して、2020年8月現在では複数の原告が名乗りを上げて、2020年9月30日に東京地裁に提訴した。2021年3月に第1回口頭弁論が開かれて以降、2023年10月までに13回の口頭弁論が行われ、現在も係争中である。

この裁判の目的は、国が、精神障害がある人を危険な存在であるとして隔離収容を繰り返してきたこと、

世界の精神科医療の流れが地域精神医療へと転換して、障害があっても地域社会の中で生きられるように変わって以降も政策の誤りを認めることをせず、長期入院者に対する救済措置をきちんと取ることなく放置してきたことの責任を問うものである。

国民の中にある、精神障害者は危険な存在だという偏見や誤解も歴史的に見て国が作り出してきたものであり、したがってそれを解消する責任も国が負わなければならない。学校教育や社会教育の場やキャンペーンにおいて誤解や偏見を無くし、精神障害者差別を解消する責任があったにも関わらずその責任を果たしてこなかった。

これは不作為であり、断罪されるべきである。

また、1950年の精神衛生法以来、精神保健法、精神保健福祉法に移行しても本人の意思を無視して簡単に入院を強制できる同意入院は、名称を医療保護入院と名称を変えただけで存続している。諸外国に比べて抜きんでて多い強制入院率は、その背景に医療保護入院制度の安易な濫用に原因があることは疑いようが無い事実である。この制度もすみやかに解消されなくてはならない。

この裁判は、当面は人生を奪われた精神障害当事者を原告として行うが、家族も当事者であることから、

精神障害者家族訴訟も取り組むべき課題であると考えている。

　家族もまた差別と偏見にさらされて、精神的にも経済的にも大変な被害を負っている。本来は国が負うべき社会的責任を家族に押し付けてきたことにより、精神障害者家族は塗炭の苦しみを長らく負わされてきた。この責任は重大であり、やはりその責任は免れないだろうと考えている。【⇒ICJ勧告、医療保護入院、隔離収容政策、クラーク勧告、精神衛生法、精神保健福祉士、精神保健福祉法、精神保健法、長期在院、同意入院、日本病院・地域精神医学会】

（東谷幸政）

精神医療人権センター

　精神科への入院者に対する権利擁護活動を行っている団体。1980年代から東京、大阪、兵庫、京都・滋賀の各精神医療人権センター（京都・滋賀はその後、廃止）、2017年に埼玉県精神医療人権センター、2020年に神奈川精神医療人権センターが設立され、他にも立ち上げに向けて準備をしているところもある。各センターでは、精神科入院者からの電話相談や面会活動、訪問や情報公開活動、それらの活動をもとにした政策提言や発信等を行っている（訪問や情報公開活動は一部センターのみ実施）。

　精神科病院では虐待や権利侵害事件がしばしば生じているが、その背景には①強制入院や隔離拘束、通信・面会の制限等の自由の制限が医療および保護のもとに合法化されており、②その閉鎖性や虐待問題の深刻さが指摘されてきた精神科病院が他の医療機関とともに障害者虐待防止法の通報義務等から除外されているため、その密室性が外から監視されにくく、③精神医療審査会は公平中立を建前とし、入院者の立場に立った権利擁護活動が出来ないため、④結果として入院者が訴えを諦める、という構造的課題がある。

　そもそも日本の精神医療においては、精神科入院者に対する権利擁護システムが不在である。入院直後の最も不安な時に、入院者の権利を伝え、権利行使をサポートし、本人の考えを整理し伝える支援を行う権利擁護者の存在が必要不可欠である。また、発覚した一つの権利侵害事例の背後には、類似の事例が生じている可能性がある。そのため、個別的な問題として捉えるのではなく、権利侵害や虐待が起こりやすい土壌や制度を変えていく取り組みが必要である。

　精神科入院者に対する権利擁護システムや権利擁護者については、2020年現在、厚生労働省科学研究事業でも検討がなされている。【⇒

アドボケイト、大阪精神医療人権センター、隔離、障害者虐待防止法、身体拘束、精神医療審査会、精神保健福祉法、東京精神医療人権センター】　　　（竹端寛、上坂紗絵子）

精神医療審査会

　精神衛生法が精神保健法（1987年施行）に刷新されたときの目玉のひとつが、日本で初めての精神障害者のための公的権利擁護機関である精神医療審査会の創設であったと言ってよいだろう。しかし期待された役割が果たされているとみる人は今日ほとんどおらず、機能の脆弱や限界が指摘されて久しい。

　精神医療審査会の業務は大きく分けて2つある。第1は非自発的入院者の入院届・定期病状報告の書面審査である。第2は退院等請求の審査であり、これはさらに退院請求の審査と処遇改善請求の審査に分かれる。審査は5名の委員による合議体でなされ、業務量等に応じて都道府県（政令市）の裁量により合議体数を決めてよいことになっている。2005年法改正以後、合議体の構成は精神保健指定医2名以上、法律専門家1名以上、精神保健福祉の有識者1名以上となっている。事務局は都道府県（政令市）の精神保健福祉センターに置かれている。

　精神医療審査会の抱える問題とし

て次のようなことが言われてきた。

　どの合議体でも1回の会議あたりの書面の件数が膨大でその審査に多くのエネルギーを費やすために、退院等請求審査に十分な力を注げないこと。書面の文言の不備を指摘して再提出させても患者の処遇改善には直接つながりにくいこと（「ペーパー人権主義」と揶揄されることもある）。退院等請求審査では、意見聴取に赴く委員の日程調整に手間取るため、請求の受理から審査結果の通知までに日数がかかりすぎること（厚労省は1ヶ月以内を目安として掲げているが、それすらクリアできないところが多い）。処遇改善請求として取り上げるべきことの範囲が明確でないこと。合議体構成員の過半数（3名）を精神保健指定医が占め、合議体の長も精神保健指定医であることが多いため、審査が医療側の事情に甘くなる傾向が否めないこと。それもあって現状容認つまり現在の入院形態や処遇を妥当と認めるとの審査結果が圧倒的に多いこと。

　また近年、社会問題ともなっている精神科病床における身体的拘束について、精神医療審査会がほとんど関われていないことも大きな課題である。身体的拘束の妥当・不当の審査は、処遇改善請求審査のなかに当然含まれる。そこで平成30年度厚労科研報告書のデータを見ると、年

間の退院請求の審査開始件数2,651に対して、処遇改善請求の審査開始件数は576と少なく、そのように少ない処遇改善請求のなかでも身体的拘束についての審査開始件数は30に過ぎないのである。精神医療審査会が身体的拘束について審査する機会自体が極めて限られているという実態がわかる。身体的拘束は、それが不当であれば人権侵害の程度がことに大きい事象であるから、早急な改善を要する。

　より制度の根本に関わることとしては次の問題がある。国際人権B規約（市民的及び政治的権利に関する国際規約）第9条第4項には「逮捕または拘留によって自由を奪われたものは、裁判所（court）がその拘留が合法的であるかどうかを決定する。」とあり、日本もこれをクリアしている、つまり精神医療審査会はcourtに相当する機関と見なせるというのが政府の立場である。しかしcourtと称するためには、行政機関からの完全な独立、申立者の代理人選任権、防禦権の保障、異議申し立てのための上級審の設置、などが必須条件とされており、どんなに甘く見ても到底これらを満たしているとは言えない。

　精神医療審査会の機能強化という問題は、精神保健福祉法改正のたびに国会附帯決議で言及されている。

しかしこれまで本格的に手を付けられたことはない。他の大きな問題に隠れて二の次にされてきたのである。主としてマンパワーの強化にカネがかかるというのが最大のネックでもある。しかし筆者の見るところ、カネをかけずにやれる改善策はほぼ尽きている。日本は精神障害者の権利擁護にカネをかけなさすぎであり、その象徴が精神医療審査会であると言ってもよい。【⇒身体拘束、精神衛生法、精神保健指定医、精神保健福祉法、精神保健法】　　（岡崎伸郎）

精神衛生実態調査

　精神衛生実態調査は戦後、1954年、1963年、1973年、1983年と4回行われた。そのうち1973年、1983年の実態調査のさいに広範な反対運動が起こり、以後同様の調査は行われていない。

　1950年に精神衛生法が成立施行され、戦後の精神医療行政の骨格の一つが固まった。もう一つの骨格は精神病院・医療行政であった。その基礎資料とするため最初の第一回は次のようなものであった。無作為抽出で調査区を選択し、全国より100地区、4895世帯、23,993人が調査対象となった。調査は基礎調査と専門調査の二段階方式であった。基礎調査は、所帯の構成、状況を調べるとともに、調査地区の事情を知るもの

から、精神障碍者と思われるものについての情報を集め、情報カードを作成した。情報の聞き込み先としては、衛生・民生・教育関係者、警察官、また地区有力者も含まれていた。専門調査は専門調査員——精神科医が調査地区の全所帯をもれなく個別訪問し、面接して精神障碍の有無を調べその個人票を作成した。厚生省は、その結果から現在入院中約3万人を除く在宅の精神障碍者数を127万人と推計し、このうち施設（精神病院・精神病室、精神薄弱者収容施設、教護院など）収容必要人員を43万人とした。1963年実態調査も類似した手法で行われ、結果は、精神障碍者124万人、入院を要するもの28万人、要施設収容7万人、要在宅外来者48万人、であった。精神病床の推移は、1950年1万7,686床であったが1970年には24万7,265床に激増していた。1948年の医療法施行規則特例、1958年以後は医療法特例による低基準病院による収容主義政策により、高度経済成長の下請けとして民間精神病院の急増が図られた。1970年前後、急増した劣悪な精神病院で様々な精神障碍者虐待事件や病院不祥事が頻発し、精神病院の荒廃は明らかであった。1969年の精神神経学会金沢学会以後、精神病院批判が医師の運動によっても公然化し、1973年の実態調査に対し

ての批判が湧き上がった。その調査手法は人権侵害的であり、調査の結果の精神病院の状況からも調査そのものの差別性が告発された。精神神経学会も調査への疑義表明をした。調査は回収率54.5%に終わった。当時、運動していた家族の歌があった。

　小林美代子を　死に逐いしもの精神病歴書　狩られん懼れ　官僚しらず（＊「髪の花」著者）／渓さゆり1973年10月14日朝日歌壇

　1983年実態調査もほぼ同様の趣旨で1973年時よりもさらに広範な反対運動が起こった。

　1980年には政府は新宿バス放火事件を契機にいったん挫折した保安処分新設の方針を出した後のことであった。精神障碍者への隔離・収容・保安処分攻撃というコンセプトで調査反対は広がった。その際の二次調査は、医師やケースワーカーが職務上知り得た情報を本人に知らせずに報告するもので、その点でも問題にされた。1983年6月5日「八三精神衛生実態調査阻止全国共闘会議」が結成され78団体が参加した。自治労は反対決議を行い精神神経学会は非協力を表明しその他の精神科関連学会も反対した。社会党、社会民主連合などの政党なども入り「昭和五十八年度精神衛生実態調査の中止を求める要請書」が出された。回収率は35%という結果に終わった。

この実調反対運動に連続して1984年の宇都宮病院問題が起こり、精神衛生法改正につながった。【⇒宇都宮病院問題、隔離、金沢学会、髪の花、施設外収容禁止条項、精神衛生法、精神科特例、精神科病院不祥事、日本精神神経学会、保安処分】　　　　　　　　（富田三樹生）

精神衛生法

1950年に制定された精神障害者の処遇に関する法律で、戦前までの精神病者監護法と精神病院法を廃止して新たに議員立法によって制定された。

本法は精神障害者を精神病院に強制入院させるための法的手続きを定めることを主たる立法目的としており、医療や福祉に関しては殆んど見るべきものはなかった。特に措置入院制度は本法の中核的部分を成すものであり、その社会防衛上の目的からの逸脱を防ぐために入院中の処遇は厳しく規定された。外泊や身体合併症治療の為に他科へ転入院する場合等には法第40条の仮退院措置をとる事とされたことなどはその好例である。本法は1987年に精神保健法が制定されるまでの37年間にわたって我が国の精神障害者対策の基本法として機能し、「治療なき拘禁」と批判された昭和30（1955）年代以降のわが国の強制入院中心の精神医療体制を支えた法体系である。

この間、幾度か改正が行われているがその基本理念は精神障害者を早期に発見し、積極的に医療及び保護を行い、もって社会の安寧を図るという社会防衛思想に貫かれている。例えば1954年改正では覚せい剤中毒も本法の対象としてその範囲を拡大し、1961年改正では措置入院を拡大するために公的負担割合を8割に引き上げ（通称、経済措置）、1965年改正では緊急措置入院制度や通院医療費公費負担制度などが新設され、患者家族の医療費負担を軽減する政策が反映されたかに見える改正も行われた。しかし、基本的には入院病床を飛躍的に増加させて大量隔離収容を推進し、早期発見早期治療を謳った地域精神医療という名の下で患者管理体制を強化するといった社会防衛的思想が貫徹されていた。

こうした法体系下で形成された昭和30（1955）年代以降の精神医療は基本的人権を無視した精神衛生法体制と総称すべきものとして批判され、新たな法律の制定に向けた動きに繋がった。【⇒隔離、隔離収容政策、経済措置、私宅監置、自立支援医療、精神保健法、精神保健福祉法、精神保健法、措置入院】　　（渡辺瑞也）

精神衛生法体制⇒精神衛生法

精神科医全国共闘会議

　関東の精医連（東大精神科医師連合）に対して、関西では1969年に精神科医師が結集して「関西精神科医師会議」が結成された。翌1970年6月に「精神科医全国共闘会議」（略称「プシ共闘」）に改称をしている。「全国120名の同志」を有するプシ共闘は、「保安処分＝精神衛生法体制粉砕を賭けたところの精神病院解体という戦略スローガン」を掲げ、保安処分問題、中間施設問題、岩倉病院問題などに取り組んだ。

　岩倉病院問題をめぐっては、プシ共闘と精医研（全国精神医療研究会連合）の対立が激化し、学会も開催不能になるなど、精神医療改革運動に多大の影響をおよぼした。その後もプシ共闘と精医研は、刑法問題意見交換会に提出された「野田レポート」をめぐって対立した。吉田おさみによれば、精医研はプシ共闘を「政治主義」、プシ共闘は精医研を「技術主義／近代派」と規定しており、プシ共闘は闘う病者との連帯を追及したが、精医研は病者の主体的運動には消極的であったと評価している。【⇒岩倉病院問題、精神衛生法、中間施設、東大精神科医師連合、保安処分】　　　　　（古屋龍太）

精神科看護

　精神科看護は、身体疾患と同じように、精神病の診断や治療を受ける人々の看護を指す用語であった。

　看護は本質的に、医学のように疾患の診断と治療を目指すものではないが、戦前までは、そのように受け止められていた。看護教育に使用されたテキストも「疾患別の看護法」であった。戦後、アメリカの看護論が輸入され、看護は、疾患ではなく病気に罹患した人間の反応がより重視され、人々のニーズに応えていくのだという考えに変化していった。

　その後、時代や社会の変化に伴い、疾患としての精神病ではなく精神的健康が重要視されてきた。身体医学は、疾患治療に成功をおさめてきたが、それに伴う人間的反応としての精神的健康問題を生じさせたし、経済的景況は、うつや自殺などの精神的健康問題を明るみに出した。

　そこで、精神科看護は、精神病の診断を受けた患者さんの看護だけではなく、それを含み、さらに精神的健康問題を抱える人々のニーズに応えていくことであると概念を拡大し、「科」を削除した「精神看護」という用語を用いるようになった。【⇒うつ病、自殺】　　　　　（阿保順子）

精神科救急

　〔精神科救急の原点〕救急に無縁の精神科臨床はない。電話相談や外来診療、訪問活動など、日常臨床の

あらゆる場面で危機介入の機会はある。そのように考えると、精神科救急の原点は在宅医療の原点に重なる。向精神薬が普及し始め、地域精神衛生が語られるようになった1950年代後半、在宅患者の出現とともに救急診療のニードも萌芽したといえる。しかし、その後1991年に至るまで、わが国では精神科病院への入院が退院を上回り、精神科の在院患者は増加の一途を辿った。

〔精神科救急のシステム化〕そのような時代にあっては、行政機関が精神科救急をシステム化しようとすれば、措置入院の運用を軸とした社会的安全確保のシステムにならざるをえない。1978年に東京都でスタートした精神科救急事業が、その原型である。警察官が夜間・休日の救急事例を都立病院群に搬送し、入院となった患者を翌日、郊外の民間病院群に分配するというシステムは、精神科病院を疎外して形成された都市の近代史に強く規定されている。他方、この疎外構造が東京都よりも緩い地方都市では、基幹的な精神科病院が地域医療の一環として救急診療を重視する動きが、1970年代から徐々に広がっていった。

〔精神科救急事業の現状〕1990年代には、基幹的な病院に輪番病院群を加えて、夜間・休日でも救急診療と入院ベッドを安定的に確保しよう

とする事業を予算化する自治体も現れてきた。こうした自治体の実績に基づいて、1995年、国は、都道府県が運用する精神科救急事業の半額を国庫補助することとした。3年後には精神科救急情報センターへの補助も加わり、2002年までに、この事業は全国展開することとなった。2006年以降、本事業の運用実績は毎年国に報告され、厚生労働科学研究報告書の中で公表されている。これによると、本事業が全国展開したとはいえ、精神科救急医療サービスの質や提供体制には大きな地域差のあることが見て取れる。

〔「スーパー救急病棟」の効用と課題〕精神科救急事業を牽引するとともに、精神科病院を収容施設から治療施設に変貌させることを目指したのが、精神科救急入院料病棟、いわゆる「スーパー救急病棟」である。1996年に制度化された精神科急性期治療病棟をグレードアップする形で2002年に新設され、2020年6月末現在、171施設に約1万1千床が認可されている。急性期治療病棟と「スーパー救急病棟」を併せた急性型包括病棟は、病床数では全国の精神科病床の1割ほどを占めるにすぎないが、年間入院件数の4割近くをカバーし、わが国の精神科平均在院日数の短縮と在院患者数の減少に寄与してきた。一方、「スーパー救急

病棟」には、分布の不均等、他の病棟との医療の質のギャップ、身体拘束件数の押し上げといった課題もある。これらの課題をどう克服するかが、わが国の精神科入院医療の近未来を左右するといっても過言ではない。

〔精神科救急が目指す地平〕精神科救急の任務は、①迅速な医療アクセスによって精神疾患に起因する重大事象を未然に防止すること、②良質な急性期医療の提供によって入院患者の長期在院を抑止すること、そして、③的確な危機介入によって在宅ケアを支援すること、という3点に集約される。これらのミッションが広く浸透すれば、わが国の精神科医療は、臨床的にも経営的にも長期在院に依存する体質から脱却することができる。そのためには、現在の「スーパー救急病棟」が精神科での「普通の病棟」になる必要がある。それが精神科救急の目指す地平である。そこに向けて前進するには、「ずっと病院にいる方が、患者にとっても、家族にとっても、社会にとっても安全・安心・安価」という悪魔の囁きに抗う意志を保ち続けなくてはならない。【⇒向精神薬、身体拘束、措置入院、長期在院】　（平田豊明）

精神科デイケア

　精神科デイケアは精神に障害を持つ人の社会参加と地域生活を支える重要な活動として、わが国の精神科医療に広く定着して久しい。

　しかし、入院医療から地域医療への転換に果たすデイケアの役割は残念ながら限定的であることも明白になっている。また、精神に障害を持つ人を地域で支える方策が多様化するなかでデイケアの意義があらためて問われる時代にもなっている。

　そもそもデイケアはリハビリテーションをめざす地域ケアのなかに位置付けられるべきであり、デイケアがパターナリズムに陥り、利用者の生活を管理することがあっては、デイケア本来の意義が失われかねない。地域リハビリテーションをめざすデイケアの工夫とパターナリズムを克服するケアの方法について常に反省が求められている。

　この間、デイケアをめぐって多くの議論が展開されてきたが、なかでも、デイケアが訓練の場であるのか居場所であるのか、医療なのか福祉なのか、という論争に関しては決着をみていない。

　デイケアの機能については、急性期と回復期に整理して考える必要がある。急性期のデイケアは、病院から退院して間もない利用者と、入院歴はないが急性期の混乱から脱して日の浅い利用者を対象とする。評価には、利用者の精神症状と日常生活

遂行能力の改善度の査定はもちろんのこと、利用者の満足度とデイケアの場そのものの機能評価が含まれる必要がある。通所期間の長短に問題があるのではなく、利用者のニーズにそったサービスが適切に提供されているか否かが問題にされねばならない。回復期デイケアでは、医療よりは生活の質の向上が目標になる。

今後は、小規模で多機能型のデイケアが、街の中に多数配置され、さまざまな精神科疾患を対象にして、急性期治療と回復期ケアを担うことが求められている。【⇒多機能型精神科診療所、パターナリズム】

（浅野弘毅）

精神科特例

医療法（以下、法）は、1948年の制定から現在に至るまで、精神病床を一般病床とは異なる病床種別として位置づけ、法と省令（医療法施行規則、以下規則）で特別な規定を設けている。いずれも、適切な医療の提供のためというより、精神障害者の収容・保護を効率的に行うための規定である。なかでも精神病院の医師、薬剤師、看護師など従業員の配置基準を一般病棟より低く定めた規則第19条の規定は「精神科特例」と呼ばれ、精神医療改革を求める人たちから長年是正が求められてきた。この「精神科特例」は「医療法特例」とも呼ばれることもあるが、法や規則には精神病床以外についての特例規定もあるので、ここでは「精神科特例」と呼ぶことにする。

病院に置くべき従業員数は規則19条第1項に定められているが、法制定時同条4項において「主として精神病、結核、その他厚生大臣の定める疾病の患者を収容する病院又は病室については、都道府県知事の許可を得て第1項の規定によらないことができる」とされ、精神病院はこの例外規定のもとに置かれ、都道府県が独自の従業員配置基準を定めて開設許可を出していた。

しかし、1950年の精神衛生法制定時に厚生事務次官通達「精神衛生法の施行について」（発衛118号）が出され、そのなかで、それまで都道府県毎に異なっていた職員配置基準を統一するために、精神病院について「障害者収容定員50人までは精神医学専門医2人、50人又はその端数を超える毎に一人を加えた専門医の定員を有すること」「収容定員5人に1人の看護婦（人）を有すること、ただしやむを得ない事情あるときは、それらの2分の1以内は看護婦に準ずる補助者であってもよいこと」と定めた。当時の一般病床の従業員数は患者16人に医師1名、患者4人に看護婦1名とされていたので、この時点で従業員配置差別が数値で示さ

れたことになる。

1958年の厚生事務次官通知「特殊病院に置くべき医師その他の従業員の定数について」（発医第132号）は、上記の118号通達を廃止した上で、あらためて精神病院を「特殊病院」と位置づけ、医師は入院患者48人に1名（一般病院の1/3）、薬剤師は入院患者150人に1名（同7/15）、看護婦及び准看護婦は6人に1名（同2/3）で足りるとした。そして、その直後の厚生省医務局長通知（医発第809号）では医師確保が困難な場合は暫定的にこれを下回っても良いとされた。この基準がその後52年間存続し、わが国の貧しい精神科入院医療を象徴する「精神科特例」と呼ばれるようになる。この特例は民間精神病院への国庫補助（1954年）、医療金融公庫による精神病院建設への優先的融資（1960年）、措置入院に対する国庫負担率の引き上げ（1961年）などと相俟って精神病院乱立の一要因となった。

2000年の第4次医療法改正の国会論議においてようやく「精神科特例」が取り上げられ、野党は「経済的、社会的及び文化的権利に関する国際規約（1979年批准）」との関連も含めて政府を追及し、当時の津島雄二厚相も衆議院厚生委員会で「日本は他の先進国に比べ病床数がきわめて多く、しかも長く入院する。医療体制に構造的な問題があると感じています」と述べ、廃止への期待が高まった。しかし、日本医師会と日本精神病院協会の強硬な反対もあり、政府は診療報酬上で病状に応じた適切な対応をしているので現状で問題ないとして「精神科特例」廃止は実現しなかった。たしかに近年の診療報酬制度の誘導により、救急病棟や急性期病棟など一部の病棟で一般病院に遜色のない職員配置になっている。しかし、在院患者の多数を占める長期入院患者は差別的な条件のなかでの長期療養を余儀なくされている。この事実が無視されての特例存続であった。

なお、この改正では総合病院・大学病院は他科と同様の職員配置基準となったが、精神病床の8割以上を占める単科精神病院は、医師は従来通り患者48人に1人（一般病床の1/3）、薬剤師は調剤数150に1人（同7/15）、看護者は患者4人に1人（同3/4）と定められた。しかも看護者については、既存の病床は当分の間、看護補助者を置くことで、5人に1人でよいという経過措置が許された。

なお、医療法上、精神病院には従業員配置規定のほかに特別な規定がある。「施設外収容禁止条項（規則第10条）」、「危険防止のための構造規定（規則第16条）」、「精神病床の都道府県単位で医療圏設定（法30条）」

などである。第4次医療法改正によって施設外収容禁止条項が緩和され、危険防止のための構造規定は廃止された。しかし、医療圏設定は「精神科特例」とともに残された。障害者権利条約25条「障害のある人に対する差別となる既存の法律、規則、慣習及び慣行を修正し又は廃止」し、「他の者と同一の質の医療を障害者に提供するようこと」を求めている。これらの差別規定は廃止されなければならない。【⇒施設外収容禁止条項、障害者権利条約、診療報酬、精神衛生法、措置入院、長期在院、日本精神科病院協会】　　（伊藤哲寛）

精神科七者懇談会

　精神科七者懇談会（以下、七者懇）は、国立精神科医療施設長会議、精神医学講座担当者会議、全国自治体病院協議会、日本精神科病院協会、日本精神神経科診療所協会、日本精神神経学会、日本総合病院精神医学会（五十音順）で構成され、年度ごとに各団体が持ち回りで事務局を担当している。

　設立は、小島（精神医学57巻）によると、「1989年11月9日に6団体で精神科診療報酬に関する要望書を、厚生省と日本医師会に提出したことに端を発する」とある。その後、1991年5月に日本総合病院精神医学会も参加し、現在の七者懇となった。

　また、日本精神神経学会百年史の中で笠原は、「医療費問題の討議など、精神科関係諸団体の意見を集約する必要があり、組織横断的に討議し、当局などに提言する組織が発足した」と述べている。また、各種委員会（医療法に関する委員会、医療費問題委員会、精神科卒後研修問題委員会、心理職の国家資格委員会、DPC委員会）が作られたが、現在は、精神科卒後研修問題委員会、心理職の国家資格委員会、法とシステム委員会の3つが活動している。総会は概ね年3回開催され、厚生労働省挨拶・情報提供に続き、各団体、各委員会からの報告と討論がある。

　七者懇の主な活動は、精神科医療団体としての意見の表明にあり、最近10年ほどのものを各団体のホームページからひろってみると、以下のとおりである。

　2009年11月7日「精神科医療および精神保健・福祉の積極的推進の訴え」（略称：七者懇松沢宣言）がだされた。

　2015年9月16日に公布された公認心理師法については、2013年に「心理職の国家資格化に関する見解」、「心理職の国家資格化に関する提言」が、2014年には「心理職の国家資格化に関する要望書」、「公認心理師法案の無修正成立の要望書」と活発に意見表明がなされた。

卒後研修については、2010年4月26日「新しい卒後臨床研修における精神医学研修に関する要望書」、2013年3月18日「精神科研修必修化に関する要望書」があり、専攻医に関連するものとして、2019年5月18日「医療従事者の需給に関する検討会医師需給分科会第4次中間取りまとめについての見解」がある。

また、2015年11月24日「精神障害に係る障害年金認定についての申し入れ書」、2015年7月28日には、市町村長同意による入院の解釈と取り扱いに関する意見がだされた。薬価についても、2009年8月13日リスパダールコンスタの高薬価算定への見解と再検討の要望がなされた。

このように、七者懇は、その時々の重要事項に対し、意見を述べてきた。【⇒公認心理師法、診療報酬、日本精神科病院協会、日本精神神経学会、日本精神神経科診療所協会】

（吉住昭）

精神科認定看護師⇒精神科看護

精神科病院情報公開

閉鎖病棟、強制入院のある精神科病院の情報公開の必要性は極めて高く、これまで各地でさまざまに取り組まれてきた。東京都は国に先立って毎年「東京都精神病院統計」を、精神科病床のある全病院から集めて

おり、東京地業研は1970年代からこの統計を個別病院毎に明らかにするよう要求し続けたがかなわなかった。1985年に東京都情報公開条例が施行されると開示請求したが、非開示決定となり、行政訴訟を提訴。最終的に和解によって1986年分の統計から入手できるようになった。これにより各病院の患者数、スタッフ数、開放・閉鎖病床数、疾病構成、入院形態、隔離拘束数、入院期間などがわかる。1997年からは東京都の統計に、厚生省（当時）の630調査（精神保健福祉関係資料）が加わっている。

この頃京都・滋賀人権センターが取り組んだ同様の行政訴訟で、京都地裁は、1999年10月、情報の公開が病院の選別につながり不利益を受ける病院が出るという主張に対して「先行開示している大阪府や京都市で弊害が出ていない。精神病院には高い公益性が要請されており影響は病院が受忍すべき範囲」と判断している。

こうして630調査を情報公開によって入手し、個別精神科病院を分析し、またアンケートや訪問による追加の病院調査を行って、その結果を出版する活動は、東京地業研「東京精神病院事情（ありのまま）」、大阪精神医療人権センター「扉よひらけ　大阪精神病院事情ありのまま」、埼玉の精神医

療を考える会「データから見た埼玉の精神病院」、にいがた温もりの会「新潟精神医療情報誌」、月刊誌「奈良県精神保健福祉ジャーナル・マインドなら」など、全国各地で取り組まれ、積み重ねられてきた。

しかし、2017年の630調査からは、突如調査の内容、方法が大幅に変わり、患者の個人情報に当たると各地で非開示決定が相次ぎ、批判の声が上がった。2019年630調査では、個人情報一覧表を病院段階で集計して提出する様式に変わり、現在各地で開示請求を進めているところである。
【⇒大阪精神医療人権センター、隔離、個人情報保護法、身体拘束、東京地業研】　　　　　（木村朋子）

精神科病院不祥事

1960年に医療金融公庫が精神病院に対する長期低利の融資を開始するや、空前の精神病院開設ブームがわき起こり、人員も設備も整わない粗製濫造の収容施設が族生することになった。

1969年、入院患者の処遇に関して言語道断の事件がつぎつぎに明るみに出るに及んで、日本精神神経学会理事会は「精神病院に多発する不祥事件に関連し全会員に訴える」と題する緊急声明を発出した。

声明は、一連の不祥事件の原因を、①医療不在、経済最優先のいわゆる儲け主義の経営、②私立病院経営者の持つ封建性と病院の私物化、③経営管理を独占する精神科医の基本的専門知識の欠如、に求め、経営優先の姿勢と倫理感の欠如を非難した。

当時、学会理事会がとり上げた不祥事件は、高知・近藤病院、大阪・栗岡病院、大阪・安田病院、神奈川・相模湖病院、東京・北野台病院、東京・小林病院、埼玉・南埼病院など10件を超えていた。

1970年には、大熊一夫がアルコール症患者を装って「碧水荘病院」に潜入し、「ルポ『精神病棟』」を朝日新聞に連載して大いに話題を呼び、精神病院に対して国民の厳しい視線が集まるようになった。

その後も、不祥事件は後を絶たず、京都・十全会病院、滋賀・水口病院、徳島・秋田病院、福岡・中村病院、千葉・伊藤病院、大阪・大和川（旧安田）病院、静岡・富士山麓病院、東京・アヤメ病院、神奈川・越川記念病院、大阪・和泉ヶ丘病院、大阪・淀の水病院など枚挙にいとまがない。

なかでも、京都・十全会病院事件では、1970年に結成された「十全会を告発する会」によって、入院患者の拘束や薬漬けで傷害や死に至らしめた不当な実態が明らかになり、あわせて株買い占めや高齢者医療における乱脈診療などが判明し、長い裁

判闘争が継続された。

　また、東京・烏山病院、愛媛・松山精神病院、大阪・七山病院、奈良・五条山病院などでは病院開放化などの改革運動に立ち上がった医師や職員の解雇事件が発生した。

　そして、1984年の報徳会宇都宮病院事件は、死亡事件を含む日常的な暴力行為、不法かつ長期にわたる強制入院、無資格者による医療行為、膨大な医療費の不正請求、患者所持金の横領、作業療法に名を借りた強制労働、極端な医師看護者の不足等々、精神病院におけるスキャンダルの総決算の観を呈し、国際的な批判を呼び、精神保健法の改正につながった。

　日本精神神経学会は理事会見解のなかで、①精神病院における精神障害者の人権擁護（通信・面会の保障、開放化の促進、強制労働の根絶など）、②精神障害者が地域で生きてゆくことの援助（衣・食・住の保障、外来・地域での医療の推進など）の必要性を訴えた。

　しかるに、1996年、長野・栗田病院院長が詐欺と脱税の疑いで逮捕され、同院におけるさまざまな人権侵害の事実が明るみに出た。同院は「退院」患者を病院周辺の「寮」に「準職員」として住まわせ、「作業」と称して病院の維持作業に従事させて使役し、金銭は院長が管理してい

た。また、入院患者の入院・行動制限・通信面会の制限が法手続きを経ずに行われ、700余名のカルテが院長室に置かれ、看護室が看護室として機能していなかった。

　同じように1999年に発覚した香川・大西病院事件では、法手続きに基づかない往診しての強制入院が行われ、入院中十分な診察もなく、漫然と無償労働を強制されていた。

　長野・栗田病院事件、香川・大西病院事件に共通しているのは、病院経営者の飽くなき営利主義であり、患者に対する人権侵害であり、適切な医療の提供の欠如であり、「作業療法」に名を借りた使役・労働の収奪であった。

　過去長年にわたり続いた、精神科病院の宿痾とも言うべき人権侵害は、はたして克服されているだろうか。

【⇒宇都宮病院問題、開放化運動、患者使役、行動制限、生活療法、身体拘束、精神保健法、滝山病院事件、多剤処方、日本精神神経学会、大和川病院事件】　　　　（浅野弘毅）

精神科病棟転換型居住系施設

　2013年、国の「精神障害者に対する医療の提供を確保するための指針等に関する検討会」では、精神病床の機能分化などとともに、地域移行支援を進めることで精神病床を削減する議論が展開された。社会的入院

の解消には住まいの確保が重要であることから、居住環境の整備と精神科病床の転用が打ち出された。

この「精神科病棟転換型居住系施設」構想をめぐって、当事者団体から反対声明が出され、内閣府の障害者政策委員会でも「当事者不在の政策」「障害のある人は病院や施設に入っているのが当たり前の2級市民という考え方がある」「障害者権利条約19条の『特定の生活施設』に該当し問題」と批判が続出した。病棟転換型居住系施設について考える会が主催した「STOP! 精神科病棟転換型住居系施設2014・6・26緊急集会」には、日比谷野音に3,200人が集まり目の前の厚生労働省に抗議した。

厚生労働省は、多くの反対を押し切り「地域移行を進め、不必要となる病床を削減し、精神科病院の構造改革を実現するために必要な具体的方策である」と強行した。厚生労働省令「病院の敷地内における指定共同生活援助の事業等の経過的特例について」（障発0116第4号　平成27年1月16日）が発出され、病院敷地内にグループホームを設けることを可とする特例が設けられた。

しかし、同省令に基づき条例を改正した各都道府県政令市は6割にとどまり、4割の自治体は見送った。新規指定期間の2015〜2019年度内

に手を挙げる精神科病院は無く、「地域移行支援型ホーム」は0件で終わった。経営的観点からは、運営期間が6年間の時限立法で先が見通せないこと、開設に当たっては独立性担保のために医療空間と物理的に遮断し施設の共用利用も不可とされているため、相当な病棟改修工事を要し初期投資の採算が取れないこと、夜勤も含めて職員の兼務は不可とされたこと、などから見送られたと考えられる。結局、関係者を二分した議論は何も生み出さないままに消えていった。【⇒社会的入院、障害者権利条約、地域移行支援】（古屋龍太）

精神科リハビリテーション⇒精神の障害

精神看護学⇒精神科看護

精神看護専門看護師
　日本の専門看護師（CNS：Certified Nurse Specialist）制度は、米国の専門看護師（CNS：Clinical Nurse Specialist）をモデルに1994年に創設された。CNSの目的は、社会構造の変化や医療の高度化に伴い、複雑で解決困難な看護問題を持つ個人、家族及び集団に対して水準の高い看護ケアを提供することである。CNSの教育は大学院修士課程で、修了後一定の経験を積んだのち、日本看護協

会の認定試験に合格する必要がある。現在、精神看護、がん看護、老人看護など、全13領域2479人のCNSが活動している（2020年）。CNSは、「実践」「コンサルテーション」「調整」「倫理調整」「教育」「研究」といった6つの役割機能を用いながら、臨床現場における諸問題の解決を図る。

精神看護専門看護師には、精神科病院をフィールドにする狭義の「精神看護CNS」と、一般診療科の精神的問題に対応する「リエゾン精神看護CNS」の2つのタイプがある。また精神看護CNSの特徴として、職員のメンタルヘルスに関する相談や環境を整備する役割がある。【⇒看護師、精神科看護】　　　（東修）

精神鑑定

時に措置入院の要否を定める診察も精神鑑定と呼ばれることがあるが、ここでは触れない。精神鑑定には主として刑事・民事・医療観察法の3種がある。

〔刑事精神鑑定〕本邦において行われる刑事精神鑑定の大部分は責任能力の鑑定である。精神の障害のために、是非善悪の判断ないしその判断に従って行動する能力がないとき、責任無能力（心神喪失）とされ、刑罰が免除される。また、精神の障害のために、これらの能力がないわけ

ではないが著しく減弱しているとき、限定責任能力（心神耗弱）とされ、減刑される。責任能力の判定については一応一定の原則があるが判断が分かれることもあり、原則のあり方そのものが問題にされることもある。また、形式について述べると、刑事精神鑑定には、被疑者を起訴するか否かについて検察官の判断材料とするための起訴前鑑定と、裁判の場で刑の減免を行うか否かを判断するため裁判官の依頼で行う公判鑑定がある。また、起訴前鑑定の中には、逮捕から起訴までの間に1日程度で行われる簡易鑑定と、鑑定留置という手続きをとり数ヶ月程度特別に期間を延長して行われる起訴前本鑑定がある。日本の実態としては、簡易鑑定が多く、裁判での刑罰減免は少なく、起訴前の段階での処理が多く、一方で減刑もされずに刑務所に入る精神障害者も多数いる。2009年に裁判員裁判が始まり、鑑定にも一般人が法廷で聞くだけで理解できるような「わかりやすさ」が求められるようになったが、反面正確性が損なわれている危惧がある。

〔民事精神鑑定〕自由社会で尊重されるべき自己決定権を行使するために必要な能力（7〜10歳程度のものとされる）が不充分な者に対しては保護が必要とされる。例えば、能力不足の者が騙されて不当な契約書

に実印を押して財産を失うことがあり得、このような契約行為の取り消しができることが合理的である。民事精神鑑定の一つは、事後的にその時点での具体的なその行為の能力の有無を認定するのに精神医学的な観点から資料を提供するものである。売買等の契約のほか、婚姻・離婚や養子縁組などの身分行為の能力が問題とされることもある。事後的に能力を考えるというこの方法は、過去の精神状態を扱う困難性、この無能力者を放置しておけば同様の契約を繰り返す可能性がある、この手続きにより契約が取り消されれば相手方は損害を受け契約社会にとっても損失、といった欠点がある。そのうえ、能力不足の者が公共料金や家賃の支払いなど本人の生活維持に不可欠な行為を行わない場合にはこれを誰かが代理として行うことが合理的であるが、こうした問題への対処は保障されない。そこで、自らの判断で適切に売買や契約ができない人をあらかじめ定めておき、必要に応じてそのことが分かるようにしておく方法が必要となる。従来そのために禁治産・準禁治産制度が定められていたが、2000年からそれに代わって成年後見制度が施行されており、そのための鑑定が民事精神鑑定の大きな一つをなす。前述したものと異なり、これは現在ないし将来になす可能性のある行為全般の能力を包括的に判断する鑑定である。しかし、障害者の保護と自己決定権の保障の相克が問題となる。

〔医療観察法鑑定〕医療観察法の申立てをなされた対象者に対し、精神保健判定医の資格を持った精神科医が、精神医学的診断やその重症度・当該他害行為との関連（疾病性）、治療に反応する可能性、社会復帰を阻害する要因の3つの評価軸に沿い、同法による入院・通院医療が必要であるか否かを判断する。しかしその妥当性には批判もあり、鑑定結果への指定入院医療機関からの疑義も多い。また鑑定は鑑定入院医療機関に入院して行われるが、そこは一般の医療機関であり、処遇が拘束的すぎる、治療が不充分であるという批判があり、その背景には施行後年余を経て今なおこの鑑定入院の責任官庁が法務省なのか厚生労働省なのか不明確であるという原始的な問題がある。【⇒心神喪失者等医療観察法、自己決定権、成年後見制度、措置入院】　　　　　　　　　（中島直）

精神外科（Psychosurgery）

　脳に外科的侵襲を加えて精神症状を改善しようとする治療法をいう。精神外科が治療法として位置づけられるようになったのはポルトガルのモニスMoniz E.（1935）が前頭葉白

質切截術（ロボトミー）（prefrontal leucotomy）を開発してからである。彼はこの業績によってノーベル医学賞を与えられた。その後さまざまな術式が開発されたが、なかでも米国のフリーマンFreemann J.F.とワッツWatts J.W.による前頭葉白質切截術標準法（prefrontal lobotomy, standard method）が多くの国で行われた。その奏功機序は明らかでないが、前頭葉と視床など他の脳部位との神経連絡遮断効果によるとされていた。

わが国では1940年代初頭に導入され、1960年代前半まで各地の精神病院で精神科医によって実施された。しかし、その実態は不明のままである。

手術の対象は統合失調症、難治性強迫性障害、爆発性人格障害などとされた。後遺症として術後人格変化（感情平板化、意欲や関心の欠如、抑制欠如、児戯性、多幸症など）が起こる。これらの後遺症は術後の時間経過とともに進行する。手術された統合失調症患者の追跡調査では、精神症状への本質的な効果はみられず、再発防止効果もなく、脳器質症候群としての人格変化が緩慢に進行したと報告されている。術後てんかんも時間経過と共に増え20％以上に見られるようになる。

1960年代後半にはほとんど行われなくなったが、ロボトミーに際して患者の同意を得ずに実験用に脳組織切片を採取したとして告発された臺人体実験問題（1970年）や北全病院によるロボトミー裁判事件（1973年）などを経て、日本精神神経学会は1975年に精神外科否定の総会決議を行った。

なお、近年行われているうつ病や強迫性障害に対する深部脳刺激療法（Deep Brain Stimulation：DBS）も精神外科の一つである。【⇒うつ病、臺人体実験批判、精神の障害、北全病院事件】　　　　　（伊藤哲寛）

精神 CNS ⇒精神看護専門看護師

精神障害者運動

〔日本の精神障害者運動〕わが国の精神医療保健福祉は精神障害者に対する社会防衛と治安維持の思想、すなわち「危険な精神障害者は地域社会を守るために隔離収容し、監視しなければならない」という隔離収容主義を基盤として成立している。精神保健福祉法では、精神障害者は、強制入院、つまり隔離収容の対象である。また専門職にとって従順な利用者をよしとする傾向が極めて強い。それゆえに、当事者は依存的存在になりがちだ。本来は医療・福祉の主体者は当事者である。「人権」は、精神障害者が主体者として立ち上がることから変化していく。当事者の体

験と主張は、当事者と社会とのより良い関係を築くために極めて重要である。自立生活運動は、「リスクには人間の尊厳が含まれている。反対に、安全は非人間的な侮辱に繋がる場合もある」と主張している。精神障害者にとって体験や主張を語ることは、自分の内面にある課題や生きづらさと直面することであり、社会的障壁を打破することだ。そして社会とコミュニケーションを図ること、繋がりを持つことを希求して語り継いでいく。差別・偏見・法制度による社会的排除は重大な人権侵害であることは明らかだ。全ての人々が排除することも排除されることもなく繋がっている社会の実現こそ、何人にとっても自立生活の実現に違いない。

〔心神喪失者等医療観察法に反対して〕2001年6月8日に起きた大阪教育大学付属池田小学校児童殺傷事件は、精神障害者に対する刑法改正・保安処分論議を再熱させる格好の動機となってしまった。事件のあと、「あなたも具合が悪くなると恐いんじゃないの、といわれて職場に行きづらくなった」「自分が責められているような気がして外へ出られなくなった」という不安を抱く多くの精神障害者がいた。だから精神障害者は市民と連帯して、反対のための署名活動を行ない、各地で、集会を重ねた。国会議員の中にも支援してくれる人々があり、院内集会を開き、国会の前に座り込み、国会議事堂を「人間の輪」で取り囲んだ。「ひとりぼっちをなくそう！　いわれなき差別と偏見に立ち向かおう！　精神病院ではなく、町の中でありのままの日々を刻んでゆこう」を合い言葉に、異議申し立てに立ち上がった。本法律は2003年7月に成立し、2005年7月15日に施行されたが、廃止されるべきものとして、粘り強い反対運動が現在まで継続されている。

〔退院支援施設・病棟転換型居住系施設に反対して〕大阪や東京などの精神障害者を中心に、2006年4月から集めてきた「退院支援施設反対。ピアサポート・ピアサポートセンター支援制度の確立を求める」署名5千人分を2006年8月10日、厚生労働省に要望団体・賛同団体の人々と提出した。そして午後3時から7時まで厚生労働省との話し合いを持った。熊本や大阪からも仲間が駆けつけてきた。その後何度も全国から精神障害者は無論のこと、他障害の人々も、支援者も研究者の人々も駆けつけて紛糾した話し合いを厚生労働省と重ねた。2014年には精神科病棟をグループホームなど居住系施設に転換し活用することを可能にする方針を強引に厚生労働省は決定してしまった。人間にとって地域社会

で暮らすことはあたりまえのことだ。そのあたりまえを拒んできたのが、日本の精神医療保健福祉行政である。退院支援施設・病棟転換型居住系施設はその過ちを正当化し、温存させてしまう。社会的入院の問題は、日本の精神医療・福祉が隔離収容主義であることだ。退院支援施設・病棟転換型居住系施設を認めることは決してできない。

〔いのちの選別をすることを合法化しようとする国の流れを止めよう〕2016年7月26日未明、神奈川県相模原市にある「津久井やまゆり園」で、元職員が侵入し、入所者19名を死亡させ、27名を負傷させる事件「相模原障害者殺傷事件」が起きた。事件後、犯人の元職員と同じカテゴリーに入ると思われている人間、すなわち精神障害者が危険視されていると感じ、勤務や通所ができなくなったという精神障害者がいる。大阪教育大学付属池田小学校児童殺傷事件を巧みに利用して、精神障害者を弾圧する心神喪失者等医療観察法を施行した政府への恐怖があった。多くの精神障害者は相模原障害者殺傷事件の本質である「優生思想」「少数者へのヘイトクライム」に対し、様々な人々と連帯して闘ってきた。2017年2月28日、精神保健福祉法改正案が国会に上程された。改正案は相模原障害者殺傷事件のような事件の再発防止を改正趣旨としていた。警察が介入する強制的な医療は真の治療にはなりえない。患者の自尊心を根こそぎにし、自殺してしまう人々が多いことは心神喪失者等医療観察法で明らかだ。多くの関連団体や野党から「精神医療保健福祉を治安目的の道具に使うべきではない」という批判が出て、厚生労働省は審議途中で改正趣旨の再発防止に関する文言を削除した。改正趣旨が削除されたにもかかわらず、審議は続けられた。何としても改正案を廃案にしなくてはならない。そう決意した全国の精神障害者は様々な人々と協力して、3月24日、4月25日に参議院議員会館で緊急院内集会を開催した。並行して抗議の国会前座り込み、議員廻りを重ねた。厚生労働委員会が開かれた時は傍聴を欠かさなかった。この改正案は2017年9月28日、衆議院が解散し廃案となった。

〔障害者権利条約を梃にして〕2014年1月、日本は障害者権利条約を批准した。障害者権利条約は強制入院および強制医療を否定している。精神保健を根拠とした拘禁あるいは精神保健施設への監禁、そして当事者の自由なインフォームド・コンセントなしの精神保健分野におけるいかなる強制的介入あるいは治療を許容する法律条項の改正、自由なインフォームド・コンセントなしの障害

を理由とした障害者の施設収容を正当化する法制度は廃止されなければならないとしている。その方向性を見据えて、もっと多くの精神障害者が声をあげ、様々な市民と連帯して歩んでいきたい。【⇒池田小学校事件、インフォームド・コンセント、隔離、隔離収容政策、相模原事件、心神喪失者等医療観察法、自殺、社会的入院、障害者権利条約、精神科病棟転換型居住系施設、精神保健福祉法、ピアサポート、保安処分、優生保護法】　　　　　　（加藤真規子）

精神障害者権利主張センター・絆⇒精神障害者運動

精神障害者社会復帰施設（法定）
　精神の病によって他者とは関わりたくない時を経た後に現実的な生き方を再開し、病院とは違う場で社会参加を促すために1987年制定の精神保健法に定められたものをいう。この名称の中に、利用者の目的に応じた施設類型が区分されている。
　1988年に精神障害者社会復帰施設設置運営要綱が示され、1993年には心身障害者対策基本法が障害者基本法に改正され、1995年に精神保健法が精神保健福祉法（「精神保健及び精神障害者福祉に関する法律」）に改正されたことで、精神の病にも障害の部分があり、それは障害者福祉施策の対象とされ、具体的な支援を行う場としての役割も期待されてきた。
　以下「精神障害者」という用語を省くが、暮らしや生活技能を磨く場として生活訓練施設（援護寮）と福祉ホームが設定され、働くことを目標にオリジナル商品の作成など生産活動の場として授産施設（〔通所型・入所型〕）、福祉工場という4種類が定められた。これらをまとめて社会復帰施設と呼んだ。
　精神衛生法にはなかったものが、4種の目的を持つ施設として明文化された。だが、精神の病から回復したいすべての人の生活圏にそれぞれの施設が設置されたわけではないので、劇的に精神の福祉が向上したわけではない。
　また、精神の福祉は歴史的に先行する身体及び知的障害の福祉を手本とすることになり、法制度のもとでこれらの施設が精神の福祉の独自性を模索し開拓すべきであったが、それには不自由であったと思われる。
　だが、これらの社会復帰施設の設置によって、精神の病に人生が覆われ、それまでなら入院するしか選択肢がなかった場合でも安易な入院をせず、地域社会につなぎ止められたことは事実であり、それが現代のコミュニティケアの水源であることはもっと評価されるべきであると思わ

れる。【⇒障害者基本法、精神衛生法、精神保健福祉法、精神保健法】

（氏家靖浩）

精神障害者福祉法

　全国精神障害者家族会連合会（全家連）によって、1979年にまとめられた「福祉法に対する基本的見解と試案」と、1980年5月に公表された「（仮称）精神障害者福祉法試案」をさす。他障害の福祉法にならい、精神衛生法に合わせた15条からなる内容の概略は次のとおり。措置と援護は福祉事務所に「精神障害者福祉司」をおき、国立精神衛生研究所、各県精神衛生センター、障害者更生相談所、精神科医療機関が各精神障害者に「判定」を行い、社会復帰施設、宿泊提供施設、授産施設、保護工場、福祉工場への「措置」を行う。判定と措置は、当該精神障害者またはその保護義務者の同意を得てなされる。保護義務者がその保護能力を喪失した場合は、市町村長（特別区を含む）がこれに代わる。精神障害者の資産並びに精神障害者のための家族の遺産に対する維持管理を行う。

　学会等では、「終生にわたり必要な保護等を行う」の表現と「福祉施設への強制収容可能」とされている点が批判された。日本精神神経学会理事会は「見解」をまとめ、①施設の設置と収容に関する既存の福祉諸法の問題点を検討し、問題解決の方向を探る必要がある、②施設ありきではなく、雇用の促進、住宅の確保、経済生活の保障、居宅サービスの確保などの施策を求めるべきである、③判定と措置により、回復する精神障害者の可能性と医療を受ける権利が奪われるおそれが強い、④精神障害者本人の意志に反して、市区町村長の同意という公権力によって判定と措置がなされる点は人権上問題である、等の問題点を指摘した。保護義務者問題を問わないまま、その同意による福祉的措置が想定されており、精神障害者の人権保障に逆行する事態を引き起こしかねず、本人の自発的な意志に基づく参加を保障していくことが重要とされた。

　精神障害者を抱えた家族が「親亡き後」の患者の将来を思っての切実な願いであり、医療のみの処遇ではなく障害者福祉の対象とし、精神障害者福祉の確立を求めた運動は先駆的なものといえる。しかし、「終生にわたり必要な保護を行う」との条項は、当時の精神薄弱者福祉法と同様のパターナリズムに基づく施設収容中心政策の発想であった。全家連は国会請願100万人署名運動を展開するなどしたが、その後、関係者のコンセンサスが得られないとして、運動の根拠としないこととされた。【⇒精神衛生法、精神障害者社会復

帰施設、社会復帰、全国精神障害者家族会連合会、日本精神神経学会、パターナリズム、保護者制度】

（古屋龍太）

精神障害者保健福祉手帳

　1995年の精神保健福祉法成立に伴い創設された制度で法45条に規定。精神疾患による初診から6ヶ月以上経過していることが必要条件である。診断書等必要書類を揃え市町村窓口に申請し、都道府県知事が一定程度の精神障害の状態にあると認定した者に、精神障害者保健福祉手帳の交付を行うもの。精神障害者保健福祉手帳の等級は1級から3級まである。障害年金受給者は年金証書の添付で診断書に代えられる。手帳を交付された者は、精神障害者の自立と社会参加の促進を図るためにさまざま講じられている支援策を利用し易くなる。2年ごとに診断書を添えて更新手続きが必要。また、病気の程度の変化や、都道府県を跨る転居時は変更手続き、住所変更および氏名変更の際などは変更届けが必要となる。自治体による判定状況の格差が課題である。

　知的障害があり精神疾患がない者は療育手帳制度のみの対象だが、知的障害と精神疾患を両方有する場合は、両方の手帳の交付を受けることが可能である。

　制度創設当初は所持者への差別などを懸念し写真貼付はなかったが、そのために身分証明となり難く、利用困難な減免制度なども多く、社会状況の推移もみて2006年度の障害者自立支援法施行時に写真貼付となった。写真貼付を希望しない場合は申請により対応して貰える。手帳の表紙は他障害と異なり、障害者手帳とのみ記されている。

　手帳所持により、税制上の優遇措置や生活保護の障害者加算の手続きの簡素化、公営住宅の家賃減免、運賃や公共機関の利用料減免などあるが、自治体により異なる事は今後の運動課題である。筆者の病院勤務経験から、手帳取得者が急増したのは携帯電話の基本使用料金が半額になるなど、生活上の利点が実感された時だった。写真貼付後も航空会社など主要公共交通機関の減免がなかったが、各方面の運動が漸く実った。2018年に厚労省から「障害者に対する航空旅客運賃の割引について（通知）」が出され、同年10月に一部航空会社で割引開始となった。【⇒障害者総合支援法、精神保健福祉法】

（大塚淳子）

精神障害にも対応した地域包括ケアシステム（にも包括）

　2015年、厚生労働省は「誰もが支えあう地域の構築に向けた福祉サー

ビスの実現——新たな時代に対応した福祉の提供ビジョン」（通称「新福祉ビジョン」）を発表し、高齢者領域と同様に各制度を連携させる全世代・全対象型の「新しい地域包括支援体制」の確立を提起した。2017年の「これからの精神保健医療福祉のあり方に関する検討会」では、当初「精神障害者（に対応した）地域包括ケアシステム」との用語が提示されたが、対象を特化して別建てとするのではなく、既存のシステムへの包含を追求する観点から「精神障害にも対応した地域包括ケアシステム」（通称「にも包括」）に用語は変更された。地域生活中心を理念に、精神障害者が地域で暮らせるよう、医療・障害福祉・介護・社会参加・住まい・地域の互助・普及啓発を包括的に確保することが目指された。当初は、一層の地域移行推進も掲げられていたが、2019年に日本精神科病院協会が、退院促進に偏重した由々しき事態であると「決議」したことから、長期在院患者の地域移行は数多い課題の一つに位置づけが変更された。2020年3月からは「精神障害にも対応した地域包括ケアシステムの構築に係る検討会」が開催され、同システムの構築は、日常生活圏域を基本として、市町村などの基礎自治体を基盤として進めること等が盛り込まれた。同年10月からは「地域で安心して暮らせる精神保健医療福祉体制の実現に向けた検討会」が開催され、同システム構築の推進に向けた具体的な仕組みづくりが議論された。同年には「地域共生社会の実現」を掲げた社会福祉法改正が可決成立しており、市町村を主体として、包括的支援体制の整備と庁内横串の連携のもと重層的支援体制の整備が図られている。

　具体的な「にも包括」システムづくりの「構築推進事業」と「構築支援事業」は、2017年度からスタートしている。「構築推進事業」の具体的な事業としては14事業（当初11事業）が掲げられている。①協議の場の設置（※必須）のほか、②普及啓発、③精神障害者の家族支援、④精神障害者の住まいの確保支援、⑤ピアサポートの活用、⑥アウトリーチ支援、⑦措置入院者及び緊急措置入院者等の退院後の医療等の継続支援、⑧構築推進サポーター、⑨精神医療相談、⑩医療連携体制の構築、⑪精神障害者の地域移行・地域定着関係職員に対する研修、⑫入院中の精神障害者の地域生活支援、⑬システム構築状況の評価、⑭システム構築に資するその他の事業等、が列記されている。

　一方「構築支援事業」では、システム構築のアドバイザー組織が国に設置され、障害福祉圏域の関係者に

よる取組を、都道府県・指定都市の構築推進サポーターが支援し、さらに国の広域アドバイザーと都道府県等密着アドバイザーがバックアップして、個別相談・支援、現地での技術的助言、都道府県等研修への協力等を担っている。国は事務局を担い、全国会議・研修会・普及啓発イベントの開催、取組事例集の作成、システム構築状況の評価、ポータルサイトの運営等を行う。

「にも包括」構築に向けて、国からの指示がトップダウンで出される中、各自治体の動きはさまざまである。「協議の場」は多くの自治体で設置されたが、必須事業以外の動きはほとんどない自治体もある。市町村における精神保健相談業務は未だ努力義務であり、「にも包括」の担い手や方法も曖昧なため、各自治体の精神障害者施策の姿勢、とりわけ地域移行支援に取組む姿勢の温度差が顕著となり、地域格差は拡がりつつある。市町村等がボトムアップで独自の取組を住民と共創し、従来の精神医療保健福祉の構造を大きく変える起爆剤となるのか。誰も排除しないインクルーシブな社会を目標に掲げながら、長期在院者を蚊帳の外に置いたまま、自助・互助の強調と共助・公助の抑制を基調とする閉じた地域共生社会を形成するのか。「にも包括」をめぐる政策評価と実効性の検証には、なお時日を要する。【⇒地域移行支援、地域包括ケアシステム】　　　　　　　　　　（古屋龍太）

精神通院医療⇒自立支援医療

精神の障害

わが国では、「障害」は火事に例えられ、火（病気）が燃えている時に消火（治療）、焼け跡（障害）にリハビリテーションが行われるとされてきた。

身体障害者福祉法、精神薄弱者福祉法はあったが、精神病については作業療法から精神外科までの治療はあったが、病気（疾患）の進行・再発があって治癒はないとして、障害は認められず、福祉法はなかった。1950年代に抗精神病薬クロールプロマジンが登場し、病院で生活療法が社会復帰（退院）を目標として盛んに行われるようになり、「中間施設」論が出るに至り、全国精神障害者家族会連合会は精神障害者福祉法制定を求める運動を始めた。しかし、精神医療関係者は、改革派を含め、精神病当事者も、「精神の障害」を認めることには、疾患の治療を追求する立場の敗北感のようなものがあり、深い抵抗があった。

1983年、日本病院精神医学会は、社会復帰等、精神医療改革の流れの中で地域活動が活発になったことか

ら学会名称に「地域」を加えた。1990年、日本病院・地域精神医学会第33回総会が我が国の精神科関係の医学会で初めて「精神の障害」を正面から取り上げたが、全国「精神病」者集団が激しく反発し、日本障害者協議会代表の調一興氏がこれに応ずるなど、議論は夜間に及んだ。

1993年、障害者基本法が成立し、精神障害者が初めて「障害者」として位置づけられた。この流れの中で日本精神障害者リハビリテーション学会がこの年発足した。

日本精神神経学会の社会復帰問題委員会は1994年、アメリカ精神医学会による「精神の障害——臨床、法制度、その実際」を翻訳、刊行した。

この間、「障害」に関する認識・理解も、世界的に変化してきた。

1980年、WHOは、国際障害分類ICIDHを発表し、疾患・変調Disease or Disorderを起因として機能・形態障害Impairment（生物レベル）から能力障害Disability（個人レベル）を経て社会的不利Handicap（社会レベル）に至る線とImpairmentから直接Handicapに至る線を含む図を示した。これは上田により障害構造論として我が国に紹介され、蜂矢がそれを受け、精神科の社会復帰（リハビリテーション）領域で障害構造論が論じられるようになった。

障害の各要素を一方向性の直線で関連付けたこの図には、その後さまざまな批判があり、当事者の主観的因子、環境因子、生物・個人・社会レベルの相互関係が考慮され、2001年、WHO総会は、国際生活機能分類（国際障害分類改訂）ICFを採択した。

ICFでは、心身機能・身体構造Body Functions & Structure、活動Activity、参加Participationの三つが双方向性の線で並び、これらの上に、健康状態Health Condition、環境因子Environmental Factors、個人因子Personal Factorsが、双方向性の関係を持って関わるという図が示された。

ICIDHで各項が因果的、径時的な関係を示しているのに対し、ICFの各項は、相互に関連して、その人の状況を全体像として示す。活動は日常生活レベルADL：Activity of Daily Living日常生活活動——我が国の身障リハでは動作と訳される——の領域、参加は社会生活レベルの領域で、人を社会で生活Functionする全体の姿で見るものである。【⇒**社会復帰、障害構造論、生活療法、精神科リハビリテーション、精神障害者福祉法、全国精神障害者家族会連合会、全国「精神病」者集団、中間施設**】　　　　（樋田精一）

せ

精神病質（psychopathy, psychopathic personality）

　精神医学・医療のなかでもとりわけ複雑困難な経緯をもつ概念である。日本ではドイツの精神医学者Schneider K.による『精神病質人格』の影響が大きかった。それによれば、人格の平均基準からの逸脱を異常人格とし、そのなかでも「その人格の異常性のためにみずから悩むか、または社会が悩む」ものを精神病質として、10の類型を記述している。この定義自体が医学的基準ではない価値的基準を含んでいることから、社会の側にとって都合の悪い人に貼るレッテルとなる余地を与え、臨床においても診断や対応の困難なケースに対して安易に用いられる傾向が問題となった。このため精神医学・医療界や当事者運動のなかからも強く批判され、次第にこの診断名じたいが使われなくなっていった。一方、今日の精神保健福祉法においては法の対象のなかに精神病質を残しており、それがどの基準によるのかも明らかでない。

　その後、こうした論争の本質は次第に薄められ、今日のDSM-5やICD-10〜11等の国際診断基準のパーソナリティ障害personality disordersのなかに吸収されていく。

　パーソナリティ障害を論じる場合、それがDSM-5でいう反社会性パーソナリティ障害antisocial personality disorder（ASPD）ないしICD-10でいう非社会性パーソナリティ障害dissocial personality disorder（DSPD）に絞っているのか、あるいはより広いパーソナリティ障害を問題にしているのかを区別する必要がある。後者であれば、情緒不安定性パーソナリティ障害（境界性パーソナリティ障害）など治療の対象となり得るものを含んだ文脈となる。なおICD-11のパーソナリティ障害の章では、それまでのカテゴリー診断からディメンション診断に方向転換し、DSPDといったプロトタイプは示されなくなる予定である。

　K.シュナイダーの提唱した精神病質の中では、ASPD、DSPDと重なる部分のあるのは情性欠如者である。一般にも使われる"サイコパス"はASPD、DSPDに近いが、厳密な精神医学用語ではない。ASPD、DSPDは矯正の対象にはなっても治療の対象にはなりにくいとされ、触法行為に及んだ場合は原則として完全責任能力となる。【⇒精神保健福祉法、操作的診断基準】（岡崎伸郎）

精神病床削減

　日本は精神科のベッドが多い。人口比で見るとOECD加盟国で突出して多く、絶対数でも世界一とみられる。しかも精神病床の85%が民間病院にあることが、公立病院主体

だった欧米諸国と大きく異なる。2004年9月に厚労省が定めた「精神保健医療福祉の改革ビジョン」は、約7万人の社会的入院を10年間で解消するとした。入院を短縮し、地域移行を推進すれば、結果的に病床も減ると説明していたが、思うようにはならなかった。2020年4月の平均在院患者数は274,334人（病院報告）で、2004年9月と比べて5万人余りの減少。精神病床は325,394床（医療施設調査）で、同期間に約3万床の減少。どちらも減り方が遅すぎる。

　病院の経営は、ホテルやマンションと似た面がある。空床があるとマイナスだから埋めたくなる。そのために退院を遅らせる、入院しなくてよい患者を入院させるといった傾向も生じる。入院期間が短縮されても患者の回転が早まるだけだ。だからベッドを減らすことが肝心だが、単純に減らすと、病院は収入が減り、職員の雇用も保てないから当然、反対する。精神科病院をなくせと叫ぶだけでなく、経営面も考慮した具体的提案が欠かせない。

　仮に、ある病院のベッド数を半分に減らし、スタッフがそのままなら、人員の配置密度は2倍になる。それで入院料が2倍になるなら、収入総額は変わらない。実際には退院した患者は外来、デイケア、訪問診療などを利用するので、そちらへ職員を

回せば収入は増える。病棟の職員配置密度は元の1.5倍程度でよい。精神病棟で最も多い看護配置ランクは15対1だから、それを一般病院並みの10対1の水準に上げればよい。

　最も効果的な政策手段は、経済誘導である。ベッド削減の補助金、診療報酬の入院料にベッド削減加算を付ける、訪問診療・訪問看護などの点数を上げるといった方策を用いれば、医療提供体制の改革は進むのではないか。　　　　　　　（原昌平）

精神分裂病呼称変更

　2002年、精神神経学会はWPA（世界精神医学会）横浜大会にあわせて、「精神分裂病」の呼称を「統合失調症」に変更することを決定した。この病名変更のきっかけとなったのは、1993年に全国精神障害者家族連合会（当時）が日本精神神経学会宛に病名変更の要望書を出したことにはじまる。その要望書には、「精神分裂病」という呼称が単なる病気の診断名にとどまらず、侮蔑的な響きをもっていること、しかもその病名の翻訳の意味が間違っているのではないか、その間違った翻訳病名からくる「人格が崩壊した人」というイメージが世間に流通しており、病気の本人も家族も差別の対象となってしまうという現代精神医学に対する「抗議」であった。そしてその背景は、

障害者とその家族が当事者としての意識、とりわけ人権感覚を持ちはじめたことにある。

だが当時、専門家はこれを冷笑した。この要望書は同年、病院・地域精神医学会にも出されたが、精神医療改革派の牙城であったこの学会も、この要望に対して一顧だにしなかった。精神神経学会でも病名変更は差別解消にはつながらない些末な問題であるとした。このような冷笑的で皮肉っぽい態度は、「精神医療改革運動」にかかわっていた中堅以上の精神科医に目立っており、「便所をトイレと呼んだら臭くなくなるのか」と見事な皮肉も投げかけられた。

病名変更要望に対する当時の否定的態度に対して、これまで精神医療改革運動とはかかわりなく、むしろ否定的であった若い精神科医の幾人かがおかしいと声をあげ、精神神経学会の中に「精神分裂病の呼称を検討する小委員会」を立ち上げ、2000年には「精神分裂病の呼称を変更する委員会」に格上げされた。筆者は、一貫して委員を務めているが、これまでの精神医療改革運動との決定的な違いは、現代社会における情報のあり方、その役割の捉え方の違い、言葉によって出来上がるイメージやバーチャルなものが支配している現代社会に対して切り込む戦略の違いであったと考えている。言葉の変更

ごときで差別解消にはなり得ないことは最初から承知であり、この時点で筆者は従来共にしてきた精神医療改革運動と微妙に距離を取ることになったのだが、このような感覚は、筆者の私的な履歴にとどまらず、その他の様々な問題の中で生じて運動の継承を阻むものになっていると思われる。

委員会の活動は、学会理事・評議員、他の学会へのアンケート調査や総会シンポジウムでの討論を組織することにはじまり、最終的には家族会と協働して一般市民に対するアンケートを新聞の一面広告を利用して行うなど、これも従来の運動とは違う方法を用いた。結果として、2002年に「精神分裂病」は「統合失調症」に改称された。

この10年の間、精神神経学会における精神医療改革運動が世代交代できずに方向性を見失って迷走するのを傍から眺めてきた。呼称問題の議論が終わるとともに、精神神経学会を通じた精神医療改革運動も終焉したように思う。一方筆者のとった病名変更の結果はというと、「統合失調症」の当事者も家族も名乗りをあげて社会にアピールすることができるようになり、筆者の考える情報化社会における運動のあり方を変えるという目的のいくらかは果たすことができた。だが、名称が「軽さ」

125

を獲得するとともに、精神障害者の生活を軽視して薬物療法一辺倒など表面的な治療やかかわり、そして精神医学の思想が表面的なものになってしまう風潮を助長したということでは、やはり当時の改革派精神科医たちが危惧したことにも、いくらかの正しさがあったと思う。

なお、この病名変更の直後に、厚労省は「痴呆」という名称を「認知症」に変更している。【⇒全国精神障害者家族会連合会、日本精神神経学会、日本病院・地域精神医学会、認知症】　　　　　　　　（高木俊介）

精神保健指定医

精神衛生法が精神保健法に刷新された1987年施行の法改正で、厚生大臣（当時）の指定する国家資格である精神保健指定医が制度化された。それまでも精神衛生鑑定医という資格があるにはあり、措置入院の要否の判定を主に行っていたが、ある程度の精神科臨床経験のある医師が申請すればほぼ指定を受けられるものであった。精神保健法以降は、それまで無きに等しかった非自発的入院や行動制限の法的基準が曲がりなりにも規定され、それを行うことのできる精神科医の資格制度も並行して整備されたのである。

精神保健指定医の専権事項は、（みなし公務員として行う）措置入院の要否の判定、措置入院患者の措置症状（いわゆる自傷・他害のおそれ）消退の判断、医療保護入院・応急入院を行う判断、任意入院患者の退院制限を行う判断、入院患者の行動制限（身体的拘束および12時間を超える隔離）を行う判断、などである。精神保健指定医でない者がこれらを行えば逮捕監禁罪に問われるところを国家資格によって違法性を阻却しているのであるから、その権限は絶大なものと言わなければならない。

資格取得の要件は、3年以上の精神科臨床経験を含む5年以上の臨床経験を有する医師が、所定の講習を受け、規定の症例報告を提出して受審することである（後述する資格不正取得事件を受けて2019年7月申請分からは、口頭試問が課されるなど審査が強化されることになった）。また5年毎に講習を受講して更新することとされている。

精神保健指定医が制度化される際、日本精神神経学会は反対声明を出し、若手の精神科医の有志も反対運動を行った。今日の若い世代からは想像しにくいかもしれないが、精神科医が階層化されることで管理されやすくなり、精神医療が国家統制されることを危惧するリベラルな考え方の精神科医が当時多かったのである。また、劣悪な環境の精神病院も資格取得のための研修施設となり得るこ

とで精神医療改革に逆行すること、経験症例を満たすために若手医師の研修先が短期流動化し、地に足の着いた研修を阻害すること、この資格が本来の目的を超えて診療報酬などにリンクされる危惧があること、なども反対の理由であった。従来の精神衛生鑑定医資格を持つ約6千人が、特段の審査もなく移行措置として精神保健指定医になったことも批判された。

当時危惧されたことの少なからずがその後現実となったが、2020年にはその数約1万5千人まで増え（日本精神神経学会の会員数は約1万7千人）、制度として一応の定着をみた。例えば資格の有無によって給料待遇が異なることも、今日では違和感を抱く人は少ないように見える。そして日本精神神経学会は専門医制度を立ち上げるにあたって過去の反対声明を見直し、精神保健指定医制度と専門医制度とが役割分担しながら共存することを是とする見解を公表した。

2016年、聖マリアンナ医大における精神保健指定医資格不正取得問題が発覚した。資格申請に必要な症例報告を複数の医師が"コピー・ペースト"して使い回し、指導医もそれを黙認していたというのである。以後、全国各地の病院や大学医局で類似の事案が判明し、新規資格取得

医師と指導医を合わせて100名近くが資格の取り消し処分を受ける事態となった（その後の民事裁判で資格取り消し処分を不当とする判決が出たケースもあり、個別の評価はなお慎重を要するところもある）。

創設から30年を経て、本制度は一応の定着をみたと書いたが、裏腹のこととして弛緩し堕落したと言うほかない。今日、現場で精神保健指定医業務に携わる医師たちに、人を閉じ込めたり縛ったりする例外的な権限を国家から負託されているという覚悟があるのかと問われれば、極めて覚束ないだろう。

精神保健指定医という制度は、ミクロの視点では患者と医師、また医師と医師の権力構造の問題、マクロの視点では専門職と国家意思の関係という権力構造の問題を常に内包している。【⇒医療保護入院、隔離、行動制限、身体拘束、診療報酬、精神衛生法、精神鑑定、精神保健法、措置入院、日本精神神経学会、日本精神神経学会専門医】　（岡崎伸郎）

精神保健従事者団体懇談会（精従懇）

1984年に発覚した宇都宮病院事件に端を発して、日本の精神科病院における非人道的処遇の常態化が社会問題となり、国際的にも非難が高まった。政府は重い腰を上げ、精神衛生法の大改正に向け動き始めた。

こうしたなかで1986年、「精神衛生法をめぐる精神医療従事者団体懇談会」が創設された。精神障害者の権利擁護や精神医療改革のためには、職種、職域、専門性を超えた関係団体の大同団結的な組織が必要であるとの認識が背景にあった。これが主催する形で1987年、「精神衛生法改正国際フォーラム」が開催され、精神障害者の権利擁護のための五つの原則が採択されて政府に要求した。こうした運動の高揚のなかで同年、精神保健法が制定されたのである。

その後、組織名も精神保健従事者団体懇談会（精従懇）に定まり、各団体からの代表が定期的に一堂に会する形で今日まで存続している。これまで様々の法制度や問題についての声明を公表している（HPで通覧可能）。また状況に応じて「精神保健フォーラム」を開催してきた（内容は『精神医療』別冊として刊行）。

加盟団体は2020年7月現在、以下の16である。（公社）全国自治体病院協議会精神科特別部会、全国精神医療労働組合協議会、（NPO）全国精神障害者地域生活支援協議会、全国精神保健福祉センター長会、全国精神保健福祉相談員会、全日本自治団体労働組合衛生医療評議会、（一社）日本作業療法士協会、（一社）日本児童青年精神医学会、日本集団精神療法学会、（一社）日本精神科看護協会、（公社）日本精神神経学会、（一社）日本精神保健看護学会、（公社）日本精神保健福祉士協会、（一社）日本総合病院精神医学会、日本病院・地域精神医学会、日本臨床心理学会。

団体としての政治的スタンスは是々非々であるが、（公社）日本精神科病院協会、（一社）日本心理臨床学会などが加盟していないことから、一定の考え方を読み取ることもできる。【⇒宇都宮病院問題、精神衛生法、精神保健法、全国精神障害者地域生活支援協議会、日本児童青年精神医学会、日本精神科病院協会、日本精神神経学会、日本病院・地域精神医学会、日本臨床心理学会】 （岡崎伸郎）

精神保健福祉士

精神保健福祉士は、精神保健領域のソーシャルワーカー（Psychiatric Social Worker：以下「PSW」と略す）の国家資格をさす。日本精神医学ソーシャル・ワーカー協会（日本PSW協会）は1973年のY問題を契機に、一時協会機能を停止したが、1982年の札幌宣言で「精神障害者の社会的復権と福祉のための専門的・社会的活動を推進する」専門職と自己規定し、倫理綱領を定め、身分資格化運動に着手した。関係団体の調整に難航したが、協会を中心に精神科関連団体が国家資格化を後押しし、1997

年末に精神保健福祉士法が可決成立した。翌1998年施行され、1999年に第1回国家試験が実施された。精神保健福祉士法では、精神障害者の社会復帰相談援助業務に従事する専門職の名称独占資格と位置づけられ、信用失墜行為禁止義務、守秘義務などが課されている。医師との関係については指示よりも緩やかな「指導」関係にある。

2023年7月末時点で資格登録者は103,799人いるが、現・公益社団法人日本精神保健福祉士協会に入会している者は12,000名に止まり、登録者の組織率は11.6％と低い。協会の初期の会員は病院PSWが9割を占めていたが、現在の協会構成員で精神科医療機関に勤務する者は4割を切る。所属機関別では、障害福祉サービス事業を担う地域支援機関のほか、地方自治体等の福祉行政機関、保護観察所・矯正施設等の司法機関、ハローワーク等の労働機関等でも働くほか、スクールソーシャルワーカーや、職場復帰支援などを担う企業内PSWも増えている。

関連法規の変化によって、所属機関の拡がりとともに、PSWの職務内容も大きく変化している。制度の主務業務の事務を取り扱う仕事が増え、経営的視点も求められ、かつてのように地域での資源開発や人権擁護に係わるソーシャルアクションを

担うPSWは減った。広くメンタルヘルスに係わる相談援助を行う専門職として、2020年6月には英文名称をMental Health Social Workerと改称し、PSWという略称も消えた。今後は「精神障害にも対応した地域包括ケアシステム」の構築を担い、「地域共生社会」を調整する「MHSW」が期待されている。【⇒精神障害にも対応した地域包括ケアシステム（にも包括）、Y問題】　　（古屋龍太）

精神保健福祉法

1950年に制定された精神衛生法は、その第2条における総論的な表現以外には精神障害者福祉に関する具体的な規定はなく、基本的に強制入院・強制処遇法である点ではそれまでの精神病者監護法及び精神病院法と同様であった。1965年改正によっても、その性格は変わっていない。1965年改正で登場した第32条の通院医療費公費負担制度は福祉的制度と見做すこともできるが、その実際の目的は社会防衛であったと考えるべきだろう。

1987年に改正された精神保健法には、初めての具体的な福祉施策と呼べる精神障害者生活訓練施設および精神障害者授産施設が登場する。この流れは1993年改正でも継続され、このときはグループホームが法定化されている。そしてそれは

1995年改正における、「精神保健法」から「精神保健福祉法」への法律名の変更に繋がって行く。

　この流れを後押ししたものとして、国外では1991年12月の国連総会における「精神疾患を有する者の保護及びメンタルヘルスケアの改善のための諸原則」（国連原則）の採択があり、一方国内では1993年12月の障害者基本法の制定が挙げられる。当時障害者福祉に関する法制としては、心身障害者対策基本法があったが、精神障害者はこの法の対象でなかった。障害者基本法では、対象となる障害は「身体障害、精神薄弱、又は精神障害」と明記され、これによりいわゆる3障害が横並びで障害者福祉の対象と認められることになった。

　精神保健法は1993年に初回の改正が行われていたが、障害者基本法の制定を受けて再び改正されることになった。このため1995年の精神保健法改正は、精神障害者に対する保健福祉施策の充実を目指すものとなった。その象徴的な変更が、精神保健法から精神保健福祉法への法律名自体の変更であった。法律の目的にも「自立と社会経済活動への参加の促進のための援助」という福祉の要素が書き加えられ、第6章として「保健及び福祉」の章が新たに設けられた。精神保健センターは精神保健福祉センターに、地方精神保健審議会は地方精神保健福祉審議会にそれぞれ名称が変更され、その業務にも福祉的な役割が加わった。とりわけこのときの目玉となった施策は精神障害者保健福祉手帳制度の創設であり、また社会復帰施設として、生活訓練施設、授産施設、福祉ホーム、福祉工場の4施設類型が法律上明記された。それまでの通院患者リハビリテーション事業は、社会適応訓練事業として法定化され、精神保健相談員という名称も新たに登場した。

　精神保健福祉法への法律名の変更により、この法律が福祉法的役割を果たす方向性が明らかになった。しかしこの方向性はその後の28年間一定だったわけではない。1999年改正では、この方向性はまだ残っていた。しかし2005年の障害者自立支援法の成立により、状況は大きく変化する。障害の種別（身体・知的・精神）にかかわらず、障害のある人々が必要とするサービスを利用できるよう、サービスを利用するための仕組みを一元化し、事業体系が再編されることになった。このため2005年の精神保健福祉法の改正においては通院医療に関する規定、精神障害者居宅生活支援事業に関する規定、精神障害者社会復帰施設に関する規定などが軒並み削除され、精神障害者に対する福祉サービスは障害者自立支援法の中で身体、知的と

ともに一元的に扱われていく方向に大きく流れが変化した。

ところが、2013年の精神保健福祉法において、第41条にあらたに定められた「大臣指針」は精神障害者の居宅等における福祉サービスの提供に関する事項についても定めることとされており、この法律から福祉的な役割を除いて行くという方向性がやや不明確となっている。

2013年の改正により保護者制度は廃止となったが、「家族等同意」という制度がこれに代わって登場し、医療保護入院の抱える問題点を先送りしたことでその後多くの批判を受けることになった。2013年改正の次の法改正は2016年に予定されたが、改正に向けた検討会が開催されていた同年7月、相模原事件が起きた。このため法改正の方向は大きく変わることとなり、改正の中心的な論点は措置入院制度の運用に向けられることになった。

2017年5月に精神保健福祉法改正法案が参議院にて採択されたが、このときの改正法案はその後廃案となり、その後2022年12月になって、精神保健福祉法は9年ぶりに改正された。2017年の改正法案が廃案となったのは、新たに定められた措置入院の退院後支援制度の社会防衛的な側面に対する批判が強かったことなどによるものであった。2017年5

月に参院で採択された改正法案の主要項目である措置入院の運用や退院後支援に関しては、通知のレベルで対応されることとなり、精神保健指定医に関する項目も同様であった。

2022年に採択された改正法（施行は2023年4月および2024年4月）の中で注目された改正項目としては、①医療保護入院における家族等同意者の要件および入院時告知に関する変更、②入院者訪問支援員制度の創設、③虐待防止に関する事項、④医療保護入院の期間の法定化と更新の手続き、などを挙げることができる。②の入院者訪問支援員制度が入院者権利擁護制度として機能するのか、④の医療保護入院の期間を定めることにより、実質的に長期入院を減らすことができるのか、今後注視していく必要がある。【⇒国連ケア原則、障害者基本法、障害者総合支援法、自立支援医療、精神衛生法、精神障害者社会復帰施設、精神障害者保健福祉手帳、精神保健法】

（太田順一郎）

精神保健法

精神科病院の入院形態等を定めた法律としては1950年に定められた精神衛生法があった。その権利保障の姿勢のなさには種々の批判があったが、基本構造が改められることはなかった。この流れを変えたのは宇

都宮病院事件の発覚（1984年）であった。日本の精神科医療の閉鎖性が国内外に暴露され批判を受けた。日本政府は、国際連合人権小委員会で強制入院は12.3％に過ぎないなどと虚偽の報告をしてさらに批判を浴び、やむを得ず精神衛生法の改訂作業に入った。

公衆衛生審議会精神衛生部会が、1986年12月に「精神衛生法改正の基本的な方向について（中間メモ）」を公表し、概ねはそれに沿った形で精神保健法案が提出され、成立、施行された。

精神保健法となって大きく変わったことの第一は入院形態である。旧法では患者本人の意思による入院の規定がなく、実務的には「自由入院」として運営されていた。「自由入院の法定化」（中間メモ）が求められ、法文上は任意入院が新設された。但し任意入院には72時間の退院制限が明記されており、「何時でも自由意思により退院することができる」（精神衛生法詳解）とされていた自由入院とは似て非なるもので、これに対する批判もあり、精神保健法施行後も自由入院の実践を続けるところもあった。また、旧法の「同意入院」が「医療保護入院」とされ、定期病状報告が規定された。さらに、応急入院が新設された。

第二は入院に伴う諸権利である。

入院時の書面告知が初めて規定された。しかし、医療保護入院の入院時告知については、「医療及び保護を図る上で支障があると認められる間」は行わないことができる規定となった。この告知延期の規定は、国会審議の過程で追加されたものである（精神保健法詳解）。また、行動制限についても、旧法では「医療及び保護に欠くことのできない限度において、その行動について必要な制限を行うことができる」（38条）との記載のみであったが、新法では行動制限の範囲に制限が加えられ（36条2項・3項、37条）、信書の発受や人権擁護に関する行政機関等との電話・面会はどのような場合でも行うことができない行動制限とされた（昭和63年4月8日厚生省告示第128号）。隔離や拘束中の医師診察の頻度についても規定された。精神医療審査会についても初めて規定され、医療保護入院や措置入院の必要性の審査、退院請求や処遇改善請求の審査を行うこととなった。しかし、これらがどれだけ入院者の権利保護となっているかは、精神保健福祉法となった現在においても疑念が絶えない。特に、精神医療審査会については、都道府県知事の下に置かれることから当初より独立性が問題とされており、行政の「独立した第三者機関ということができる」（精神保健

法詳解）との主張は到底そのまま受け入れることはできない。

　第三は精神保健指定医の規定である。旧法の精神衛生鑑定医がなくなって新たに規定された。入院や行動制限の判断の各所で指定医が必要となり、臨床の現場は指定医がいないと回らないような状況となった。鑑定医は「なっていただく」ものであったが、指定医は「ならせていただく」ものとなった。厚生省がこの指定医制度を利用して現場を支配することができるようになる、と当時から指摘されていたが、現在の状況をみればまさにその指摘が適合していると言えよう。

　また、精神保健法では、精神障害者の社会復帰の促進や福祉の増進がうたわれ、1条「目的」にそれが書き込まれ、9条、10条、10条の2では精神障害者社会復帰施設についての規定がなされた。しかし、昭和63年4月6日付健医発第433号では、同施設につき、「改正後直ちに地方公共団体が設置することを意味するものではないこと。特に市町村については、行政需要及び財政状況を勘案の上、自主的な判断に基づき精神障害者社会復帰施設を設置することができるもの」とし、設置の促進を放棄した。

　以上のとおり、精神保健法は、入院や患者の権利に関しては、現在の

精神保健福祉法と概ね同一の構造を提起した。当時なされていた批判はほぼ現行システムにも通用する。旧来の枠組みを維持しようとする日本精神病院協会（日精協、現在の日本精神科病院協会）とのせめぎ合いはあったにせよ、多くの課題を残した改正であった。【⇒医療保護入院、宇都宮病院問題、隔離、行動制限、自由入院、身体拘束、精神医療審査会、精神衛生法、精神鑑定、精神障害者社会復帰施設、精神保健指定医、精神保健福祉法、措置入院、同意入院、日本精神科病院協会】（中島直）

精神療養病棟

　精神科に特定入院料（マルメ）が制定された時から始まっている算定料である。施設基準上一人当たりの専有面積などアメニティ上の規定が定められている。人員配置は医師・看護師の配置はおおむね精神一般病棟と大差はないが、作業療法士又は作業療法の経験を有する常勤の看護師を配置すること、2014年度報酬改定により、入院患者の退院に向けた相談支援業務等を行う「退院支援相談員」を配置することが特徴である。また、同病棟では入院患者について退院に向けた支援を推進するための「退院支援委員会」を設置し、毎月入院患者について退院に向けた話し合いを行うことが定められてい

る。従前から精神科病床数が減らな
いことの大きな要因となっている病
床であり、精神科病院における長期
入院を経営的に担保している病床で
ある。民間精神科病院の集まりであ
る、日本精神科病院協会会員病院
1193病院中795病院が同病床を保有
している。幾度となく診療報酬改定
時にメスが入れられようとしたが、
結果的に残っているという不思議な
状況は多数の会員病院を一生懸命に
擁護しようとする協会トップの尽力
の賜物であろう。【⇒看護師、診療
報酬、長期在院、日本精神科病院協
会】　　　　　　　　　（新井山克徳）

成年後見制度

　民法の禁治産・準禁治産制度を
1999年に改正し、三類型からなる
成年後見制度が新設された。同年、
任意後見に関する法律が制定され、
本人の意思で代理人を選任し、公的
機関の監督を伴う任意後見制度も創
設されている。法定後見には未成年
後見もあり、特に2011年の東日本
大震災後は需要が大きくなった。
　制度創設背景には、1990年代の
社会保障のあり方の検討や社会福祉
基礎構造改革がある。ノーマライゼ
ーションや自己決定尊重の理念の下
で、利用者の選択を重視、サービス
主体の多様化、競争原理導入、社会
保険方式の導入など、が制度化され

た。2000年に、社会福祉法制定に
伴い措置から契約方式の社会福祉サ
ービスが、介護保険制度施行に伴い
介護保険サービスが開始され、サー
ビスの選択契約に困難のある利用者
の権利保護の仕組みが必要となった。
　社会福祉法においては都道府県社
会福祉協議会が実施主体となる日常
生活自立支援事業が設けられた。精
神科病院で行われている金銭管理は
可能な限り、こうした制度を利用す
べきだ。民法改正による成年後見制
度では、事理弁識能力が欠けるなど
の者に対し、必要性が認められた際
に、家庭裁判所により選任された者
が、類型に応じて代理権や同意権、
取消権などの権限を付与され、本人
の財産保護や身上監護など利益保護
や支援にあたる。
　制度の開始審判を家庭裁判所に申
し立て可能な者（申立権者）は、本
人、配偶者、四親等内の親族、成年
後見人、成年後見監督人、未成年後
見人、未成年後見監督人、保佐人、
保佐監督人、補助人、補助監督人、
任意後見受任者、任意後見人、任意
後見監督人、市区町村長、検察官で
ある。現在、申し立て権者は、本人
の子が最多で、次は市区町村長とな
っている。市区町村長申し立てには、
虐待事案や単身生活上、本人の生命
の安全を守る必要からの申し立てな
どがある。後見と保佐開始申し立て

には医師の鑑定が必要になる。

　事理弁識能力を欠く状況にある者は「後見」、同能力が著しく不十分な者は「保佐」、同能力が不十分な者は「補助」の類型となり、それぞれ、「成年被後見人」、「被保佐人」、「被補助人」と呼ばれる。後見等の担い手は「成年後見人」、「保佐人」、「補助人」と呼ばれる。属性別にみると親族後見人、専門職などの第三者後見人、市民後見人となる。近年、親族後見人は3割を切り、第三者後見人が7割強である。財産管理を弁護士や司法書士、身上監護を社会福祉士などが担う複数後見や法人後見なども増えている。申し立て理由の最多は預貯金の管理・解約、次いで身上監護、介護保険契約となる。開始原因は認知症が6割強、知的障害と統合失調症が1割未満である。後見類型が最多。2018年資料で成年後見制度利用者数は22万人弱で毎年増えている。精神科医療従事者には、利用する際の課題も含み成年後見制度への精通が求められる。

　費用面では、診断書や鑑定料など申し立て費用に加え、後見業務への後見報酬が必要で、費用が工面できない人のために、国庫補助を行う成年後見制度利用支援事業がある。従来は身寄りのない重度認知症高齢者（介護保険法の地域支援事業・任意で対応）に限定されていたが、2006年には知的障害者、精神障害者（障害者総合支援法の地域生活支援事業・必須で対応）にも拡充された。

　専門職後見人が財産横領など犯罪行為に至る事態が増え、2016年から簡単に高額を降ろすことができない後見信託制度ができた。これには言葉が出ない。

　高齢化等で制度需要が高まる中、生前の法律行為等が対象のため死後の事務処理等は不可な事などが課題認識されていた。2016年民法改正により家裁の許可を伴うなどして幾つかの権限拡大が認められているが、治療行為に関しての同意についてなどの課題は残されている。訴訟結果を受けた2013年の公職選挙法改正で被成年後見人の選挙権・被選挙権が回復された。日本の成年後見制度は事理弁識能力の有無に関する部分的な判断が適用されず、一部の支援のために残る本人の力を奪いがちな懸念がある。【⇒介護保険、精神鑑定、認知症、ノーマライゼーション、東日本大震災と精神保健活動】

（大塚淳子）

説明と同意⇒インフォームド・コンセント

1968年革命

　「いざなぎ景気」と前後して大衆運動が激化し、「1968年革命」が勃

発した。この革命は1960年安保闘争を引き継ぎ、1967年秋の10・8羽田闘争を起点、1968年東大・日大闘争を頂点とし、1972年4月の全国全共闘連合の分裂まで続いた。この闘争は「共闘会議」を新たな組織形態とし、旧来の「1930年体制」への根底的造反を示し、それを通して1868年以後の近代日本および世界の百年を根本から問う変革運動だった。これを担った主体は学生中心の若者であり、これに労働者や一般大衆（群衆）が加わった。これは、以前の革命と異なり権力奪取を求めず、徹底的造反と体制変革要求に終わった。それ自体は敗北しつつ、反公害・環境保護運動や、フェミニズム運動、障害者権利運動や諸反差別運動など、マイノリティ人権擁護の人類史上新たな運動を生んだ。これは政治に限らず文化を含む社会全領域の多元的革命であり、また世界同時革命の一環であった。【⇒全国学園闘争】 　　　　　　（森山公夫）

全国学園闘争

　「学園闘争」が日本の、世界の1968年革命をリードした。この意味を考えたい。

　1960年安保闘争が1968年革命の前史だった。当時の全学連主流派は、権力的な左翼運動を批判して「ブント」を結成し、大衆運動中心主義に立った。ブントは分裂し、学生運動は暫時低迷したが、やがて立ち直り始めた。①1963年、「医学連」大会でインターン制度拒否が決議され、運動は全国化し、激しく拡大していった。昭和41年卒以後は「青医連」を名乗る。1968年1月、東大で42・43青医連を加えた全医学部学生が無期限ストライキに突入し、東大闘争の序奏となった。②1964〜1965年、慶応・早稲田両大学に学費値上げ反対闘争が起き、以後学寮の管理問題等が加わり、1965年には56大学で学園闘争が起きた。③1965年2月米軍の北爆開始後、世界にベトナム反戦運動が拡がり、日本にも「ベ平連」の名で参加自由の市民運動組織ができ、全国に波及した。④1964年日共系全学連結成。対抗的に1967年「三派全学連」（社学同・社青同解放派・中核派）が成立し、秋の羽田闘争にはヘルメット・ゲバ棒姿で登場。政治闘争を重視し、街頭・現地実力闘争主義を貫いた。⑤高校にも運動は波及。1968年前後から有名進学高校を中心に全国に拡がり、学内占拠・ストライキ闘争などが闘われていった。

　これらの動きが密接に絡み合って、1968年には東大闘争・日大闘争を中心に学園闘争は全国的な燃え上がりを見せた。この動きは即全国化し、一般学生を中心に「全学共闘会議

（全共闘）」が結成され、大学の建物の封鎖・占拠は波及して110校に及んだ。だが1969年1月の東大安田講堂「落城」の後学園闘争は衰退に向かい、同7月に大学臨時措置法が施行されて後は徐々に終焉に向かった。【⇒1968年革命】　　　　（森山公夫）

全国精神障害者家族会連合会

　日本の精神障害者家族会の連合組織、略称は「全家連」で、東京都台東区下谷に本部があった。1950年代後半より、精神科病院単位で精神障害者家族会が作られていたが、1964年に起きたライシャワー事件を契機とした精神衛生法の治安的改正に危機感を募らせた家族が、前身の「全国精神障害者家族会」として集まり、翌1965年に結成大会を開催し「全国精神障害者家族連合会」が誕生した。主に統合失調症や気分障害などの精神障害患者の家族が集まる地域家族会・病院家族会等約1600の家族会から構成される各都道府県連合会の連合組織で、1967年に、精神障害者とその家族のための福祉事業団体として厚生省（当時）から許可され財団法人となった。世界で最も古くに組織された家族会として、世界精神障害者家族団体連盟（WFSAD）にも加盟し、国際組織の日本の窓口となった。

　全家連の事業としては、機関誌として『月刊ぜんかれん』を発行するほか、研修事業として、「精神障害者家族大会」という大規模な全国大会を毎年各都道府県連合会の持ち回りで開催し、全国8ブロックに分かれての「ブロック研修会」、地域活動の関係者が一堂に会する「精神障害者の社会参加を推進する全国会議（リハ会議）」や、精神障害者ホームヘルプサービスの研修、作業所職員を対象とした研修会などを行っていた。精神障害者家族の声を政策に反映するために、精神障害者を対象とした職親制度、精神科デイケアの拡充、職場適応訓練の実施、作業所運営費国庫補助の拡充、精神障害者社会復帰施設の増設、精神保健福祉法の成立、精神保健福祉手帳・ホームヘルプ制度の創設、市町村への業務移管、新規非定型抗精神病薬「オランザピン（商品名：ジプレキサ）」の早期承認陳情、池田小事件の報道機関への要望活動などにも取り組んだ。調査事業としては、精神障害者とその家族の生活実態についての全国調査に取り組み、家族福祉ニーズ調査、患者・回復者ニーズ調査、施策に関する意識調査、病院・施設生活の実状に関する調査等を行っている。

　1991年には、家族の寄付を元にした7階建ての本部ビル「恵友記念会館」が東京都台東区下谷に建設され、通所授産施設（ZiP）、共同作業

所（かれん・たいとう倶楽部）、相談室、全家連保健福祉研究所を設置していた。1993年には「精神分裂病」の診断名変更を日本精神神経学会に要望し、その後2002年に「統合失調症」へ呼称変更を実現させている。1994年には、精神保健福祉法第51条の2により、厚生労働大臣から全国で唯一の「精神障害者社会復帰促進センター」の指定を受け、社会復帰促進のための啓発・広報活動、訓練・指導方法の開発、社会復帰促進に関する研究、研修事業、研究成果の公表などを担うようになった。

内部告発によると、この頃より厚生省の天下り要求に抗しきれなくなり、1996年には、通入所授産施設を併設した温泉保養施設「ハートピアきつれ川」（栃木県さくら市）を開設し、元厚生官僚が所長に着任した。同ホテルの経営が芳しくなく、厚生省から得ていた補助金を、目的外の建設費用返済に流用していたことが2002年にマスメディアにより発覚した。借入金返済に加え、補助金の支給停止と、支給済みの補助金の返還を求められ、団体の運営は行き詰まった。負債総額約10億円を抱え、2007年4月に自己破産を申請し団体は解散した。

巨大な全国連合組織を背景に、精神障害者家族の声を政策に反映するために、厚生行政と密な関係を築き、政権与党にも強いパイプを持つ政治力で、日本の精神保健福祉施策に大きな影響を与えた。日本型政治手法による補助金獲得拡大路線が、結果的には家族の期待を裏切る結末を招いたといえる。なお、全家連の後継組織としては、NPO法人全国精神保健福祉会連合会（略称・全福連、愛称・みんなねっと）があり、全家連保健福祉研究所の後継組織としては、2007年に創設されたNPO法人地域精神保健福祉機構（略称・COMHBO（コンボ））がある。【⇒**池田小学校事件、精神衛生法、精神科デイケア、精神障害者社会復帰施設、精神障害者保健福祉手帳、精神の障害、精神分裂病呼称変更、精神保健福祉法、日本精神神経学会、ライシャワー事件**】　　　（古屋龍太）

全国精神障害者地域生活支援協議会（ami）

1997年7月、障害福祉サービス事業を担い、精神障害者のまちでの暮らしを支え、福祉の向上を目指す人々が結集し、「全国精神障害者地域生活支援協議会（ami）」は結成された。「（当時1500か所ほど存在した）作業所の法定化」、「地域間の制度格差の是正」そして「地域生活支援の全国ネットワーク化促進」を活動テーマとした。

作業所は、利用者や運営職員が協

同して創る場や活動、地域社会への様々な情報発信など多様な活動の地域拠点である。しかし自治体事業ゆえに根拠法をもたず、運営は不安定で、社会的評価も低いままであった。法定化はこの作業所の拠点機能に大きく光を当て、事業所としての存在基盤や運営の安定を確立するとともに「暮らしの支援活動」への社会的な評価を追求する視点でもあった。また地域の支援活動に対する行政評価の差異や自治体の財政力の隔たりにより生じる格差には激しいものがある。amiは、施策・制度の不平等や「この地域で暮らしたる不幸」を超克し、全国共通の制度保障を、とりわけ都市部と地方の格差のない平等な制度保障を求める方向を示し、支援の現場が繋がり、共通する課題や目標に向けて協働を深め、全国的な大きな支援の輪を形成することを目指している。

『障害者自立支援法（2006年〜）』によって、まがりなりにも法定化は実現したと捉えられるが、その後『障害者総合支援法（2013年〜）』へと推移する中にあって、依然としてサービス利用費の徴収を核とした「障害自己責任論」はまかり通り、日中活動においては就労に重きを置く「就労支援の過度の強調」や、「事業報酬算定の個別日払い制や細かい加算制度による複雑化」などの問題も含め、数多くの困難が存在している。amiはこれらの問題へ対処するため、施策への要望、意見具申を重ねながら、よりよい制度保障と共生の社会環境の確立を追求し続けている。【⇒就労支援、障害者総合支援法】
（戸高洋充）

全国「精神病」者集団⇒精神障害者運動

全国大学医学部医局解体闘争⇒医局解体闘争

総合病院精神科

　21世紀に入った頃から総合病院精神科の危機が叫ばれてきた。大学病院精神科を含めた精神科を有する総合病院は全国で有床・無床あわせて約800あるが、毎年のようにそのどこかで精神科が閉鎖されるというニュースが流れたのである。総合病院精神科は、病院の一診療科としての機能を超えるさまざまの役割を担ってきた。救急医療、身体合併症医療、リエゾン・コンサルテーション、緩和ケアチームへの参画などであり、いずれも今日の地域医療を支える総合病院にとって標準スペックと言ってよい分野である。しかも総合病院精神科での治療を要する患者は、年々増加の一途を辿っている。厚労省の6.30調査などを見れば、増加の

大きな要因が疾病構造の変化（ICDコードのF2圏からF0圏へのシフト）と高齢化に伴う身体合併症の増加であることがわかる。加えて、自殺企図の患者が頻繁に搬送され、その少なからずに精神疾患が疑われるため精神科にコンサルトされる。こうしたニーズの多さにもかかわらず、精神科をもたない総合病院が今なお主流であり、精神科はあっても無床でいわゆる1人医長という病院も多い。日本における精神病床の総数32万床余に対して、総合病院精神科の稼働病床数約1万4千床（2016年）という極端な少なさ、そして都市部への偏在が、この国の精神科医療のアンバランスな構造を象徴している。

　総合病院が精神科の開設ないし維持に及び腰になる最大の理由は医療経済である。身体科に比べてもマンパワーを要する患者が多い割には、入院診療報酬額は身体科の約40％にとどまっており、病院経営サイドにしてみれば非採算部門と見なさざるを得ないわけである。常勤の精神科医が集まらず定着しにくいことも大きな問題である。総合病院精神科は業務が多岐にわたって忙殺され、しかもともすると経営側や他科のスタッフから正当に評価されないといったことが重なれば、バーンアウトは時間の問題ということになる。

　この間、日本総合病院精神医学会などが実態調査を踏まえた要求を粘り強く行ったことも与って、国も総合病院精神科の危機が医療政策全体の喫緊の課題であるとの認識をもつようになってきた。その反映として、総合病院精神科に有利な診療報酬の新設や増額が少しずつではあるがなされてきた。精神科救急入院料、精神科救急・合併症入院料、精神科急性期治療病棟入院料、精神科急性期医師配置加算、精神科身体合併症管理加算、リエゾンチーム加算、そしてリエゾンチームがあることを要件のひとつとする総合入院体制加算などである。こうした状況から、総合病院精神科の危機はようやく底を打った、との見方もある。

　一方、最小限の精神科医と精神病床のみを残して、精神科の業務をリエゾンチーム活動に特化する総合病院も出始めた。総合入院体制加算のメリットのみを残そうという経営判断によると思われるが、総合病院精神科の機能としては相当偏ったものであり、批判もある。また、精神科医の供給も大学医局からの派遣人事に頼るところが多く、専門医制度のプログラムを備えるなど自前で人材を育てる余力のあるところはまだ少ない。

　なお、「総合病院」という類型は旧医療法の規定によるものであり、正

確には「一般病院」であるが、学会名など今日でも広く用いられているため、本項でも通称として用いた。

（岡崎伸郎）

操作的診断基準

1980年のDSM-Ⅲ以来、今日のDSM-5まで採用されている、"並んだリストから当てはまる個数を数え、それが規定数（例えばうつ病の場合は9個のうち5個）を超えた場合、その基準を満たす"などの診断手続き。伝統的診断（ないし従来診断）と対比して使用されることが多い。

DSM-Ⅲの作成目的は、いったん原因論を棚上げし、研究の基盤となる統計を作るために限定されていた。ところが実際には、アメリカ精神医学会という権威のある団体が、それまであやふやだった精神科の診断をクリアにしたという印象を全世界、とりわけ日本の精神科医に与えてしまった。その結果、DSMは教科書のように扱われ、実際には裏付けのない"精神不調の類型"が、あたかも真の病気であるかのように受け止められ、臨床医に用いられることになった。

たしかにDSMの爆発的普及により、生物学的精神医学の基盤となるデータは増え、一定の進歩（そこには"DSMがもたらす統計には意味がない"という評価も含まれる）は

あったが、臨床現場には多くの弊害をもたらし、さまざまな誤解がまかり通るようになった。以下、代表的な誤解を2つあげる。

誤解1）伝統的診断は、古臭い年寄りの精神科医が直感で行う非科学的なものであり、操作的診断は科学的なものである。

〔解説〕何をもって科学的というかが肝心である。本質的にあいまいなものを、粗雑に区分することを科学というのなら、上記言説の後半は正しいかもしれないが、その科学は人の役に立たない。たとえばDSMのうつ病の診断基準には"抑うつ気分""喜びの消失"などが列挙されている。そこには、"どのような性質の抑うつ気分なのか"、"その患者にとって喜びとはなにか"など、治療の助けとなる問いがなく、"十分な問診も行わずにSSRIを処方する臨床医"の増加に一役買っている。

なお、伝統的診断とは、主としてヨーロッパの精神科医や哲学者が積み上げてきた思索に基づき、患者とのじゅうぶんな接触を通じて、理念型と照合させながら行うものであって、直感による決めつけではない。

誤解2）DSM-5に収載されている"不安障害"、"うつ病"、"自閉スペクトラム症"などという病気が実際に存在する。

〔解説〕近年の遺伝子研究を含む

生物学的な研究で明らかになったように、器質的な病変が見当たらない、不安やうつ、行動上の課題を呈する精神障害の大半は、正常人が呈する不調の連続線上にあり、それを一つの疾患としてくくり出す根拠は脆弱である。ところがDSM-Ⅲの刊行後40年、そこで創作された病名が臨床現場、そして社会にまき散らされ続けた結果、集団と個人の間で発生する苦痛や不調がすべて個人の脳の故障として医療化され、関連企業の収益に寄与してしまった。たしかに苦しむ人々への手助けは必要だが、それを病気であるかのような名前をつけて精神科医療に委ねてしまう傾向には歯止めをかけておかねばならない。【⇒うつ病】　　　（塚本千秋）

相談支援専門員

相談支援専門員という職業が生まれたのは2006年である。いかなる障害・疾病を抱えた児童から高齢者まで、本人が望む地域で暮らすことの相談と支援を行っている。源流は米国で精神障害者を地域で支える方法、多様な生活資源の仲介からストレングスモデルを基本としたケースマネージメントの実践者で、ソーシャルワークを基本とするとされている。

障害者総合支援法の福祉サービス利用を仲介する独占業務の『計画相談』が中心業務で、都道府県が認めた任用資格者である。介護保険と違って、制度内サービスの仲介だけではなく『基本相談』という公私の社会資源活用支援を行うことが特徴であり、地域相談という地域移行と地域定着を行う実践者でもある。

相談支援専門員は本人中心を基本理念とし、目標として夢・希望に向かう安心・安全な地域生活支援を行い、リカバリーの過程に寄り添い権利擁護と意思決定支援を行っている。また、個別の生きがい支援に役立つ社会資源の改善と開発、地域づくり等も業務としている。【⇒介護保険、障害者総合支援法、地域移行支援】
（門屋充郎）

措置入院

措置入院は、1950年の精神衛生法制定時に導入された強制入院制度であり、何度かの制度変更を経て政策的に重要な位置を占めることになった。1954年11月の局長通知により、生活保護の入院者の措置入院への切り替えが促進され、続いて1961年9月の事務次官通知により「措置要件該当者はできるだけ措置させることによって、社会不安を積極的に除去すること」、そのために「当該者の医療費の公費負担を1/2から8/10としたこと」が示され、措置入院の公安的性格が強化された。

この公安的性格強化の流れは1964年に起きたライシャワー事件によって加速され、1965年の精神衛生法改正に繋がることになる。1965年改正により申請・通報制度が拡大され、緊急措置入院が新設された。この時期には措置入院患者数は全入院患者数の4割近くを占める状況が続き、「経済措置」時代とも呼ばれる。予算規模で見ても、1978年度の精神衛生課の予算約846億円のうち約791億円、93.5%が措置入院費補助金であった。

　措置入院患者数は1970年をピークとして減少に向かい、現在では全入院患者数の約0.5%を占めるに過ぎない。措置入院は歴史的にさまざまな問題点が指摘されてきており、それは、かつてはその社会防衛的性格であり、また経済措置と呼ばれる運用であり、そして近年では都市部で顕著に認められる精神科救急の道具としての役割であった。運用の自治体間格差を指摘されることも多かった。そのようにさまざまな問題点を抱える措置入院制度ではあったが、その圧倒的な数の少なさから、手直しの対象になりにくく、等閑視されてきた感がある。

　2016年7月に起きたいわゆる相模原事件により、突然措置入院制度が注目を浴びることになった。措置入院制度の見直しは、すでに動き始め

ていた精神保健福祉法改正の作業の中に組み込まれ、2つの検討会での議論を経て、2017年3月には国会に上程された。2017年5月17日、精神保健福祉法改正法案は参議院本会議にて採択され、衆議院に送られた。同法案は、衆院の会期終了により他の諸法案と一緒に継続審議となったが、秋の臨時国会に送られて衆議院にて審議入りするものと思われていた。

　ところが、秋の臨時国会は突然の冒頭解散となり、このため一度参議院を通過した改正法案は廃案となる。2018年春の通常国会でも会期中にこの法案を上程することはできず、法改正の行方は見えにくくなってしまった。このため措置入院制度の見直しは、法改正が実現しないまま、「措置入院の運用」「退院後支援」の2つの新しいガイドライン（部長通知）によって実施されることになった。

　2017年4月に参院に提出された精神保健福祉法改正案における措置入院見直しの具体的な内容としては、精神障害者支援地域協議会の設置、措置自治体による退院後支援計画の策定、帰住先の保健所設置自治体による退院後支援計画に基づいた相談指導、支援対象者の移転時の自治体間での情報通知、および入院中の退院後生活環境相談員の選任などが挙

げられていた。2017年4月〜5月の約40日間、参議院厚生労働委員会において交わされた論議では、このいずれもが強い批判にさらされることになった。結果として採択時点で、当初の改正法案はいくつかの修正を加えられることになった。また、附則の修正と同時に18項目に及ぶ附帯決議が採択された。附帯決議においては、「本法律案は特定の事件の発生を踏まえた犯罪防止を目的とするものではなく、精神障害者に対する医療の充実を図るものであること」が明示されることになった。改正の経緯からすれば、これが事実と異なることは誰の目にも明らかであったが。

2018年3月に発出された2つの新しいガイドラインにより、すでに退院後支援計画も、ニーズアセスメントも、個別ケース会議も実際の運用が始まっている。その評価はまた今後の作業となる。【⇒経済措置、相模原事件、精神衛生法、精神科救急、精神保健福祉法、退院後生活環境相談員、ライシャワー事件】

（太田順一郎）

退院後生活環境相談員

2014年度より施行された改正精神保健福祉法第三十三条の四において規定された役割であり、医療保護入院を行う病院管理者は退院後生活環境相談員（以下相談員）を選任し、早期退院に向けた取り組みをしなくてはならないとされた。相談員には、精神保健福祉士（PSW）を中心に、看護師・作業療法士（OT）等の専門職種で実務経験を持つものがなることができ、医療保護入院後7日以内に選任および文書等により役割の告知を行わなくてはならない。相談員は早期退院に向けた相談支援業務（生活状況のアセスメント・家族からの相談等）・地域援助事業者の紹介及び連携業務・入院診療計画書で定められた入院期間を経過する際に医療保護入院者退院支援委員会（以下退院支援委員会）を開催する・定期病状報告書作成時には退院支援委員会の内容を踏まえて「退院に向けた取組」を記載するという業務が主たるものである。

法律上長期入院を防ぐことを目的として生活環境調整を重視した相談員の配置が規定されたことは評価できる内容であるが、実際の早期退院支援につながる実務となると課題が多く、見直しが急務であるといえる。特に退院支援委員会の実効性については疑問点が多く残されている。本人の出席が必須ではないこと、治療者・専門家に囲まれた状態での議論に出席するのにアドボケイターが不在であること、地域援助事業者の規定があいまいであり、参加すること

について報酬上の裏付けはなく持ち出しで参加しなくてはいけないこと、そもそも地域援助事業者むけに法改正内容及び早期退院実現に向けた協力を求める体制が整っていないことなどが挙げられる。また、精神療養病棟や地域移行機能強化病棟における「退院支援相談員」、措置入院者退院後支援ガイドラインに規定される「退院後生活環境相談担当者」など診療報酬や法律条文外での類似した役割との関連性について一元化する必要は高いと思われるが手は付けられていない。なにより重視すべきは長期にわたる任意入院者への相談員配置を必須としていないことである。実際の退院支援において求められるより具体的実務を定めないでいると、退院支援委員会は、「入院継続支援委員会」に名称変更することになるのではないかと思う。【⇒ア**ドボケイト、医療保護入院、看護師、診療報酬、精神保健福祉士、精神保健福祉法、精神保健法、精神療養病棟、措置入院、長期在院】**

(新井山克徳)

退院促進

「精神病院に入院している精神障害者のうち、精神症状が安定しており受け入れ条件が整えば退院可能である者」を対象に、厚労省は2003年から「退院促進事業」を精神障害者

の社会的自立を促進することを目的にモデル事業として始めた。国に先立って、大阪府精神保健福祉審議会が大和川事件等を踏まえて人権を尊重した「退院促進事業」を2000年に行い一定の成果を上げており、それを踏まえて国は開始している。

従来、退院や在宅生活移行の担い手は病院職員やPSWが中心で、主に「社会復帰」という用語が当てられてきた。「退院」より「社会復帰」という言葉が使用されていたのは、生活を奪い「入院生活」を強いてきた長期入院者の置かれた精神医療状況が背景にあった。

「退院促進事業」は、受け入れ条件が整えば退院可能な患者を対象に都道府県・政令指定都市が実施主体となり、委託を受けた指定事業所は退院訓練を実施した。しかし本事業は精神病院の協力を得ることができず失敗したという評価がなされ、2008年からは「地域移行支援特別対策事業」に引き継がれた。退院退所が活発になるよう働きかけをする退院支援担当者、よりよい暮らしのため地域作りする担当者が配置され（役割の呼名変更はあっても現在に継続）、精神障害者の地域移行を援助する事業も行われたが、また病院と地域の連携困難ということで不振に終わっている。その後も事業は次々と変わり、2013年には精神保

健福祉法の改正に伴い、精神病床の大幅な削減とセットになった「病棟転換型居住系施設」構想が出された。多くの批判・反対もあったが成果は不可視。20年の経過の中で一連の事業に大きな成果は見られなかったが、動き出している「精神障害者にも対応した地域包括ケアシステムの構築推進事業」（2020年）は地域移行を進められるだろうか。【⇒**精神科病棟転換型居住系施設、精神保健福祉士、精神保健福祉法、地域移行支援、地域包括ケアシステム、長期在院、大和川病院事件**】

（佐原美智子）

代弁者制度⇒アドボケイト

多機能型精神科診療所

多機能型精神科診療所（以下「多機能型」）とは、外来診療だけでなく、精神科デイケアやデイナイトケア、訪問看護、障害福祉サービス事業所、在宅介護支援事業所などを、同一法人で運営するクリニックを指す。多職種スタッフによる諸機能を徐々に追加し、医療提供に止まらない地域密着拠点型のケアを提供している。2015年5月には、日本多機能型精神科診療所研究会が発足しており、多機能型が切り開く地域ケアシステムの将来像を提起している。

一方で、同年7月には「Eクリニック問題」が報道され、診療所グループがデイナイトケアを中心に貧困ビジネスを展開し、生活保護受給患者を囲い込む地域内収容施設化の実態が明らかとなった。多機能型は多様な自己選択肢の拡充を目指しており、自法人での患者囲い込み志向とは異なる。しかし、診療所の多角経営化に対して、地域の障害福祉関係者からは、「地域の病院化」「医師頂点の垂直統合化」「医学モデルの寡占化」を危惧する違和感も表明されている。医療と福祉と介護等の連携のあり方が問われている。【⇒**精神科デイケア、障害者総合支援法、訪問看護**】　（古屋龍太）

滝山病院事件

2023年2月25日NHK ETVで放映された「ルポ死亡退院〜精神医療・闇の実態」は、東京都八王子市にある滝山病院内での職員による患者への暴行、暴言の様子をリアルに伝えた。朝倉重延院長が、2000年に違法な身体拘束、診療報酬不正請求で廃院に至った当時の朝倉病院長と同一人物であることも問題となった。前後して5人の看護職員が逮捕、書類送検され、東京都が滝山病院に対して医療法に基づく改善命令を出し、都、厚労省が診療報酬上の調査に入った。入院者に対しては、福祉事務所や、東京都と東京精神保健福祉士

協会のチームが個別に面接し、転退院の希望調査を行った。

滝山病院は1980年代から毎年の病院統計により、死亡退院率が6割前後と高く、看護職員が少なくかつ非常勤中心（2022年630調査では、在院患者152人に対し、常勤正・准看護師12人、非常勤164人）であり、外来診療がなく、入院者の生活保護受給率が高く、広域からの患者を受け入れる病院として広く知られてきた。NHKの取材もこの一貫して異常に高い死亡退院率に着目して始まったものである。

従来精神科医療界では身体合併症、とりわけ人工透析の必要な患者を受け入れる滝山病院の死亡退院率が高いのはやむを得ないと擁護する声もあったが、都内精神科病院の平均と比べても、マンパワーや活動性の劣悪なこの病院に合併症患者を送ることは「棄民」であり、決して擁護できるものではない。

東京都は精神科病院入院者身体合併症医療事業として、毎年滝山病院へ転院斡旋を続けてきた。また患者虐待の通報は前年にもあり、4回に渡る調査を行ったが問題を発見できなかった。東京都の責任は重い。

しかし今回のような隠し撮りとテレビ放映という思い切った手段に依らねば、これまで我々も含め誰も問題を明るみに出すことができなかったことを考えると、病院立ち入り調査方法の改革、行政のみでなく市民の目が病院に入る仕組みづくりなど、さまざまな課題を提起している。【⇒精神科病院不祥事】　（木村朋子）

多剤処方

本邦の精神科医療においては多剤大量の薬物の使用がなされていることが批判されてきた。従来より、多剤併用については診療報酬上も医療機関が不利益を被る構造となっていたが、処方せん料の中などの扱いで、額としてもそれほど大きなものではなかった。しかし、2016年度の診療報酬改定で、除外規定はあるものの、抗うつ薬ないし抗精神病薬を3種類以上投与した場合には、通院・在宅精神療法が2分の1に減算されることとなり、医療機関にとっては大きな打撃であり、おそらくこれによって多剤処方は激減したと思われる。不適切な多剤処方が減ることは好ましいことであるが、少なくともある時期、多剤が必要な重篤な精神病患者も存在しており、こうした患者の生存権を脅かしていることもまた事実である。慎重な議論が望ましい。（精神医療78号）【⇒うつ病、診療報酬】　（中島直）

脱施設化

主に医療や福祉及び教育分野にあ

って、長期に亘って施設入所を継続することによって心身面に生ずる様々な重篤な変化（＝施設症）の発生を防ぐために長期に亘る施設入所を可能な限り避け、住み慣れた地域社会で生活しながらリカバリーを図ろうとする治療／処遇理念。

　長期入院や長期入所が及ぼす心身への悪影響についての考究は、1945年のSpitz R.によるホスピタリズムという概念の提起が起源とされる。その後、デンマークにおける知的障害者処遇の改革を訴えた関係者が提唱したノーマライゼーションの理念が世界に拡大した。米国にあっては1961年、Goffman E.が社会学の立場から州立精神病院の実態を調査して『アサイラム』を出版し、インスティチューショナリズム（施設症）という概念の創出を準備した。こうした潮流を背景に、当時の米国の州立精神病院が抱えていた長期大量収容問題の改革を企図した1963年の「ケネディ教書」は知的障害者や精神障害者の脱入院を強力に押し進め、その後の脱施設化、ノーマライゼーション、インクルージョン等の新たな理念と社会運動の進展に繋がった。しかし、受け皿の整備が不十分なまま急進的に進められたこの脱入院化政策は多くのホームレス・ピープルを生み、新たな社会問題を引き起こしたとして一時批判された。

　わが国にあっては、1960年代末から始動した精神医療改革運動の中で、当初は院内処遇の改善や精神病院の開放化への取り組みが進められた。しかし施設内処遇の改善だけでは施設症の予防やリハビリテーションの成果は不十分であり、本来は可能な限り入院入所せずに地域内で生活できる体制を目指すべきであるという理念が次第に拡大していった。しかし現実には、既存の施設の存続問題や地域生活支援体制の整備などの課題も大きく、脱施設化とノーマライゼーション社会の実現への道程はいまだ途上にある。【⇒アサイラム、インスティチューショナリズム、開放化運動、ケネディ教書、地域移行支援、長期在院、ノーマライゼーション】　　　　　　（渡辺瑞也）

地域移行支援

　1997年の大和川病院事件を踏まえ、長期在院患者の存在は人権問題であるとの認識の下で、大阪府は2000年から「社会的入院解消研究事業」に取り組んだ。自立支援促進会議を設け、支援職員が「地域から迎えに行く」個別支援を展開し、多くの退院者を生み出した。

　この成果を踏まえ、国は2003年「精神障害者退院促進支援事業（モデル事業）」を開始した。対象は、症状が安定しており受け入れ条件が

整えば退院可能な者とし、自立支援員が病院に訪ね、外出同行支援その他の退院訓練を、原則6ヶ月以内実施した。この事業は、支援の組み立てに問題もあり、「退院促進」を外圧的に捉える病院側の抵抗に合い、事業を受託する相談支援事業者も少なく、大きな拡がりを得ることなく終った。

2008年度より国は同事業を格上げし、「精神障害者地域移行支援特別対策事業」をスタートさせた。地域移行支援推進員と地域体制整備コーディネーターを配置し、全国373圏域の指定事業所で取り組まれた。精神病院側に忖度して、地域事業所は「地域移行支援」体制作りを担うものとして「退院促進」という命題を取り下げたため、行政が病院へ介入するインパクトは失われた。

2010年度からは「精神障害者地域移行・地域定着支援事業」に再編され、精神科未受診者や治療中断者などへの在宅支援体制が加わり、ピアサポーターの活動経費が計上された。この事業を通して、国は、障害福祉計画に基づいて退院可能精神障害者の地域移行を図ることをめざした。

2012年度以降、地域移行支援・地域定着支援は、障害福祉サービスに位置づけられ、自立支援給付の対象となった。この個別給付化により、行政の委託事業ではなく各地域事業

所が任意で取組む事業となり、国家責任は転嫁された。報酬単価が低く積極的に行うほど赤字になることや、契約前の退院意欲喚起がセットされていない制度の瑕疵もあり、地域移行支援は失速し、全国で800件程の実績数で推移していたが、新型コロナウイルス感染症の蔓延拡大により、更に実績数は落ち込んだ。その後復調しているが、精神障害にも対応した地域包括支援システム（にも包括）構築推進とともに、どこまで実績数を伸ばせるのか注目していく必要がある。【⇒社会的入院、精神障害にも対応した地域包括支援システム（にも包括）、退院促進、長期在院、大和川病院事件】　　　　（古屋龍太）

地域医療計画

医療計画は、医療法第30条の4に基づき、都道府県が医療提供体制の確保を図るために定める。地域医療計画とも呼ばれる。

日本では戦後、医療機関の自由開業制のもとでベッドが増え続けた。これが医療費の膨張を招いたとして1985年の医療法改正で医療計画が導入された。各地域の人口構成、病床利用率などから全国統一の計算式で基準病床数（必要ベッド数）を算出する。一般病床と療養病床は2次医療圏ごと、精神、結核、感染症の病床は都道府県ごとに定める。1990

年代以降、基準病床数より既存の病床が多い地域では、ベッドの新増設は原則として許可されなくなった。現在の第7次医療計画（2018年度から6年間）はがん、脳血管疾患、精神疾患、救急、小児など5疾病・5事業などの整備も含むが、実効性が大きいのはベッドを増やさない規制である。

　しかし病床過剰地域でベッドを減らす方策は取られていない。精神病床はすべての都道府県で過剰だが、許可病床数はほとんど減っていない。いつまでも都道府県単位でよいのかという問題もある。

　一方、新たに登場したのが「地域医療構想」である。2014年6月に成立した医療介護総合確保推進法に基づき、団塊の世代が75歳になる2025年の医療需要と病床の必要数を2次医療圏ごとに推計する。一般病床と療養病床を機能別に分け、急性期の病床を減らして回復期を増やす。慢性期病床は在宅・施設へシフトさせる。全都道府県が地域医療構想を定めた。とはいえ、こちらも目標数値だけで具体的手段はなく、厚労省は2019年9月、必要性を見直す候補として公立・公的病院424か所の実名を挙げるという乱暴な手段に出た。医療費の財政負担を抑えるのが狙いで、新自由主義的な病院民営化志向という問題もはらむが、そも

そも精神病床は無視されている。

　精神科医療で肝心なのは、ベッドを減らし、スタッフの配置密度と入院料の水準を上げること。診療報酬や補助金によるベッド削減の経済誘導を進めるべきではないか。【⇒5疾病・5事業、診療報酬】（原昌平）

地域精神医学会

　1966年夏、群馬県赤城における「分裂病の研究会」の席上「地域精神医学会」の設立が話題になり、1967年11月群馬県猿ヶ京での「地域精神医学会」の発足につながった。職業的集団ではなく、意志さえあれば誰でも会員になれる学会で、住民との活動から生まれる学を目指した。当時、地域には精神病院が存在していないと言えた状況からして、活動の拠点は病院の外に置かれた。「地域」という言葉は各人各様の理解、期待ではあったが、年1回の総会参加者は年々増加した。第4回までは厳しい討論もあり、「地域」呼称の意義はそれなりに認められた。運営委員会としては保健婦層の参加、活動への期待が大きく、その活動を称揚し、他方、病院関係者に対する配慮もしていた。生活指導技術に対する関心の高まりは急速で第5回大会の参加者は1000名を超えるに至った。従順、献身を旨として教育され、行政の末端を担ってきた保健婦層の参加

は「地域精神医学会」の雰囲気をも一変させた。総会も学会なのか、研修会なのかという批判が囁かれる始末。学会の理念的討論、発言は抑制された。「今はそれを言うべきではない」と。学会員の一部は理念に無関心な層の増加に焦燥を見せ始めていた。この様な経過が1967年第6回（箱根）大会での全国精神科医共闘会議と全国関西精医研連合による4点問題の提起を呼ぶことになった。

①何故「地域精神医療」に携わるか（国家の精神障碍者管理とどこが違うか）

②生活臨床は障害者管理の学ではないか

③アルコール中毒者の個人的対応（断酒会）は現状でよいのか

④収容所的精神病院にいかに関わるか

以上4点の内容は基本的に考慮検討すべきものではあったが、厳しい批判の仕方に会場は混乱、怒号に包まれ暴力さえ見られた。次期大会の引受け手なく、「地域精神医学会」は6年間の短期活動で終焉した。

1974年「地域精神医学会」の再建準備会が発足したが、第3回準備会（大津）において、〈K氏問題〉で関西精医研と精神科医共闘会議系の対立が精医研の暴力に発展、共同活動は不能となり準備会も潰れた。意見の違いを討論、実践によって乗り越

えることこそ当学会の基本理念のはずであった。「地域精神医学会」は以上の経過で歴史上完全に消失した。

「地域精神医学会」は「地域精神医学」という医療分野を主張したのではない。精神医療と表現すれば当然含まれているはずの「地域的視点」を主張した。「地域」なる言葉は当然の如く消えていく運命にあった。「地域精神医学会」なるものは消失したが、1970年代、生活の場での静かな現場実践によって1980、1990年代各地での障碍者との様々な連携、支援展開出現の土台を提供したと言えるだろう。【⇒岩倉病院問題、生活臨床、精神科医全国共闘会議、精神分裂病呼称変更】　（金松直也）

地域包括ケアシステム

高齢者人口の急増、高齢化率の地域格差、高齢者社会保障経費の増大、など2025年問題に向け、2013年に地域包括ケア研究会の報告書で示された考え方である。要介護状態等でも可能な限り住み慣れた地域で生活を継続可能とするような包括的な支援・サービス提供体制の構築を目標とする。おおむね30分以内の日常生活圏域で、個々人のニーズに応じ、「介護」「医療」「予防」サービスと、前提としての「住まい」「生活支援・福祉サービス」の5つの構成要素が相互に関係し、連携しながら在宅生

活を支える体制を示す。2015年の介護保険法改正で、従来は通知レベルだった地域ケア会議が、個別課題解決・地域課題発見・ネットワーク構築・地域づくり及び資源開発・政策形成の5機能を発揮して地域包括ケアシステムを実現する手法として法制化された。さらに、医療と介護の連携、介護保険の制度持続を目指し、「地域包括ケアシステムの強化のための介護保険法等の一部を改正する法律」が2018年度施行となった。高齢化による障害者増、障害者の高齢化、いずれも対策が迫られており、障害福祉と介護保険の共生型サービスも位置付けられた。現在は「精神障害者にも対応した地域包括ケアシステム」のあり方が検討されている。しかし、地域共生社会・我がこと丸ごと、の理念に頷く前に、公的責任の後退や安易なサービス供給への懸念が先行する。【⇒介護保険】

（大塚淳子）

地域保健法

　少子高齢化社会の到来や、疾病構造の変化、国民のニーズの多様化、生活環境問題に対する国民意識の変化などを趣旨にして1947年制定された保健所法の抜本的見直しを掲げ、市町村の役割重視、保健所の機能強化、地域の特性及び社会福祉等の関係機関との連携を柱とする地域保健法が1994年成立した。それに伴い、地域保健対策の推進に関する基本的な指針が告示され、身近で頻度の高い保健福祉サービスは市町村で一元的に実施するとし、健康相談、保健指導及び健康診査等の地域保健に関する計画の策定、保健、医療、福祉の連携を図る等としている。他方、保健所は地域保健の専門的かつ技術的拠点として機能強化を図り、その業務として精神保健、難病対策、エイズ対策等となっており、保健所の規模は二次医療圏又は老人保健福祉圏と概ね一致した区域を原則としたことにより、保健所の統廃合が進められた。ライシャワー事件を機に1965年精神衛生法の一部改正により、地域精神保健の第一線機関として保健所が位置付けられ、地域精神保健業務を担うこととなったが、他方では措置入院を軸にした精神障害者の隔離、収容が進められてきた。地域精神保健活動は専ら保健所の活動として位置付けられてきたため、市町村では一部を除いて殆ど取り組まれてこなかった。法改正時には市町村も地域精神保健業務を推進するようにとの要望が出され、保健所及び市町村における精神保健福祉業務運営要領が新たに通知されたが、地域精神保健業務は依然として保健所中心で行われることとなり、市町村は保健所の協力の下で精神障害者の

社会復帰事業や精神保健業務を展開できるとされた。その後、精神保健福祉法の改正や障害者総合支援法等の改正により、保健所や市町村の精神保健福祉業務は拡大されているが、対人サービスは必ずしも向上していない。【⇒隔離、障害者総合支援法、精神衛生法、精神保健福祉法、措置入院、ライシャワー事件】（白澤英勝）

チーム医療⇒チーム医療の推進に関する検討会議

チーム医療の推進に関する検討会議

　2009年8月より「チーム医療を推進するため、日本の実情に即した医師と看護師等の協働・連携の在り方等について検討を行う」ことを目的に全11回開催された。会議では、薬剤師の薬物療法への参加や、リハビリ関連職種の喀痰吸引、介護員の喀痰吸引や経管栄養剤の投与等、各職種における医療行為の役割拡大が検討された。その中でも「看護師の役割拡大」に大きな焦点が当てられ、2014年に保健師助産師看護師法の一部を改正し、2015年に特定行為研修制度が施行された。厚労省は、社会保障費の財源を確保するために合理的で効率的な医療機関の運営に注力している。各職種における役割拡大も効率性を前提とする医療行為の分業化である。しかし、医療の対

象は生身の人間である。病を抱えた人々の苦悩や生活の回復を支えていくには時間と労力がいる。効率性を重視し、cure（キュア）する人を増やしても、care（ケア）する人がいなくなれば、病からの回復は遠のくのではなかろうか。【⇒看護師、特定行為研修制度、保健師助産師看護師法】　　　　　　　　　（東修）

中間施設

　この語は、現在、「医療施設と老人福祉施設、或いはこれらと家庭との中間的な位置づけの施設」と理解され、精神科領域でも「病院と家庭・地域・社会との中間にある施設」としてデイケア施設、作業所、グループホーム、ケアホームを指して言われることがある。しかし、精神医療改革史の中では「病院と社会（家庭、地域）の中間の施設」として登場し、精神医療改革がこれに反対する実践として展開されたことを忘れてはならない。

　精神科医療における中間施設の構想は、当時の精神科医療の良心的、進歩的な人々の実践から出てきたものである。「中間施設的試み」が1967、1968年、病院精神医学懇話会、病院精神医学会の総会のそれぞれのテーマ、統一主題とされた。全家連（全国精神障害者家族会連合会、1965年結成）もこれを作るよう国に

要望するに至った。1969年、国から「精神障害者社会復帰センター」設置方針が示された。この構想に対する批判は、1969年の病院精神医学会総会から、精神病院現場での当時の新たな実践の立場から行われた。その後、日本精神神経学会——中間施設問題委員会があった——でも、総会、シンポジウムで批判が行われた。

以後数年にわたって様々な批判が展開されたが、その要点は、①病院からの退院は、困難であるとしても、やり方によってはできないことではなく、そのために力を注ぐべきである（生活療法批判の実践等）。②病院からの退院が困難な情況（国の隔離収容政策、劣悪な病院医療——含、生活療法体制——、地域資源の不在、社会的偏見）の変革への挑戦が放棄され、変革されるべき状況が補完され、変革の阻害要因ともなる。③構想に示された内容（医療とも福祉とも言えない運営理念の不明・生活療法批判の視点の欠如、マンパワーの貧困）から、退院には繋らない終末施設となり、精神病院に代わる新たな収容施設となる。

この構想は、批判に対応する形で、多くのマンパワーを配した「社会復帰医療施設」に変って、東京、川崎、岡山に設置された。国の中間施設構想はここで頓挫したと見るべきである。

その後、作業所、グループホーム、ケアホーム等の活動が、全国各地で行われるようになり、1996年からの障害者施策推進本部による障害者プラン「7か年戦略」で初めてこれらの数値目標が国によって示され、現在は、2006年に施行された障害者自立支援法（のちの障害者総合支援法）の下、地域生活支援センターの活動等を含め、現在、「障害福祉サービス」としてまとめられている。障害者の地域での生活を支援することが当然となった今日、精神科領域での「中間施設」の語は、改革の流れに関するインパクトはもとより、その使用意義も殆どない。

精神科領域での「中間施設」は、①地域における障害福祉サービスの欠如（貧困・遅れ）と②社会的入院とも言われる長期入院者の問題に対応して出てくるものであり、国が2006年に提起した病院敷地内に設置可能な「退院支援施設」もその一例である。【⇒隔離収容政策、社会的入院、社会復帰、障害者総合支援法、生活療法、精神科デイケア、精神の障害、全国精神障害者家族会連合会、長期在院、日本精神神経学会、日本病院・地域精神医学会】

(樋田精一)

長期在院

長期在院については明確な定義は

ないが精神病院に長期にわたって入院を継続している精神障害者を示し、厚労省は「長期入院精神障害とは1年以上精神疾患により入院している精神障害者をいう」としている。

2018年の調査では入院患者28.9万人で、1年以上の長期入院者は約17万人、59%となっている。長期在院者は減少傾向にあるとはいえその人数は多く、高齢の長期入院者は増えて死亡による退院も増加傾向にある。長期在院は病気そのものが主な原因ではあるが、精神病院の環境・生活習慣・看護のあり方なども影響して生活機能障害を生み、家族や地域社会からの孤立・居場所の喪失等をもたらした。精神障害者施策は「精神衛生法」（1950年）によって、精神障害者を合法的に社会から隔離し病院等施設への収容を主目的とする入院中心路線を国策として推進した。結果、急激な患者増加に医師や看護者等のマンパワー不足を惹起。「精神病院におくべき医師その他の従業員の定数について」（1958年）以来、今日に至るまで他の診療科に比べて少なくてもよいとする「精神科特例」が存続している。医療金融公庫法（1960年）施行により長期低金利融資開始。措置入院費に関する国庫負担の引き上げ（1961年）があり措置要件がなくても公費による「経済措置」施行等、1960〜1970年代にかけて民間精神病院や病床の増設と増加、入院患者の確保策が採られた。これらの施策によって長期在院者問題が生じてきた。1970〜1980年代にかけて展開された開放化運動中も長期在院者の数は増え続け、平均在院日数も減少しなかった。地域精神医療がこれからの活動の中心になるだろうが、多数の長期在院患者の存在や高齢化等の「過去のツケ」に対し、国や精神医療関係者は本来の医療の場に改変することが求められている。【⇒開放化運動、隔離、経済措置、精神衛生法、精神科特例】　　　　　　（佐原美智子）

治療共同体

治療共同体は英国で1946年にメイン（Main T.F.）、フークス（Foulkus S.）、マックスウェル・ジョーンズ（Jones M.）などにより開始された。第二次世界大戦後の戦争神経症の治療を行う陸軍精神病院が舞台であり、患者の主体性や自発性が尊重され発揮されることで、治療効果が上がることが認識され実践された。院内ではあらゆる職種を含む治療スタッフや患者が参加する様々なサイズのグループが多数立ち上げられ、日々の出来事や人と人との関わりなどが話題として扱われた。開かれたコミュニケーション、多数によるリーダーシップ、全員一致による決定、相互のコ

155

ンフロンテーション（つきあげ）などが行われ、その過程で社会的な学習や対人関係の修正などがなされた。病院は治療者、患者を含め一つのコミュニティであると理解され、そこに現れた力動を洞察することが、治療的に作用すると考えられた。

　治療共同体の背景にあるのは精神分析に基づいた集団精神療法の理論であり、治療者・患者関係の枠組みは保たれており、反精神医学とは異なる。しかし、この治療理念は、広範な精神疾患に対して用いられ、当時の権威的な治療構造のもとで、拘禁的、閉鎖的であった精神科病院のあり方を変える方法論の一つになった。

　また、治療共同体は当初から病院内のみならず、地域への拡がりが試みられていた。地域の医療・行政関係者、教育関係者などと交流を行い、個々の事例についても病院――地域をつなぐ連携がなされた。こうした実践は、後に英国などで精神科病床が削減されACTやチーム医療による地域医療中心に変化する流れの基礎になった。

　わが国でも治療共同体の考え方を取り入れる試みがなされてきている。多くは運営理念や方法論を病院や地域医療の治療設定の一部に取り入れる治療共同体的接近（Clark D.）であるが、治療者・患者関係の方向性

を示す概念として理解され実践されている。【⇒ACT、社会復帰、チーム医療の推進に関する検討会議、反精神医学】　　　　　　（稲村茂）

治療抵抗性⇒クロザピン、重度かつ慢性

通院医療費公費負担制度⇒自立支援医療

通信面会の自由⇒行動制限

DSM ⇒操作的診断基準

DPAT

　DPAT（Disaster Psychiatric Assistance Team：災害派遣精神医療チーム）は、自然災害や航空機・列車事故といった集団災害等において、被災地の精神保健医療機能が一時的に低下した場合、被災都道府県等からの派遣要請に基づき、48時間以内に被災地に入り、精神科医療および精神保健活動の支援を行う専門的なチームのことをいう。チームは、精神科医師、看護師、業務調整員らで構成される。

　もとは、阪神淡路大震災や東日本大震災において、被災した住民に対し、自治体や医療機関から精神科医を中心とした専門職による「こころのケア」チームでの実践に由来する。

こころのケアチームの活動目標は明確に規定されているが、東日本大震災においては「こころのケア」という表現が逆に反発を生み、避難所では活動を拒否されるチームが相次いだ。このため、こころのケアチームという活動を全面には出さずに活動を展開するなどの対応に追われた。また、東日本大震災においては、複合型の大規模災害であり、支援者の多くも被災したことから、専門職一人ひとりが「自分に何ができるのか」と自らの専門性を問わざるを得ない状況に投げ込まれた。このため、「こころのケア」という言葉が内包する意味内容も大きく揺らいだのではないかと考えられる。【⇒看護師、阪神淡路大震災、東日本大震災と精神保健活動】　　　　（近田真美子）

鉄格子⇒鍵と鉄格子

電気けいれん療法（ECT）⇒電撃療法

電撃療法
　電気ショック療法（electroshock therapy EST）、電気けいれん療法（electroconvulsive therapy ECT）ともいう。向精神薬が開発される以前の精神病の治療法として1930年代に創始されたインシュリンショック療法、カルジアゾールショック療法に続き、1938年イタリアのツェルレッティらによって開発された。両側前頭葉上の皮膚にあてた電極から交流波を数秒間通電して人為的にけいれん発作を誘発させる。週2〜3回、計6〜10回程度を1クールとするのが一般的。てんかん患者に統合失調症の合併が少ないという広く信じられていた経験則から着想された。
　戦後、日本を含む世界各国に広く普及し、統合失調症のみならず多くの精神疾患に適用された。ところが一部の精神科病院において問題行動を起こす患者に対し懲罰的な目的で用いられたこと、インフォームド・コンセントなしに行われる場合が多かったことなどに対して当時から強い批判があり、向精神薬療法の発展とともに一旦衰退した。
　しかし、緊張病症状群を伴う統合失調症や自殺リスクの高い重症うつ病などに対しても有効で、効果発現が比較的早く、薬物の副作用を回避できるなど、その有用性が再評価され、従来型の欠点を改良した修正型電気けいれん療法（modified electroconvulsive therapy m-ECT）として復活している。麻酔科医による呼吸管理下で筋弛緩剤の前投与により四肢のけいれんなしに脳波上のてんかん発作を起こさせるものである。電流も従来の正弦波ではなく矩形波にすることで、発作誘発に必要最小限

の電力を与えるよう工夫されている（とはいえ整流器があれば可能なメカニズムであり、ハイテク医療と称揚するようなものではない）。

精神科急性期医療や精神科救急医療を担う施設にとっては標準スペックであるとする意見もあるが、麻酔科医の関与を要するため単科精神科病院で普及しにくいこと、奏功機序が解明されていないこと、インフォームド・コンセントの問題が完全にクリアされていないことなど、治療法としてはなお発展途上と言えよう。【⇒インシュリンショック療法、インフォームド・コンセント、うつ病、向精神薬、精神科救急】（岡崎伸郎）

電子カルテ

日本の電子カルテシステムは、1999年に厚労省が「真正性」「見読性」「保全性」を条件に認可したことから、大規模病院を中心に普及した。精神科病院でも電子カルテを導入する施設は増えつつある。電子カルテのメリットは、患者情報の共有や、データの閲覧・検索等が迅速かつ簡単にできる点であり、業務の効率化につながる。看護師であれば、それによって空いた時間を患者のケアにあてられる。しかし、実際は、流れ作業的な検温や処置等のチェック入力、ひな形をもとにした看護記録、そして医師の代行入力など、電子カ

ルテの前に釘付けとなる。必然的に患者のベッドサイドに行く時間は減る。また、チェック入力やひな形の使用は情報が断片化するため、患者の全体像が把握しづらい。さらにデータベース化された看護問題・プランでは、看護の創造性を育むことは難しい。電子カルテなど、進むIT化と医療・看護のあり方を考えていく必要がある。【⇒看護師】　（東修）

同意入院

精神衛生法第33条に規定された保護義務者の同意に基づく非自発的入院形態で、現行の精神保健福祉法では医療保護入院と改称されている。

家族や親族と精神病院の管理者の間で精神障害者を強制入院させ得ることを法律で定めているこの制度が現在もなお存在しているということは、精神病者監護法で法文化された家父長制度に依拠して精神障害者の処遇を行うという戦前の思想が今日まで存続し続けていることを示している。日本の統治下にあった台湾や韓国はかつてはこの制度を採用していたが最近これを廃止しており、今日ではこの制度は世界に例を見ないわが国独特の制度であるとされている。

措置入院制度が一定の法的基礎をもった制度であるのに対して、私人である家族等が身内への強制入院の

発動や退院の諾否に決定権を有しているこの制度には多くの問題があり、2014年にわが国も批准した障害者権利条約との関連も含め今なお多方面からの議論が続いている。特に保護義務者の保護監督義務の問題と退院拒否の問題は極めて大きな現実的課題であり、前者は保護義務者への過重な負担の軽減を求める家族側からの要求として取り組まれ、後者の引き取り拒否の問題は患者の人権と長期在院の問題として精神医療の改革を求める側から問題視されて来た。制度発足当時は精神病院の院長や診察医師の資格要件も定められておらず、当該病院の勤務医が同意入院させたケースを院長は直接診察せずに事後的に追認して書類を作成する、ということが当たり前に行われていた。その後、精神科病院の院長や診察医の要件を精神衛生鑑定医（後の精神保健指定医）とし、保護義務者を保護者、家族へと名称及び役割を変更する等の変化はあったが、根本的な問題は未解決のまま今日に至っている。

　一時減少傾向にあった医療保護入院者数は急性期・救急病棟の増加と共に増加傾向にあり、2019年の調査では全体の47%となっている。【⇒医療保護入院、障害者権利条約、精神衛生法、精神保健指定医、精神保健福祉法、措置入院、長期在院、保護者制度】　　　　（渡辺瑞也）

東京地業研

　東京都地域精神医療業務研究会は、1973年6月、全国精神衛生実態調査に反対する保健所、精神科病院従事者の運動体として発足した。全国的運動が調査を実質的に阻止した後、東京地業研は、1.保健所と地域に新たな視点で関与し、批判的実践を追求する。2.「精神病院」改革の促進。3.東京都精神衛生行政への批判と行政闘争。4.地域精神医学会の再建。5.保安処分新設阻止を掲げ、活動継続を決めた。

　具体的には毎週例会を開き、情報交換とテーマを決めた討論を行った。また反保安処分、個別病院闘争、法改正等の集会を呼び掛け、参加し、東京都に対して意見を提出、交渉を行った。1976年に出した「東京の精神医療に関する見解」がその代表である。見解の多くは藤澤敏雄が起草、一貫して入院治療の非人間的隔離収容主義と精神科病床の多摩地区偏在の問題を指摘し、精神科病床の再編と地域で支えるシステムの構築、すなわち都立松沢病院の分散縮小、都立総合病院への精神科病棟必置化、精神科過疎地への都立精神科診療所設置、保健所の精神保健機能の充実等を主張した。

　また当初の実態調査反対運動の中

で、患者の実態調査でなく病院の調査・情報公開こそが必要と主張したことから、1975年独自の病院訪問調査を行い、都に対しては「東京都精神病院統計」を個別病院ごとに明らかにすべきと要求し続けた。1981年には、東京地業研の活動と実践の拠点を作ろうと柏木診療所を開設した。地域の精神科診療所が連携し精神科病院を改革し、なくしていく第一歩という構想であった。そのためには精神医療の問題が広く市民に知られ、開かれた運動として取り組まれる必要があると考え、「精神医療をよくする会」を設立し機関紙「おりふれ通信」の発行を始めた。

その後40年を経た現在、藤澤は逝き、柏木診療所は閉院した。しかし精神科病院問題は変わらないと考え、毎週の例会や『東京精神病院事情<small>ありのまま</small>』の発行などを続けている。【⇒隔離、隔離収容政策、精神衛生実態調査、地域精神医学会、東京精神医療人権センター、保安処分】

（木村朋子）

東京精神医療人権センター

1983年「精神医療をよくする会」の戸塚悦郎弁護士が中心となって全国に呼びかけ、日弁連と各地の弁護士会に対し「被拘禁精神障害者の人権救済申し立て」を行った。1984年3月宇都宮病院事件が明るみに出、

1985年秋の大阪精神医療人権センターに続いて、1986年3月東京精神医療人権センターが発足した。

基本の活動は電話と手紙による相談で、とりわけ入院中の人の「退院したい」との相談には積極的に訪問面会した。その結果病院全体の問題（常勤医不在や著しい行動制限など）がわかり、東京都に審査・監査請求するに至った病院の例などがある。また患者自治会等からの求めに応じて、弁護士・相談員による出張相談もいくつかの病院、作業所で実施した。

1987年に改正施行された精神保健法については、期待を込めて研究・提言を行い、改正法の患者の権利を解説するパンフレットを作成、配布した。特に新設された精神医療審査会の活用・機能向上を目指し、積極的に申し立ての援助や代理をした。現況は残念である。

1989年から数年は、大阪を始め全国で同様な活動に取り組むグループとともに「精神医療人権センター等連絡会」の集まりをもった。この年小林信子がスペインや英国の精神医療改革留学から帰国し、相談日に常駐する人を得た。患者権利擁護（ペイシェント・アドボカシー＝PA）の勉強会を継続して、1996年には陽和病院の協力を得てPA活動を試行できた。

1997年秋東京都地域福祉財団から家賃・人件費の補助を受け、事務所と専従スタッフを持つことができた。松沢病院の長期措置入院者や国立精神・神経医療研究センター病院医療観察法病棟への定期訪問など、専従ならではの活動ができた。1999年と2004年には東京地業研と連名で病院訪問調査を行い、結果を『東京精神病院事情<ruby>ありのまま</ruby>』として出版した。

その後補助金はなくなって事務所・専従のない状態に戻り、2012年からはボランティアで手紙と電話による相談のみを細々と続けている。**【⇒アドボケイト、宇都宮病院問題、大阪精神医療人権センター、行動制限、心神喪失者等医療観察法、精神医療人権センター、精神医療審査会、精神保健法、措置入院、東京地業研】**　　　（木村朋子）

登校拒否

子どもが学校に適応できないのではなく、学校が子どもに適応できないことをいう。近年は不登校という言葉が用いられることが多いが、登校拒否には、たとえ登校せねばならないと考えていたとしても身体が拒否しているというニュアンスが含まれているので、より実態に即している。

登校を促す圧力が加わると、精神－身体面にさまざまな影響を及ぼすことが多い。初期には頭痛や腹痛などの身体症状がみられ、その後、物を壊す等の行動が出現する。それでも登校圧力が続いた場合には、両親に対する暴力へと至る場合もある。一方、登校圧力が、子どもの生命を奪うことも知られている。9月1日における子どもの自殺数が突出しているのは、夏休み明けに登校圧力が強まるからである。

かつては、強制入院をさせたうえで、登校再開を退院の条件とするような「治療」が稲村博らによって行われていたが、市民団体や日本児童青年精神医学会からの批判もあり、このような方法は現在では否定されている。しかし、登校を善、不登校を悪と考える風潮は、戸塚ヨットスクールなどを典型として、根強く残っている。

登校拒否の子どもに対するサポートは、学校から徹底して離れて過ごす生き方を、周囲の大人が認め、支援するところからはじまる。その目標は、登校を再開することではなく、自分らしく生きる道を見出すことに置かれる。ちなみに、文部科学省は、教育機会確保法（義務教育の段階における普通教育に相当する機会の確保に関する法律）に基づいて、学校復帰を前提としない基本方針を通知した。

登校拒否の子どもの居場所として

は、東京シューレをはじめとするフリースクール等が各地で展開されていて、「不登校新聞」その他で詳細を知ることができる。【⇒自殺、日本児童青年精神医学会】　（高岡健）

当事者活動⇒ピアサポート

東大精神科医師連合

　東大精神科医師連合（委員長石川清、後に森山公夫）は1968年10月21日に結成された。それは二つの流れが東大精神医学教室において結び付いた運動組織形態であった。第一は、戦後のインターン制度の全国の医学生・青年医師の改革運動が世代を積み重ね、その過程で講座制・無給医局制度と研究至上主義批判が結びつき若手医師を収奪しているという認識が広がった。それがインターン制度撤廃を方針とした全国横断的研修協約闘争−青年医師連合結成という流れになった。第二に、その医局講座制が、医療改革を阻害し、精神科では劣悪な精神病院に寄生し且つ支配している、という認識と結びついた。1968年、東大医学部学生の無期限ストライキがあり、その過程で学生・若手医師指導者（精神科）の処分問題をきっかけに東大全学へと闘争が広がり、東大全学共闘会議の結成（7月5日）となった。大多数の医局員は臺教授（病院長）を不信任して医局を解散（10月14日）し、東大精神科医師連合を結成（10月21日）した。1969年1月の時計台での機動隊との衝突を契機に東大闘争は敗北した。1969年の精神神経学会金沢総会は、臺教授の理事長の時であったが、全国の若手精神科医の結集によって、理事会は不信任され、学会は刷新された。同年8月精医連の中から助手公選制決定を巡って分裂し教授の下に結集した「8人衆」により教室会議（外来派）ができた。1969年9月8日、病棟自主管理闘争（教授を排除して精医連により病棟を運営管理することから、看護師不在・少数における病棟運営にいたった）はこれへの抵抗運動形態として精医連により開始された。その病棟・研究室空間は赤レンガと呼ばれ多くの運動の拠点となった。

　具体的には第一に、臺人体実験批判——研究至上主義・ロボトミー・精神外科批判運動、東大脳外科の鎮静的定位脳手術批判運動、白木生体解剖批判運動などの人体実験告発を行った。第二に、1974年結成の赤レンガを拠点とした「刑法改「正」・保安処分に反対する百人委員会」運動と、それに近接する精神病院改革運動であった。それは精神神経学会としての運動とも関連した。島田事件（赤堀さん闘争）、精神衛生実態調査反対運動（1973年、1983年）に

関わった。1983年秋、赤レンガに安井健彦（『悪魔の精神病棟』1986年）さんが宇都宮病院告発を相談に森山公夫を訪れたことから、宇都宮病院問題が始まった。その告発の惨状を多方面と協力して調査し、1984年3月の宇都宮病院告発となった。それが1987年の精神衛生法改正へとつながった。それ以後、自主管理闘争の意義は後退し、1994年の松下正明教授の下で外来派・教室会議との診療統合、1994年12月精医連活動停止声明を経て、1996年の教室の組織統合となり終結した。【⇒ **宇都宮病院問題、臺人体実験批判、金沢学会、看護師、島田事件、人体実験、精神衛生実態調査、精神衛生法、精神外科、日本精神神経学会、保安処分**】　（富田三樹生）

東北精神科医療従事者交流集会

　精神病院の扉を開き、入院患者の人権を保障し、病院と地域の交流を図ろうとする開放化運動が、1970年代に全国的に展開された。運動に取り組む人びとは、経験の共有を図る目的で、各地で交流会を持ち、ユニークな機関誌を発行した。

　1973年、東北地方で開放化運動に取り組む人びとが、職種・職域を超えて山形に集い、第1回「東北精神科医療労働者交流集会」が開催された。当時喫緊の課題であった保安処分新設策動に抗する闘いの陣形を構築することと、開放を維持しながらいかに医療・看護を展開するかがテーマであった。

　その後、集会は各県持ち回りで開催され、年を追うごとに参加者が増え、東北のみならず、関東・関西から駆けつける人びともいた。

　1979年には「東北精神科医療従事者交流集会」さらに1992年には「みちのくフォーラム」と集会名を改称しながら現在まで続いている。【⇒ **開放化運動、保安処分**】　（浅野弘毅）

特定行為研修制度

　2015年10月より「特定行為に係る看護師の研修制度」が施行された。「特定行為」とは、これまで医師のみに許されていた医行為の一部を、医師又は歯科医師が指示する手順書に沿って看護師が行うことである。特定行為には、人工呼吸器からの離脱など、21区分38行為がある。精神科では、抗けいれん剤、抗精神病薬、抗不安薬の臨時の投与が特定行為となる。厚労省は、2025年問題を前に医行為の一部を看護師に移譲させ、慢性的な医師不足を補おうとしている。

　日本看護協会は「看護師の役割拡大」というスローガンを掲げて同制度を推進している。しかし、e-ラーニングを主体とする400時間弱の研

修では侵襲性を含む医行為を担うには心許ない。加えて、現在の看護現場は煩雑さを極めており、患者の生命や尊厳を守ることさえも危うい状況にある。そもそも"診療の補助"である医行為への傾倒によって、"療養上の世話"を手放すことになれば、看護そのものが形骸化しかねない。【⇒看護師】　　　　　　（東修）

トリエステ⇒イタリア精神科医療改革

日本児童青年精神医学会

　1960年に設立された学術団体で、当初は日本児童精神医学会という名称であった。1969年の千葉学会が、小澤勲ら全国児童精神科医師会議の提起により学術集会を取りやめ討論集会に切り替えられたことを契機に、学会改革委員会が発足した。爾来、学会は、少年法改悪反対を掲げ「少年法改正に反対する委員会」（小池清廉委員長）を設置して活動したほか、優生保護法改悪反対運動、島田事件といった社会的課題にも力を傾注し、現在も少年法・体罰・いじめ問題等に取り組んでいる。1990年には国際児童青年精神医学会を京都市にて開催した。2022年現在の会員数は4500名にのぼり、医師以外に心理士・ソーシャルワーカー・保育士・市民団体構成員など多様な職種の会員を擁している。学会認定医制度を有し、現在は他学会とともに「子どものこころ専門医」の創設を目指している。【⇒いじめ、島田事件、少年法、日本精神神経学会専門医、優生保護法】　　　　　（高岡健）

日本精神科看護協会⇒精神科看護

日本精神科病院協会

　日本における私立精神科病院を中心とする1196の会員病院（2019年9月現在）からなる組織。日本の精神病床の85%を占めている。1949年、日本精神病院協会（理事長　植松七九郎）として加入82病院で創設される。1954年、社団法人となる。社団法人日本精神病院協会設立趣意書においては、「精神障害者の家族近隣は勿論のこと、誰でもと云える程、社会人一般の生命、財産、名誉が精神障害者の病的行為の危険にさらされ、文化的の最低限度の生活も到底安穏に営めず、苦悩しなくてはならぬ」との認識を示し、さらには、「終戦当時から同志相諮って『世相の安定は精神病院の復興から』『社会の平和は精神病院から』『日本の再興は精神病院から』との決意をもって、精神病院の復興に従事」してきたとしている。

　2012年公益社団法人へ移行。同協会定款は、「本協会は、精神科病院その他精神疾患を有する者の医療

施設及び保健福祉施設の向上発展を図り、精神保健医療及び社会福祉の増進に寄与することを目的とする。」としている。同年には、「将来ビジョン戦略会議報告書：我々の描く精神医療の将来ビジョン」を発表し、ここでは、地域移行促進に関する基本的考え方として、「『1年以上』の長期入院者は、重度・重症、身体合併症の併存など様々に地域移行が困難な実態などもあり、長期入院＝退院可能な軽症者ではない」とし、厚労省の打ち出す「重度かつ慢性」患者に繋がる考えを提示している。

2018年、日本精神科病院協会雑誌の巻頭言において山崎學会長は、「精神科医にも拳銃を持たせてくれ」という同氏が理事長を務める病院の医師の朝礼での話を引用し、それを「興味深かった」とし、「精神科医療の身体拘束を考える会」から質問文を受け、全国「精神病」者集団からはホームページ上での削除を要請されるなど強い批判を浴びた。同年には「精神保健福祉資料（630調査）の実施についての声明文」を発出し、要求する必要な措置が行われなければ630調査への協力を再検討するとした。2019年には「『身体拘束　突然死の危険』の記事について（抗議文）」を発出し、新聞記事に掲載された身体拘束の写真について「実際に精神科の医療現場ではほとんど行われていない最強度の拘束形態」であり、「通常は、より軽度の部分的拘束がなされているケースが多く、患者には相当程度の可動域が確保されて」いるとし、「精神科患者を冒瀆するもの」で「国民全体のメンタルヘルスの推進を大きく阻害する惧れ」があるとして、記事訂正と謝罪の掲載を要求した。山崎學会長は、2019年に行われた創立70周年の記念式典挨拶で、「日本精神科病院協会の歴史は精神科医療に対する社会的偏見との戦いであった」と述べ、その一例として「我が国の精神科病床32万床という間違った情報発信」を挙げている。公益を目的として、異なる立場の者との対話をする姿勢が求められる。【⇒**重度かつ慢性、身体拘束、精神科病院情報公開、精神障害者運動、長期在院**】

（長谷川利夫）

日本精神神経学会

1902（明治35）年呉秀三の強い意志により日本神経学会として創立された。呉は欧州留学から1901年10月27日帰国し、帝国大学精神病理学教授となり、同年10月31日東京府巣鴨病院（現松沢病院）医長となった。当初東大精神病理学教室は巣鴨病院内にあり、教室と病院は一体だった。神経学会主幹は呉秀三と内科の三浦謹之介の二人であった。そ

の後、三宅鉱一、内村祐之、秋元波留夫、臺弘と歴代東大教授が主幹・理事長を務めた。学会事務所はその経緯の中で東大精神病理学教室に置かれていた。1919年になり精神病理学教室は東大構内に移ったが、学会事務所は教室と共に移転した。1935年学会は新潟における総会で神経学会は精神神経学会となった。1969年金沢学会で理事会（臺教授理事長）が不信任された。それに伴い学会事務所は東大から離れることとなった。

　学会と精神医療問題の大きな課題との関連では以下のようなものがあげられよう。

　学会とは直接の関係は無いが、1918年精神病院法成立の前、呉は東大の教室員を動員して私宅監置の実情を調査し「精神病者私宅監置の実況及び其統計的観察」を発行し、精神病院法の成立を促した。

　1964年米国の大使ライシャワーへの精神障害者による刺傷事件が起こり、政府は精神病者治安管理強化——医師の患者の行政への通報義務の法制化を図った。学会（理事長秋元）及び全国の大学精神医学教室などが反対運動を起こし、当初案の通報義務は阻止され1965年精神衛生法改正となった。

　1969年金沢学会総会は、インターン制度・学会認定医制度新設反対運動の歴史を蓄積した全国の医学生・青年医師の医学部・大学闘争・全共闘運動の余波の中で、医局講座制の問題と精神病院問題を結合して矛盾が提起された。総会の全日程が大衆的議論によって占められ理事会は不信任され理事及び理事長は辞任した。東大精神医学教室が学会に対して一元的に力を持つ時代は終わった。1969年末新理事会は「精神病院に多発する不祥事に関連して訴える」を発した。以後学会は保安処分に反対する決議、生活療法批判、臺氏人体実験批判決議やロボトミー批判・精神外科否定決議などを行った。1973年、1983年精神衛生実態調査反対運動なども集約した。1970年代の中間施設構想批判、保安処分反対運動に大きなエネルギーを注いだ。1990年代初頭の処遇困難者専門病棟問題、2000年代初頭の医療観察法制定反対を主張し、2003年同法成立によって長年の運動は一応の決着を強いられた。島田事件の赤堀政夫さんの冤罪事件にも取り組んだ。

　1984年宇都宮病院事件を契機に我が国の戦後の精神病院問題を集約的に問題提起し、1987年の精神衛生法改正・精神保健法成立に向けて学会・当事者・弁護士等の諸勢力と矛盾を共にしながら活動した。

　戦後の精神衛生行政は政府厚生省と日本精神科病院協会、それに

1969年までは大学医局講座・学会との間で骨格が形成されてきたといえるが、金沢学会以後は、政府との対立が深くなり学会の主張は原則的・理念的なものにとどまったと批判されることともなった。また、1948年成立の優生保護法問題について1991年の「優生保護法に関する見解」まで不作為のまま経過してきたことについて検証が求められている。

学会認定医制問題から長年の論争を経て学会専門医制度となり、2018年4月からは各科が統合した事実上国による専門医制度となり、大学講座、各個別学会からも独立し、それに見合った卒後研修医制度となり、新たな次元での問題が指摘されている。2019年現在、学会員が1万8千人を超える精神医学の基幹学会に成長している。

なお2002年8月24日学会創立百年記念式典を行い、WPA横浜大会（8月24日～29日）を主宰し8月26日の精神神経学会総会議事で「精神分裂病」を「統合失調症」と呼称変更することを決定した。【⇒宇都宮病院問題、臺人体実験批判、金沢学会、私宅監置、島田事件、社会復帰、処遇困難者専門病棟、心神喪失者等医療観察法、人体実験、精神衛生実態調査、精神衛生法、精神外科、精神分裂病呼称変更、精神保健法、中間施設、日本精神科病院協会、日本精神神経学会専門医、保安処分、優生保護法、ライシャワー事件】

（富田三樹生）

日本精神神経学会専門医

日本精神神経学会専門医の歴史は長い。1968年の長崎学会で導入（当時は認定医と呼称）が提案される。しかし、1960年代は精神科病床の急増期に当たり、劣悪で悲惨な精神病院が問題になっていた。現状を追認・隠蔽し医局講座制を強化するだけだとの批判が巻き起こり、制度導入は頓挫。翌年1969年の金沢学会では、日本の精神医療体制、とりわけそれを支えている医局講座制や精神神経学会のあり方そのものが問題視され、教授連や学会執行部が激しく糾弾される事態になる。学会は歴史的転機を迎え、以後の精神医療改革運動に繋がって行く。このような経緯から、認定医について語る事は永らくタブーであった。1983年議論が再開され、1994年有名な山内答申が出る。山内答申では、長崎学会や金沢学会での批判に答えるべく次の4原則が提示された。①患者の人権の尊重、②精神医療の改善、③研修医の研修の場と身分の保証、④民主的でかつ臨床重視に向けた医局講座制の改革。2002年、制度は正式に発足。初期研修制度の導入に合

わせる形で、2004年度より認定開始。しかし、専門医制度をより公的な制度とするため、2014年に日本専門医機構が発足。制度設計と最終的な認定は学会ではなく機構が行う事となる。私的機関から公的機関への権限の移譲、或は国——厚労省の介入であった。2018年度より新制度での専攻医研修が始まる。2021年度には機構による専門医が誕生する予定である。専門医制度発足から10数年、長崎学会の問いに現在の制度が答えられているかどうか検証すべき時である。【⇒金沢学会、日本精神神経学会】　　　　（瀬川義弘）

日本精神神経科診療所協会

　日本の診療所における最大の精神科職能団体。会員の多くは「心のかかりつけ医」と考えている。政治的には中立を旨としている。昭和20（1945）年代抗精神病薬クロルプロマジンの登場により、精神病の治療とともに社会参加の可能性が生じ、昭和30（1955）年代西欧の「地域精神科医療」が導入され、日本の精神科診療所も大都市を中心に散在。1965年に精神科外来公費負担制度が新設され、増加傾向が見られ、「地域で治療を」という思いで開業を目指すが、経済基盤はなく多くは内科等を併設している。同年神奈川で12人の「医会」が結成され、課題は経済基盤の安定化であった。その後も各県レベルの医会の結成が続き、1972年にはカウンセリング（精神療法）料が新設され、「精神科治療に専念したい」思いの中、1974年61人の参加をもって日本精神神経科診療所医会（後の協会）が成立している。昭和50（1975）年代に診療所の役割として「川上・川下論」が登場し、「重装備型（現在の多機能、包括支援型）」診療所が誕生。1994年214名の会員参加のもと「協会」が結成されている。精神療法料の増額に伴い、その後も診療所は年々増加。経済基盤の安定化につれ家庭、学校、職場等の身近な心の問題に始まり、自殺、依存症、認知症等の、日本が抱える精神科領域の問題にも組織として関わる。1995年の阪神大震災と同様、2011年に東日本大震災への支援活動にも携わり、現在も継続している。2016年統計では精神科受診者数の57％を診療所が担い、精神科の地域医療で重要な役割を果たしている。しかし、日本の精神科病院大国に対する歯止めの役割には疑問符がつく。2020年現在、約1700名（地区協会関連を含めると組織率7割近く）の会員数をもつ公益社団法人である。近年政府の施策や疾病構造の変化への対応の難しさや、それを担う医師たちの高齢化と継承の問題が生じている。【⇒自立支援

医療、診療報酬、多機能型精神科診療所、阪神淡路大震災、東日本大震災と精神保健活動】　（半田文穂）

日本精神病理学会

　この学会のHPによれば、1978年の「精神病理懇話会・富山」をもってこの学会の濫觴とし、以後続けられた同懇話会を土台として1988年に日本精神病理学会が発足したとある。しかし精神医療改革運動との関係においては、その前史が重要である。

　1960年頃、当時の先端であったドイツの人間学派や現象学的精神病理学などを研究する私的集まりがあり、それを母体として1964年に日本精神病理・精神療法学会が創設された。これが次第に発展するのと同じ頃、精神医療開放化運動、大学医局講座解体闘争、学会民主化闘争が沸き起こった。そして1969年の日本精神神経学会（金沢学会闘争）を経た同年の日本精神病理・精神療法学会も、学術発表をすべて取りやめて討論集会に切り替えられた。運動を主導する若手精神科医らの異議申し立ての矛先は、大学医局講座の封建主義とそれを補強する外部装置としての学会の非民主的な体質、そしてそれらが劣悪な環境の隔離収容型精神科病院に寄生することで存続しているという現実であった。こうし

た主張を象徴するのが、当時松本雅彦らが起文したといわれる「百分の一主義批判」、つまり百人の患者のなかから学問的興味を惹く1人を選び出し、他の99人を放置することで成り立つ学問の独善性に対する根源的な批判であった。しかもこうした学問の搾取性や独善性を糾弾する運動は、自己否定と隣り合わせの営みであった。

　「政治の季節」に続いてこの学会を襲った大波は、生物学的精神医学や薬物療法の隆盛である。この世界的潮流のなかで精神病理学の黄昏が叫ばれるようになり、会員数も漸減している。一方、精神医学の基礎学としての精神病理学の存在意義を巡って新たな模索が続いている。従来は統合失調症とその周辺がこの学会の主戦場であったが、近年では現代型うつ病、発達障害、摂食障害、ひきこもりなどの現代的病態に広がっている。

　英文表記はJapanese Society of Psychopathology。機関誌は「臨床精神病理」（年3回発行）。【⇒医局解体闘争、うつ病、開放化運動、隔離収容政策、金沢学会、日本精神神経学会、発達障害、ひきこもり】

　　　　　　　　　　（岡崎伸郎）

日本精神病理・精神療法学会⇒日本精神病理学会

日本病院・地域精神医学会

　病院精神医学（Anstalts Psychiatrie）は、大学における精神医学研究に対して、精神病院における治療・リハビリテーション活動の臨床実践的研究を追求したものである。ジーモン（Simon H.）が患者の社会適応能力を高めることを試みた「作業療法」に始まり、シュルテ（Schulte W.）は治療過程で生じる施設・社会との関わりや治療者・患者関係などの研究を進め、更にジョーンズ（Jones M.）らは患者の社会復帰には精神病院の治療的共同体の形成と社会への働きかけが重要と示し、その後の病院精神医学を方向付けた。

　日本でも、大学中心であった医学会に飽き足らない臨床現場の人々の呼びかけによって、「病院精神医学懇話会」が1957年に創設された。設立に当たり、初代委員長の関根真一（国立武蔵療養所長）は機関誌『病院精神医学』第1集で、「現代の精神病院は患者の治療の場であるとともに、極めて有意義な治療の器具として、その機能を発揮しなければならぬ（中略）。その観点から精神病院に勤務する者は、常に患者を対象とし、建物並びにそこに従事する人的構成に対し、精神医学を基底とした研究を進めて行かなければならない。（中略）最近その発展の必要性が叫ばれるにいたったので、同士の者が相図

り、病院精神医学懇話会なるものを誕生せしめた。（中略）いささかなりとも精神病患者の福祉のための貢献に資することが出来れば幸いである」と記している。当時の先駆的な「改革派」であったと評価できよう。

　病院精神医学懇話会は1967年に「病院精神医学会」と改称したが、この頃より「学会」的雰囲気が強くなり、発表・業績中心に変質していった。第13回金沢総会では、演題発表の主流をなす「生活指導」「作業療法」などの院内実践が、入院患者をマスで扱う管理の具に堕していること、数多くの精神病院不祥事件や「中間施設」構想、保安処分問題などに対応できていないことが批判された。予定プログラムを中止し、学会の在り方が問われたが、常任委員は討論を回避し退席したため、学会の公式機関は一時的に失われ解体した。残された総会会長と学会事務局長のもとに若手医師らが結集して再建委員会が組織され、1973年の第16回東京総会で「行動する学会」「開かれた学会」「建前でなく本音で討論する学会」として、形式的にも再建された。

　病院精神医学会は臨床実践の地域への展開を踏まえて、1983年「病院・地域精神医学会」と改称し、さらに1994年に「日本病院・地域精神医学会」に改称しているが、別記の

「地域精神医学会」の流れを汲むものではない。毎年の総会では、病院・地域における治療・リハビリテーション活動、地域精神保健医療活動、地域生活支援・福祉活動等の実践研究が報告され、シンポジウム等が組まれてきた。1994年以降は、当事者も評議員選挙で当選し、評議員・理事等の役職に就いている。精神保健従事者団体懇談会（精従懇）運営の中核的役割も担ってきた。時々の精神医療状況にも敏感に反応し、精神病院不祥事への調査活動、国の審議会や各検討会への対応、精神医療・地域医療保健・精神障害者福祉などに関連する法制度の改革を求める要望書・意見書などをまとめ、政府・行政・国会・自治体・関係団体等に働きかけてきている。直近では「精神保健福祉法体制からの転換に向けた意見書」を2019年10月に厚生労働大臣宛に提出し、精神保健福祉法の廃止と今後の改善方策をまとめたビジョンを提言している。

発足当初から現場の多職種が参加する学会として会員数は約1,000名前後で推移していたが、徐々に医師以外のコメディカルの参加が増え、1999年には1,315名（うち団体会員134）に達している。その後、類似学会・協会が相次いで創設されたことや、リベラルな運動色が敬遠されてか、会員は減少に転じ、2020年11月現在の個人会員数は493名、団体会員数79、職種構成は、医師39%、PSW20%、看護15%、OT8%、薬剤師5％ほかとなっている。日本の精神医療改革運動を牽引してきた学会であるが、近年は会員の高齢化と減少という課題を負い、新しい学会活動の展開が追求されている。【⇒**コメディカル、精神科病院不祥事、精神の障害、精神保健福祉法、中間施設、治療共同体、保安処分**】

（古屋龍太）

日本臨床心理学会

日本臨床心理学会は1964年4月に関西臨床心理学者協会が臨床心理学者協会に組織改正し、①臨床心理学独自の研究、②専門技術者として実践科学の確立、③臨床心理技術者の資格などを目的に設立した。第5回名古屋大会(1968)で、①「心理技術者資格認定委員会」の認定基準と手続きの不備、②資格化の意義について、③臨床心理学が当事者を差別し選別の手段に使われていると指摘され、討論集会を経て1971年に改革委員会が「される」側と共にを掲げ、障害当事者も含め誰でも参加できる学会となり社会的な活動を展開している。

1991年に臨床心理技術者の国家資格化を巡る激論の後、国家資格反対派が「社会臨床学会」を設立した

が、医療・福祉現場での医療心理師の国家資格化に取り組んだ。

　主な社会的活動は、「島田事件」(1974)、「みどりちゃん事件」(1984)などの裁判支援。学会声明として、保安処分反対声明(1981)、「処遇困難患者」概念及び「処遇困難患者対策」に関する意見書(1991)、「精神保健福祉法改正」への意見書(1998)、「心神喪失等の状態で重大な他害行為を行った者の医療及び保護観察等に関する法律案」への反対声明(2002)、「神奈川県立津久井やまゆり園」事件に関する学会声明(2016)、精神保健福祉法「改正」案に対する学会声明(2017)などがある。出版活動としては、『心理テスト　その虚構と現実』(1979)、『心理治療を問う』(1985)、『早期発見治療は何故問題か』(1987)、『地域臨床心理学』(2009)、『幻聴の世界　ヒアリング・ヴォイシズ』(2010)を刊行している。

　年次総会では「優生思想とわたしたちのからだ・生命」(1988)、「男性のセクシャリティを考える」(1994)、「女性の人権DVへの法的ケアと心的ケア」(2000)、「DV虐待を巡って」(2003)、「DVと児童虐待」(2006)、「なぜ出生前診断なのか」(2015)など時代を先取りしたテーマに取り組んでいる。近年は「ヒアリング・ヴォイシズ」「オープンダイアローグ」「リフレクティングプロセス」など

の活動をしている。【⇒オープンダイアローグ、公認心理師法、相模原事件、島田事件、精神保健福祉法、保安処分、優生保護法】　　(藤本豊)

任意入院⇒精神保健法

認知症

　de(下)とmens(心)が原義のdementiaは侮蔑的なことばである。明治の精神科医はsenile dementiaを老耄性癲狂と訳したが、大正になると狂が外れて癲呆となり、昭和になると老耄が老年となり、平成になると(2004年)行政主導で痴呆は認知症となったが、スティグマは払拭されていない。DSM-5(2013年)はdementiaを止めてneurocognitive disordersに変えた。

　認知症はかつて耄碌、ぼけ、老耄などと呼ばれ、一般には老いの一類型として理解されていた(老化モデル)。1960年代に医療保険が成立すると、彼らの多くは痴呆患者と呼ばれ、病院で暮らすようになった(医学モデル)。しかし社会的入院への反省もあり、2000年に介護保険が成立すると、介護のまなざしは生活そのものに向けられていく(生活モデル)。その後、2013年に認知症は462万人、軽度認知障害Mild Cognitive Impairment(以下、MCI)は400万人と推計されることが公表され、MCIは認知症予備軍と報道さ

れて確かなエビデンスのない予防が強調されるようになった（医学モデルの再来）。一方で早期診断が、イコール早期絶望とさえいわれる中で、それでも「社会とつながりながら主体的に生きたい」という本人の切実な声に応えて、当事者参画を原則とする権利回復の動きが広がりをみせている（社会モデル）。

　鳥瞰すれば、患者と呼ばれる「客体」から、生活者、市民と呼ばれる「主体」への回帰を繰り返しながら、認知症社会はらせん的に発展している。そして家族の自助グループは医学モデルの時代に誕生して生活モデルへの移行を促進し、本人の自助グループは再び医学モデルから社会モデルへの移行を促進しつつある。

　もともと病の分類には、疾患分類Nosologyと類型分類Typologyがある。疾患分類は共通の病理、症状、経過に基づく分類であり、疾患単位として確立していく。類型分類は一定の基準に基づく分類であり、たとえば若年、老年のように年齢に基づくもの、皮質性、皮質下性のように症候に基づくもの、そしてMCIのように重症度に基づくものなどがある。通常は疾患単位が確立された後に、ようやく治療や予防のエビデンスが明らかにされていく。

　認知症診断をふり返ってみると、そもそも1960年代に高度経済成長

に伴う軋轢を緩和するために登場した医療保険制度によってボケは「医学モデル」に覆われ、痴呆症として保険病名の対象となり、社会的入院を生んだ。超高齢社会の現在は、認知症予備軍としてMCIがクローズアップされ、認知症予防の潮流を生んでいる。

　社会的入院にしても、認知症予防にしても、社会状況を補うように医学モデルが浮上し、これによって支えられ、正当化された社会現象である。つまり認知症診断は、社会状況に押されながら、とにかく類型分類から始めるしかなかったのであり、未だに確かな疾患分類には至っていない。たとえばアルツハイマー型と診断された中に他の病態や正常老化さえも混入している可能性がある。こうしたことが認知症診断における不確かさの背景にあり、予防や治療のエビデンスが出にくい理由の一つになっている。そしてこのことが、認知症の診断後支援Post Diagnostic Supportを医学モデルで押し通すことに限界をもたらすのである。

　Kleinmanは人類学的見地から「医療行為が、社会的・文化的な問題を緩和するためにおこなわれる場合があり、結果的には効果のない、ときには有害な専門的ケアを生むばかりでなく、ヘルスケア資源の乱用、文化的に不適切なケアに対する患者の

治療拒否や不満を生む」と痛烈に指摘している（クラインマン．臨床人類学——文化のなかの病者と治療者．弘文堂，1992）。

　かつて老人病院では身体拘束が、精神病院では隔離があたりまえであった。人権というものが医学モデルによって曖昧にされ、封殺されることがある。その状況は今日なお、十分に解決されてはいない。人生の断絶処方とさえ呼ばれ、早期診断＝早期絶望ともいわれる認知症診断を希望あるものに変えていくには、疾患単位の確立を急ぎつつも、医学モデルを越えた理解の仕方を医療者が、そして社会が手に入れる必要があるのではないだろうか。【⇒介護保険、隔離、社会的入院、身体拘束、操作的診断基準】　　　　（山崎英樹）

認知症呼称変更⇒認知症

脳生検⇒臺人体実験批判

ノーマライゼーション

　1950年代に北欧で知的障害児・者の入所施設生活の改善運動として端を発し国際的に普及浸透した理念である。1946年からデンマークの社会省知的障害福祉課に働くバンク・ミケルセンは、知的障害児者の劣悪な施設処遇の状況を知り、親の会の活動に関わる中で親の願いを最も表す言葉を探した。障害のある者も障害のない者と同様の生活状態を可能な限り実現するとした「ノーマライゼーション」理念を行政に反映させ、1959年には初めてこの言葉が用いられた「知的障害者福祉法」が制定された。自身がナチスにより強制収容された経験が取り組みに大きく影響したという。

　その後、スウェーデンの知的障害児のための協会で1961年から1970年までオンブズマン兼事務局長として働いたベンクト・ニーリエが、理念の整理・成文化を行い、1969年に『ノーマライゼーションの原理』を発表した。社会の主流となっている規範や形態に近づけるようにすることと定義し、1日・1週間・1年間の生活リズムや、ライフサイクルにおけるノーマルで正常な発達経験、異性との生活、ノーマルな要求や自己決定の尊重、ノーマルな経済基準や環境基準など、8つの原理を主張した。さらに、ヴォルフェンスベルガーが、アメリカおよびカナダで、各国の文化の違いを考慮する形で概念を発展させ、ノーマライゼーションを推進した。

　日本では、「国際障害者年」の制定による「障害者が暮らしやすい街づくり推進事業」や「障害者プラン〜ノーマライゼーション7か年戦略」が発表されたことで本理念が広く普

及され、今では分野を問わず福祉政策における理念として浸透している。障害のある人もない人も、その文化圏における年齢相応の生活や社会体験を等しく送れるようにとの考え方は、人々の社会的意識が変わることなしには実現しないものである。バリアフリー、ユニバーサルデザイン、インクルーシブ教育など謳われるが、未だに分離や分断傾向は強固である。先ずは交流からである。（大塚淳子）

野田事件

1979年9月、千葉県野田市で、下校途中の小学校1年生の女の子が行方不明となり、夜に竹林の中で全裸の遺体となって見つかった。半月後、近くに住む知的障害者のAさんが犯人として逮捕された。しかし、Aさんを真犯人とする客観的な証拠は何もなかった。この逮捕の過程でも、障害者であるAさんを警察が当初から犯人と断定していたことが明らかになっている。被害者の所持品であった鞄の記名部分を切り取った布片をAさんが持っていたとされたことが唯一の「物証」であったが、これも種々の事実から捜査側のねつ造であることが明らかにされた。Aさんが「自白」したとされる供述も、変遷を繰り返して矛盾も多く、そのとおりとしても到底犯行を完遂できるものではなかった。供述分析でも、

Aさんの供述は犯行を認めたものではないことが明らかになっている。しかし、一審、二審で有罪判決が出され、1993年に最高裁判所で確定した。判決文は弁護側の論理にはまともに反論せず、検察側の主張を無批判に認め、さらにAさんが犯行を認めているかのように見える供述部分だけを取り上げて「知的障害者は嘘をつけないから」という奇妙なしかも誤った論理を有罪の理由とした。このようにこの裁判は精神障害者への差別に貫かれており、それには精神鑑定も一役買っていた。別に述べられる島田事件との類似性から、「第二の島田事件」とも称された。Aさんは受刑して出所し、本人および弁護団、救援会の長い努力で新証拠を集め、2014年にようやく再審請求にこぎつけた。裁判所等との折衝の最中の2018年9月、Aさんが急死し、再審は却下となったが、現在再請求に向けて調整中である。【⇒島田事件、精神鑑定】（中島直）

パーソナリティ障害⇒精神病質

ハウジングファースト

ハウジングファーストは、「まず安定した住まいを確保した上で、本人のニーズに応じて支援をおこなう」という非常にシンプルな考え方である。ハウジングファーストでは、

人が安定した住まいをもつことの権利が重要視されている。自分で管理できる空間の鍵を持つということは、その人の尊厳そのものである。住まいを持つことは人権であり、人は誰も、安全な住まいで暮らす権利があると考える。

住まいは人権であるという思想に寄って立つならば、住まいを得るために、いかなる条件も求められるべきではない。人が医療を受けようと受けなかろうと、人権であり、人権の基盤でもある安全な住まいは、得られなければならない。

ハウジングファーストの概念の根幹は、「住まいと支援の分離・独立」にある。住まいはけっして、精神科医療にかかることや、酒や薬物を断つことの引き換えに提供されるものではない。医療をはじめとした支援サービスを受けることは、本人の意思に基づいており、住まいを得るための条件ではない。アパートで暮らすことができるか、金銭管理が可能か、継続的に病院に通うことができるかなどを評価することからも距離を置く。あるがままをうけ入れ、まずは安定した住まいを提供する。

本人がすべきは、家賃を払うことと、住まいの提供者と定期的に面会することだけであり、医療を含めたあらゆる支援サービスを利用しようとしなかろうと、その住まいが失われることはない。たとえ、一度築かれた支援者との関係性が破綻しようとも、アパートで暮らし続けることができる。そして、何らかの理由によって住まいを失ったとしても、何度でも住まいを提供する。

ハウジングファーストでは、精神疾患や依存症から回復することを、利用者に求めない。個室の中で本人がどのように過ごすかは、本人の自由であると考える。本人の日々の暮らしや自由な生き方に対して、不必要に介入しようとしないことによって、基本的な人権としての住まいは守られる。精神疾患や依存症に対する支援につながらず、症状の改善が得られずとも、安定した住まいが提供されることによって精神的・身体的な負担が減ることがある。そして、もちろん、安定した住まいがあることは、本人の回復や、他者とのつながりを得ることにもつながってくる。しかし、それはあくまでも一つの結果に過ぎない。回復やつながりは、住まいを得ることの条件ではなく、目的でもない。

ハウジングファーストでは、条件なしに住まいを提供するが、「ハウジングオンリー」とは一線を画す。本人が望むのであれば、訪問での医療や支援が潤沢に提供される。

ハウジングファーストは、精神科病院への長期入院をはじめとした施

設化の問題と深く結びついている。精神科病院に入院している状態のままに、その人が地域で暮らす力があるかどうかを、支援者が一方的に判断することは決してできない。誰もが地域で暮らす力をもっている。精神科病院からの退院を促進するにあたって、「退院して地域で暮らしたいですか？　入院を続けたいですか？」と尋ねることのみをもって主体的な意思決定の尊重とは言えない。退院して病院の外で暮らすための具体的で現実的な可能性を広げることなくして、精神科病院に長期間入院しており、帰ることのできる住まいをもたない人に対する退院支援はなし得ない。精神科病院や刑務所に入っては出ることを繰り返している間に、帰る家や頼ることのできる人のつながりを失い、自信を喪失してしまった人でさえも、安定した住まいを得て、地域で暮らすことから得られる経験を重ねていくことで、実現したい生活を取り戻すことが十分にできる。

　ハウジングファーストの実現可能性を模索することは、すなわち、重い精神疾患や依存症のある人が安心して地域で暮らせるための精神保健医療福祉のあり方を問うことでもある。　　　　　　　（熊倉陽介）

バザーリア法⇒イタリア精神科医療

改革

パターナリズム

　パターナリズムとは、封建社会の父親のように「父が善意をもって行った判断を子供に押し付けること」であり、家族主義や温情主義ともいわれる。医師－患者関係においては、患者の最善の利益の決定の権利と責任は医師側にあり、医師は自己の専門的判断を行なうべきで、患者はすべて医師に委ねればよい、という考え方である。

　精神科医療においては、病の特性上、非同意入院という形態が存在していることから、インフォームド・コンセントが重要だと認識していても、結果として、パターナリスティックな介入にならざるを得ないことが多い。

　しかし、問題は、パターナリズムにしろ、インフォームド・コンセントにしろ、父親役としての医師（医療者）が、自らの知識と技術を駆使して、目の前の患者の声をどのような思考で聴くことができるのか、その構えにあるのではないだろうか。

　残念ながら、患者の訴えや発言をすべて「幻覚や妄想」という医学モデルに帰結して片づけてしまい、患者の訴えを〈正しく〉聞くことができない医療者は多い。特に、入院中の会話など、背景に医療的な要素を

帯びている場の場合、こうした〈聞き間違い〉が生じやすい。

一方、患者の発言をすべて鵜呑みにしてしまうのも、専門職としては無責任であろう。科学的－論理的思考と物語的思考の両方のバランスをとりながら、患者の声にどのように耳を傾けることができるのか、聴く側の思考が重要である。

近年、ようやく、精神科医療でも、利用者と医師が治療ゴールや治療の好み、責任を話し合って、2人で適切な治療を見つけ出す「共同意思決定（Shared decision making／SDM）の取り組みが始まっている。医師と患者の間で繰り広げられる診察形態の変化が、専門家の思考変容を促すことを期待したい。【⇒インフォームド・コンセント、同意入院】　　　　　　　（近田真美子）

発達障害

米国の公民権運動を背景にして成立した概念で、当初は知的障害や神経疾患のため大きな生活上の制限があり、ケア・治療・サービスへのニーズがあるものを指していた。その後、自閉症・学習障害・てんかんなどを有する人にまで拡大されて用いられるようになった。したがって、「知的障害と発達障害は別の疾患」だとする言説は、明らかに間違いである。

日本の発達障害者支援法では、「自閉症、アスペルガー症候群その他の広汎性発達障害、学習障害、注意欠陥多動性障害その他これに類する脳機能の障害であってその症状が通常低年齢において発現するもの」とされている。同法で特筆すべきは、発達障害者を「発達障害及び社会的障壁により社会生活に制限を受ける者」「社会的障壁とは〔中略〕日常生活又は社会生活を営む上で障壁となるような社会における事物、制度、慣行、観念その他一切のもの」というように、一種の社会モデルを導入している点である。

なお、上記のうち「自閉症」や「アスペルガー症候群」といった下位分類は、サポートの方法が共通していることもあって用いられなくなり、自閉スペクトラム症という上位概念に統合されている。一方、かつての上位概念であった広汎性発達障害は、人間の広汎な部分が障害されているかのような響きがあるため、やはり用いられなくなっている。なお、近年は、自閉スペクトラム症を多様性発達としてとらえようとする趨勢にある。

また、注意欠陥多動性障害（注意欠如・多動症）の境界は曖昧で、かつては英米間で有病率に数十倍もの開きがあった。米国が旧ソ連に宇宙開発で後れをとったスプートニクシ

ョックを契機に、米国での診断が急増したとの指摘もある。このように、発達障害には社会構成主義的概念としての一面があることを否定しえない。　　　　　　　　　（高岡健）

発達障害者支援法⇒発達障害

バンクーバーの地域精神医療と福祉

　バンクーバーの地域精神医療と福祉の特徴は、約60万人の市内を9つのキャッチメントエリアに区分して、それぞれにコミュニティメンタルヘルスセンターを配置して、アウトリーチを主体とした活動を展開していることにある。センターにはデイケアの機能を併設しており、薬物依存、アルコール、女性、青少年などのセルフヘルプグループなどが活動している。

　それぞれのセンターに配置されているコミュニティメンタルヘルスチームは多職種である。ソーシャルワーカー、保健師、作業療法士、臨床心理士が主な構成で、医師は非常勤である。

　急性期の患者は、バンクーバー総合病院や、ブリテイッシュコロンビア大学病院などの急性期ユニットが対応する。平均の入院期間は10日程度。クライシスを脱した後は、自宅やグルプホームなどに戻るか、ナーシングホームと呼ばれる市内にあ

る静養施設で療養して日常生活に戻る。

　夜間の対応として、警察官と保健師が緊急対応の要請に応じるチームが存在する。24時間、緊急対応する体制がとられている。

　市内には多くのグループホームやワークショップ（作業所）、ドロップインセンター（たまり場）がある。グループホームは生活の障害の重さによって、24時間複数の常勤看護師、非常勤看護師、ヘルパーがいて食事、服薬、金銭管理、外出、買い物などを手伝う手厚いものから、20人に一人の世話人が昼間だけいてケアするものまで、内容は実に多様である。

　ワークショップは工場に近く、労働を主体とした活動を行う。ドロップインセンターは居場所、食事、レクリエーション活動の提供を行っている。早朝から深夜まで、居場所の提供をし、相談に対応する。犯罪を犯した人に対するコート（法廷）サービスなどもあり、支援がされている。複数のドロップインに登録して、気に入ったプログラムを選択している利用者も多い。

　1960年代まで隔離収容中心だったバンクーバーには、ブリティッシュコロンビア州唯一の精神科病院であるリバビュー病院が存在する。1970年代の初頭には5000人の入院

者を抱えていたが、東大出身の林宗義医師らの尽力や当事者運動の発展により、現在は600人程度が病院敷地内に建てられた生活施設で暮らしている。長い間、精神病院に閉じ込められた人々が、終末期を地域で過ごすのか、病院の中で暮らすかは、自己決定が尊重されている。【⇒ACT、隔離、隔離収容政策、看護師、公認心理師法、精神科デイケア、精神障害者運動】　　　　　（東谷幸政）

阪神淡路大震災

　1995年1月17日淡路島を震源に神戸阪神地域を襲った直下型地震による死者6343人の大規模都市災害。発生後連日テレビで被災地の壊滅的な映像が報じられ、横倒しになった阪神高速道路、地震後の大規模火災が国内外に発信され、衝撃を与えた。31万人を超える人々がひしめき合う避難所で眠る被災者の悲しみが、多くの国民の共感を呼んだ。被災地内では、兵庫県立精神保健福祉センター・光風病院・神戸大学精神科の精神科医が、互いに連絡を取りながら活動を開始し、被災4日後には長田保健所で精神科救護所を開設した。兵庫県からの要請を受けて、厚生省が全国の自治体に精神科救護活動への参加を要請し、多数の精神保健医療従事者が被災地でこころのケア活動を行った。マイノリティや障害者

へ視線が向けられつつあるこの時代に、わが国で初めて被災者へのこころのケアが組織的に継続して行われ、その後の被災者、被害者へのこころのケアの定着につながった。
　阪神淡路大震災でのこころのケア活動は、被災地の精神科診療所の被災・交通遮断によって供給できなくなった精神科医療の臨時的供給、避難所救護所での被災者への心理的ケアなどさまざまな側面を持っていた。当時の活動は、避難所へのアルコール飲料の持ち込みを許容したこと、被災直後の消火活動にあたった被災地の消防士への心理的ケアが遅れたことなどさまざまな課題があった。一方被災直後は被災した精神保健医療従事者が直接ケアにあたらなければならないこと、活動の調整集約は被災地の精神保健医療従事者が担い続けなければならないこと、外部からの応援者の存在が被災しながら活動にあたる現地の人々の支えになることなど、その後の大規模災害で共通する経験が蓄積された。こうした経験を元にこころのケア活動に従事する人々へのマニュアル（兵庫県こころのケアセンター活動マニュアル）が作成されている。【⇒DPAT】
　　　　　（岩尾俊一郎）

反精神医学

　1960年〜1970年代は欧米を中心

にして、抑圧的な管理機構に対する闘いの時代だった。精神医学の分野においても例外ではなかった。1967年ロンドンで開催された「解放の弁証法」会議に英国の精神科医レインR.D.と共に出席したクーパーD.は自分の革新に満ちた営為を既成のものへの対抗上「反精神医学」と名付けたと語り、以後、反精神医学は伝統的精神医学に対する政治性をおびた異議申し立て（とりわけ狂気観をめぐる）の総称となった。

レイン・クーパーの出発点は精神分裂病に焦点をあてた家族研究にあり、家族成員間のコミュニケーションを鋭く観察することにより、病者を了解可能な存在として描写した。それだけでなく、気狂いと呼ばれて犠牲にされる描写の大半はスケープゴートになってくれる誰かを必要とする家族状況から生れ、家族機構の中の患者になると同時に、精神科医から精神分裂病のレッテルを貼り付けられて、様々な精神医学的な処置（例えば、くすり、ショック医療、ロボトミーなど）、入院という隔離生活を強いられ、市民的自由を奪われ、無効化された存在にされる、と。

狂気は個人の「うち」にあるのではなく、患者のラベルを貼られた個人をとりまく関係構造のうちにある。精神分裂病という状態など存在しない。レッテルを貼られるということ

は一つの社会的事実であり、家族のみならず、ミクロ、マクロの世界にわたってお互いがお互いを制御して人と人との排除しようとする構造がある限り、一つの政治的事実であった。

状況の矛盾を一身に背負いこんだスケープゴートにされた患者の苦悩は、狂気という自己表現に他ならない。レインはこの狂気のうちに「正気とみなしている」私たちが見い出すことができない真理があるとする一方、私たちが見ているものは潜在的に自然なプロセスの一つの挫折型であり、精神科治療等々の干渉をせずに自由に分裂病世界を展開させれば、より望ましいあり方で正気に帰還するはずだと語り、それを「内的時空への旅」と呼んでいた。

1965〜1971年までこの旅を完遂させる場所として、ロンドンにキングズレー・ホールというハウスホールドを設けた。臨床的実践は必然的に精神病に関わるレッテルも、処置も、医者・患者というヒエラルキーもとり払われた中で行なわれ、時には壮絶な状況を呈したこともあったという。クーパーも1962年から1年半、精神病院の一角にvilla21という実験病棟を設けた。個人矯正が治療の目的となることもなく、強制的に治療を受けることもない自由な「精神の避難所」を目指したが、やがて

外部からの管理的圧力の渦と不安に包まれ後退していき、さらに前進するために精神病院を超えて共同社会へと、より政治的色彩を帯びる実践に向かっていく。

日本においても、反精神医学は1969年のいわゆる金沢学会から1970年代にかけて展開された、既存の精神医学に対する異議申し立て、精神医療改革運動と共鳴する部分があり、1975年の精神神経学会ではクーパーなどを招いて精神分裂病のシンポジュームを開催したほどだった。当時は27万人の患者が主に精神分裂病という名の下で拘禁、収容され、社会から排除されていたが、その状況と反精神医学の主張する「抑圧からの解放」という自由への希求とが通底していたと思われる。

現在では反精神医学という言葉を耳にすることは殆どないが、依然として有効なテーゼは残されている。社会的な文脈を外れては一人の人格が存在することはありえないし、その人に対して一人の人格として行為することもできない。それは自分自身のみならず、他者を無効化することになるというテーゼである。

病者と一人の人格として関わる精神医学は、社会的文脈を欠落させたところでは成立しない。反精神医学が政治的色彩を帯びることがあっても不思議ではない。

忘れてはならないのは、自らは「反精神医学」という言葉と同化することはなかったが、「自由こそ治療だ」というスローガンの下、イタリアでの精神病院の解放閉鎖の指揮をとり、実現してみせたフランコ・バザリアである。患者を暴力的に隔離、収容してきたやり方と闘い、精神病院の壁を打ち倒したこと、それは何よりも反精神医学的実践であったように思われる。【⇒イタリア精神科医療改革、隔離、金沢学会、精神外科、精神分裂病呼称変更、日本精神神経学会】　　　（野口昌也）

ピアサポート

ピアサポート（Peer Support：以下「PS」と略す）とは、一般的には「同じような立場の対等な仲間による支援」をさす。PSを担う人には、ピアサポーター、ピアスタッフ、当事者スタッフ、ピアカウンセラー、ピアスペシャリスト等の様々な呼称がある。その様態も、私的な時間を共有する自然発生的なインフォーマルなPSから、当事者活動場面などで展開される意図的なサポートグループによるフォーマルなPS、自らが保健福祉サービスの利用者であり提供者として報酬を得てかかわる「ピアスタッフ」によるPSなど様々である。

日本では、1970年代から活発に

なった患者会活動の系譜が歴史的背景としてあるが、「ピア」という言葉が広く共有されたのは2000年以降である。一連の退院促進・地域移行・地域定着支援事業でPSの活用が打ち出され、後継のアウトリーチ推進事業でもPSを配したチームが全国で取り組まれた。2009年には厚労省の自立支援調査研究として、PSの人材育成プログラム構築プロジェクトが開始され、福祉医療機構助成事業として「PS専門員（仮称）ガイドライン第1版」が作成され、2011年の出版とともに研修がスタートしている。2012年からは「全国ピアスタッフの集い」が開催され、2014年には日本ピアスタッフ協会が設立されている。当事者で対人支援を仕事とする専門職として、精神障害を経験したスキルを活かし当事者の人権を守り、尊厳を尊重し社会参加を促進する使命を掲げている。

一連の活動のモデルとなっているのが、アメリカのSOAR（ソア：Support,Outreach,Advocacy,Referral）である。スタッフの半数を精神疾患の経験者が占め、リカバリーを志向する専門職と当事者の立場の統合が進み、専門職側のスティグマ軽減とパラダイム転換を促した。PSは、当事者でない者が語る従来の専門職主導の支援モデルに、「当事者主体」というテーゼを対置している。同じ目標を共有して、対等なパートナーシップに基づく協働を提案しているPSに、専門職を名乗る側がどう向き合うかが問われている。【⇒ACT、退院促進、地域移行支援】

（古屋龍太）

ピアスタッフ⇒ピアサポート

東日本大震災と精神保健活動

東日本大震災から9年6カ月が過ぎた。東日本大震災は大規模な地震と津波によって多くの尊い命が失われ、多大な物的被害が起こった。また自然災害への不十分な備えにより原発事故が起こり、多くの震災関連死や震災関連の自死を生み出した。東日本大震災は自然災害と人災の大規模複合災害である。

今なお多くの行方が分からない方がおり、喪に服すにもその対象が見つからず、今なお心のよりどころを失った状態にあり、あいまいな喪失を生み出している。また、福島第一原発の事故によって、避難者は、住み慣れた土地と家を失い、職を失い避難先を転々とせざるを得ず、多くの震災関連死と震災関連自死をもたらした。その結果、福島県では震災による震災関連死が直接の死亡者を上回っている。

大規模災害では、大規模な喪失が起こり、その精神面に対する影響は

計り知れないものがあり、影響は長期にわたる。復興住宅に移り住んだ現在も、孤立や孤独の問題が大きな課題になっている。被災者からの抑うつ気分や不安、不眠、やる気のなさなどの訴えは今も続いている。

大規模災害では、支援者も被災者であることが多く、支援活動には、そのことに対しての十分な配慮が必要である。被災地での初期の支援活動は、生活と健康被害に対する支援が中心で、被災者との信頼関係を築くことが軸になる。被災地は混乱しており、自力でできる活動が求められる。無理をするとバーンアウトしてしまう。

大規模災害では、被災者は声をあげにくい。とりわけ過疎地では精神面での相談はしにくい。待ちの姿勢では、被災者のニードの把握は困難であり、アウトリーチが有効な手段である。アウトリーチによって、生活面や健康面での相談がしやすくなる。相手の土俵に入り込むので細心注意が必要である。押し付けにならないよう十分な配慮が必要である。

中長期には、被災者の孤立や孤独の防止に重点を置き、地域力の低下を防ぎ、コミュニティの再建に向けた一層の支援活動が必要である。
【⇒ACT、うつ病、DPAT、貧困】

(原敬造)

ひきこもり

建造物の崩壊、がはじまっている。ウサギ小屋、と揶揄されながらも、戦後の高度成長時代にすべての日本人が抱いた「マイホーム」という夢が、1990年代から次第に老朽化し、今や取り壊されるのを待つ建ちながらの廃墟と化している。

その1990年代のはじまり頃から、「ひきこもり」に対する注目もはじまっている。当初は誰もが中流の崩壊や若者の貧困化がはじまろうとしているなどとは思いもよらず、社会に出る前に挫折を感受した若者たち、社会に出ることのできない若者たちの生態に驚かされた。それは、高度成長期の激しい学歴競争、つめこみ主義教育に頭を打って学校社会から脱落した「不登校児」たちのなれの果てとも見られた。

私たち精神医療誌の同人たちは、それを新たにはじまりつつあった社会変動の、炭鉱のカナリアとしての若者たちの抵抗だと見た。そのような視点から、この精神医療誌で「ひきこもり」という特集を組んだ（22号；2002．同年メンタルヘルスライブラリーに収録）。これは、当時流布していた、ひきこもりは風邪が肺炎になったようなものであるという見方へのアンチテーゼであった。

やがて、「ひきこもり」は精神障害の有無、経済階層の上下、学校社会

への適応の巧拙を越えて、どのような若者たちの未来にもありうる人生行路のひとつとなった。当初、家族による保護主義が強い日本文化に特異的な現象と言われていたが、世界中の先進国で問題となった。高齢化問題と同じく、日本が先駆だったのである。今や、ひきこもりを特殊な精神医療の中の問題と考える者はいない。

今、「ひきこもり」は、崩れ落ち捨てられていく家郷の、最後の家守のように見える。【⇒貧困、登校拒否】

（高木俊介）

病棟転換型居住系施設⇒精神科病棟転換型居住系施設

貧困

貧困は健康の土台を破壊し、世代間で連鎖する。なによりも平和の最大の敵とされる。国別GDP順位でアメリカと中国に次ぎ3位の我が国では「相対的貧困」（世帯の所得が国の等価可処分所得の中央値の半分未満の人々）が問題だ。OECDの経済審査報告2017では相対的貧困率が2012年に16.1％、2016年は15.7％と、G7のうち米国に次ぎ2番目に高い。厚生労働省の国民生活基礎調査（3年毎に発表）で、2018年の子どもの相対的貧困率が13.5％、（7人に1人）と2020年7月に発表された。

精神障害者に生活保護受給者が多いことは長期入院問題と結びつき易い。未受診や治療中断者の背後には住まいや雇用の問題に貧困が絡まって潜むことが多い。災害やコロナ禍などに伴う打撃も一番弱い人々を長期間襲う。貧困は健康を蝕み、社会からの疎外状況を生む。そんな中で生活保護は引き下げや水際対応が続き、人為的な綻びを見せる社会保障はセーフティネットにならない。注視し声を上げ続けなければならない。【⇒長期在院】

（大塚淳子）

不登校⇒登校拒否

べてるの家

べてるの家（Bethel's house）とは、1984年に設立された北海道浦河町にある精神障害等をかかえた当事者の地域活動拠点である。主に、日高昆布の販売や就労支援、グループホーム等の住居の提供、福祉ショップべてるからなる共同体を指す。

べてるの家には、「悩む力を取り戻す」「それで順調」「3度の飯よりミーティング」「当事者研究」といった独特のキャッチフレーズがある。特に「当事者研究」という、当事者自身が同じ病を抱えた仲間とともに、自己の病の経験に名称をつけ、「研究」という形で「外在化」させる認知行動療法的なアプローチは、毎年

「全国当事者研究会」を開催するまで人気を博している。

　こうした活動を支えるのは、早坂潔らをはじめとした沢山の当事者たちと、長年、彼らとともに伴走してきたソーシャルワーカーの向谷地生良、精神科医の川村敏明医師らであろう。

　向谷地は、「専門家」について、著書の中で、こう述べている。

　「精神『医学』が、本来の患者の心身の痛みや苦痛を取り除く役割を果たすことなく、囲い込みの『囲』に陥っていること、そして『看護』が、病気を抱えた誰よりも安心を求めているはずの患者を単に管理する『管』護を中心とした仕事になってしまっていること。『福祉』が、病気や障害を抱えた中で安心して生活や療養をすることを保障する権利としての『福祉』が、服従を強いる『服』祉に墜ちている』

　べてるの家が放つ沢山のユニークなキャッチフレーズは、専門家であることの意味を問い続け、思考し続けた結果、生み出されたものである。「専門家の当事者化」「当事者の専門家」というプロセスを経て、最終的に、誰もが「自分の人生の当事者」になることを大切にする。

　こうした、専門家としてのわきまえを踏まえた実践は、従来の精神医療における支援の枠組みすら変えてゆく。

　例えば、向谷地は、自分の右手で身体を傷つける自傷行為が止まらないという当事者に対して、丁寧に傾聴し一緒に対応策を考えるという通常の支援ではなく、仲間とともに体をくすぐることで自傷行為を止めるという対応策を思いついたりする。また、息子が家で暴れて大変だという通報が入れば、いち早く駆け付けて対応するのではなく「雪かきを手伝ってくれないかな」という電話を本人へかけることで、問題から目を逸らすという対応をとることもあった。

　川村医師も、精神運動興奮状態にある当事者に対して、隔離や拘束といった行動制限ではなく、柔道技を駆使して応答していたことがある。町中で散歩している当事者と会話を交わすことも「回診」に含まれる。統合失調症の病名告知も「仲間ができる病気だよ」と温かく勇気づける。

　スタッフも、当事者の様子を伺いに自宅へ訪問したはずなのに、庭の畑の野菜の素晴らしさに感動して、何をしに訪問しに来たのか忘れそうになるなど、べてる流のユニークな実践には事欠かない。

　こんな調子であるから、べてるの家は、日本の〈普通〉の精神保健福祉の世界で一生懸命、真面目に働いてきた専門家から、誤解されたり、

距離をおかれることも多い。しかし、新人看護師時代に浦河赤十字病院で働いた経験のある筆者に言わせれば、べてるの家で繰り広げられる実践は「専門家」としてのわきまえを肝に銘じつつ、何が一番大事なことなのか、思考し続けたからこそ生み出された結晶でもあるのだ。彼らから学ぶべきことは、専門家としてのわきまえであり「センス」であろう。その先に「当事者研究」があるということを忘れてはならない。【⇒隔離、看護師、行動制限、就労支援、身体拘束】　　　　　（近田真美子）

ベルギー精神医療改革

　日本と同じく民間精神病院が大半を占め、精神病床数も世界2位というベルギーが成し遂げている、ベルギーの精神医療改革の総称。ベルギーでは「ワールド・ヘルス・レポート2001」（WHOより2001年10月に発出）を参照し、翌年2002年6月24日に今後の精神保健ケア政策に関する宣言を発表。内容は「患者さん一人ひとりに合わせたケア／対象者を児童青年、成人、高齢者の3つのグループに分ける／グループごとに診断別のケア・サーキットや地域ケア・ネットワークの整備／ケアの継続性を担保すること」などを掲げ、当事者と共に政策立案（リカバリー／コ・プロダクション）を行ったり、

プシ107条（ベルギーにおける病院法第107条の呼称）により、病床の職員を地域訪問治療チームへ転換し病床数も削減する一方で病院機能と予算は確保、プライマリーケアに精神保健ケアを融合させるなど現在も改革が進行中。　　　　　（澤口勇）

保安処分

　保安処分とは、広く言えば、将来に行われる犯罪の危険に対応するため、刑罰に代えて、ないし刑罰を補って科される、その個人の自由剥奪を含む処分といった定義となる。現実には精神障害者を対象とし拘禁および治療を含むものが議論の対象となってきた。

　本邦における経緯の概略を記す。1940年に、禁固以上の刑にあたる罪を犯した精神障碍（しょうがい）者等に対する監護処分、酩酊等の状態で罪を犯した者に対する矯正処分を含む4種の保安処分を規定した改正刑法仮案が出された。翌1941年には、治安維持法改正の中で予防拘禁法が導入され、政治・思想弾圧に猛威をふるった。第二次大戦後検討が再開され、1961年に、精神障害者が禁固以上の刑にあたる行為をし、責任無能力ないし限定責任能力とされて刑の減免が行われるとき、将来再び禁固以上の刑にあたる行為をするおそれがある場合に、保安施設へ

の収容を内容とする治療処分（「仮案」の監護処分にあたる）、および「仮案」の矯正処分にあたる禁断処分を規定した刑法改正準備草案が出された。このころまで精神科医等は明白な反対はなくむしろ推進する側の者が目立ったが、1960年代後半から反対論が出現し、1971年、日本精神神経学会は「保安処分制度新設に反対する決議」を可決した。1972年、法務省法制審議会刑事法特別部会が、治療処分と禁絶処分（上記の禁断処分と同趣旨）を規定した改正刑法草案を公表した。1974年3月、弁護士、精神科医、患者、家族、公衆衛生学会関係者、救援活動団体、キリスト者、学者、文化人、護憲連合、労働団体、婦人団体等によって「刑法改「正」・保安処分に反対する百人委員会」が結成され、反対運動の大きな役割を担った。同年5月、法制審議会は、改正刑法草案を法務大臣に答申した。1981年8月、保安処分に反対してきた日本弁護士連合会（日弁連）が「精神医療の抜本的改善について（要綱案）」を公表したが、これは精神医療に保安的・社会防衛的内容を求めるものとして強い批判を浴びた。日弁連が法務省と「意見交換会」を行うなどして法務省の姿勢を一部評価するなどしたことも批判の対象となった。同年12月、日弁連の「パネル・ディスカッション　刑法『改正』を考える」（名古屋）は抗議行動により中止された。同月法務省は「保安処分制度（刑事局案）の骨子」を提示し、治療処分のみに一本化し対象となる罪種を制限するなどしたが、本質的な変化はないと強い批判を浴びた。その後も議論はあったが、他の動きの陰に隠れていく。

　このころの精神医療関係者にあった思いは、悲惨な精神医療の現状を放置したまま医療の目的を患者の健康でなく社会防衛にしていこうという動きへの反発であった。「犯罪を犯すおそれ」の判断ができるのか、一般人であれば許されない「将来の予測」を根拠とした拘禁を精神障害者だけに科すのは差別ではないか、こうした制度で治療が可能なのか、等が反対論の根拠として出されており、保安処分反対運動は精神医療改革運動の大きな柱の一つでもあった。本邦では「保安処分」という名称の制度は2020年現在に至るまで作られたことがないが、心神喪失者等医療観察法や精神保健福祉法での措置入院、果てには精神科病院への入院一般が「保安処分」ではないのか、という議論も根強い。また本邦以外の国で「保安処分」として紹介されている制度は種々あるが、国によって制度や運用がだいぶ異なっている。精神医療の貧困、社会防衛思想は今

なお強く残っている。保安処分に関する議論は年余を経た現在に至るまで繰り返し同じ論点が出されている。現在の医療に携わる者は、このころの論客たちの熱い議論を精読すべきである。【⇒心神喪失者等医療観察法、措置入院、日本精神神経学会】

（中島直）

包括的暴力防止プログラム

　患者の暴力や攻撃行動への対処方策として精神医療従事者向けに開発された身体抑制技術の総称。2005年施行の医療観察法を期にその指定医療機関となった現在の国立病院機構肥前精神医療センターを中心に、国及び都道府県立精神科病院の医療観察法病棟に導入された。プログラムの原型は英国NHSにおいて暴力や攻撃行動から医療従事者を護り、良質な精神保健サービスを提供することを目的として、刑務官や警察官など社会的強制力を伴う専門職のスキルをベースにした訓練プログラムである。そのため、緊急場面での適用スキルとして不適切である、訓練プログラムの適切性や有効性に乏しいなどの厳しい学術的批判によって既に廃れ、今では暴力の事例分析に基づき治療環境や患者処遇を良質に改善する実践に置き換わり成果を上げている。わが国では最近、無資格者に包括的暴力防止プログラム

（CVPPP）研修を受講させ暴力の臨床場面に参加させようとする日精協の動きがあるため警戒を要する。(岡田：精神医療98号)【⇒心神喪失者等医療観察法、精神保健福祉法、日本精神科病院協会、身体拘束】

（岡田実）

訪問看護

　抑圧的で非人間的な精神科病院に長期に勤務したことで生じる「施設症」から、医療従事者の回復を助ける、いきいきと働くことのできる訪問系サービスの一つである。

　精神科だけではなく一般科においても、できるだけ早期の退院が社会復帰のために有益である。早期の退院促進には、地域において生活者として日常生活を送りながら、医療・介護等の包括的なサービスを受けることのできる地域づくり、街づくりが必要である。そのなかで、訪問看護は他のサービスと連携しながら、基本的な健康管理や療養指導、医療処置、リハビリ、生活支援を提供している。

　訪問スタッフは、医療従事者の立場から様々な助言もするが、むしろ雑談こそ重要である。単身生活を送る利用者の多くは、普段、誰とも会話をしない生活をしている。会話は心身の健康にとってとても大切である。また、孤立してひきこもりがち

な利用者の足腰の筋力は低下する。そうした利用者に対しては、フレイル予防のために、ケアマネ等と連携し通所系のサービス利用などをすすめている。

さて、訪問看護の歴史であるが、在宅医療（往診と肉親による家庭内看護）が主流であった時代に、富裕層を対象とした派出看護が訪問看護の祖といわれている。その後、1937年の保健所法制定で「保健婦駐在制」が敷かれ、保健師が家々を訪問して公衆衛生活動をすすめていった。第二次大戦後、診療報酬の位置づけがなされない中で、京都堀川病院などによる「在宅ケア運動」のなかで訪問看護が実践されてきた。1983年に診療報酬に位置づけられ、1992年には訪問看護事業所が位置づけられた。

いまでは、精神保健福祉士や作業療法士等の職種も加わり、介護保険にも位置付けられた。報酬評価とマネジメントによる経営改善、看取りやALS等の利用者を支援する体制の強化など様々な課題がある。【⇒インスティチューショナリズム、介護保険、診療報酬、精神保健福祉士、退院促進、地域保健法、ひきこもり】　　　　　　　　　　（小川忍）

ボーダーライン⇒境界例

法律180号⇒イタリア精神科医療改革

北全病院事件

　1973年6月、開院したばかりの札幌市内の北全病院（比田勝孝明院長）から患者2人が脱走し、札幌弁護士会と保健所に訴えた。その訴えは「無資格者による注射や点滴」「薬づけ」「懲罰としての電気けいれん療法」「手紙の検閲と改ざん」などであった。それを受けた札幌市と北海道の立入検査で超過収容、虚偽の病院報告、看護婦不足などが明らかになった。

　この過程で、同院において患者2名にロボトミーが行われたことが判明。その一人A氏は本人・家族の同意なく2度手術を受けさせられ、無気力・無関心・尿失禁など重度の後遺症を負っていた。その支援のために医学生、精神科医、市民団体らにより「札幌の精神医療を明るくする会」が作られ、1973年7月、札幌地裁に北全病院院長と市立札幌病院の脳外科執刀医を提訴。1978年に原告側勝訴したが、被告側が札幌高裁に控訴。1986年和解成立し賠償金3,000万円が確定した。同院はその後巨額の脱税事件を起こし廃院となった。【⇒精神外科、電撃療法】
　　　　　　　　　　（伊藤哲寛）

北陽病院事件

岩手県立北陽病院（現：一戸病院）に措置入院中であった患者が1986年に無断離院して4日後に強盗殺人を起こした。被害者の遺族が1989年に岩手県を相手取って民事訴訟を起こし、1996年に最高裁で1億円余の損害賠償を認めた県側敗訴の判決が確定した。こうした訴訟が精神科医療を一層閉鎖的なものに変えてしまう、といった主張もあったが、日本精神神経学会がこの事例の調査を行い、種々の事情が絡んでおり判断は非常に難しいことが明らかにされた。また、他害行為の予見可能性、病院が患者の行動にどれぐらい責任を持つのか、患者の行動における自由意志と疾患の症状の関与の程度等についても議論となった。【⇒措置入院、日本精神神経学会】（中島直）

保健師助産師看護師法

保健師、助産師、看護師の資格と業務を規定した法律である。目的は、保健師、助産師及び看護師の資質を向上し、もって医療及び公衆衛生の普及向上を図ることである。アメリカの医療制度をモデルとして、医療の施設化を進歩的ととらえるGHQ側の考え方を基底にしている。法律案の審議の段階では、保健婦、助産婦、看護婦の別々にあった規則を一つにまとめて「保健婦」という概念のもと、「保健婦法案」として草案された。だが、それは実情にそぐわないとして取り下げられ、「保健婦助産婦看護婦令」を経て、1948年に「保健婦助産婦看護婦法」として制定された。

教育・試験・免許制度の改良による看護職の質向上、医師から独立した専門職とすることなどが目指された。教育レベルを上げ学校や整備条件が詳細に明記されたという点では画期的な法律ではあったが、現場での実践の実態や助産など古来の制度が考慮されなかった。当時も看護職については、医師の手足であるという社会通念があり、また女性であったことから、本法律の根底には、看護職の社会的地位の向上への願いがあったと思われる。

この法律は、その後、数度にわたり改正が行われている。大きなところでは1951年にそれまでの甲種・乙種の看護婦制度に替わり、准看護婦制度（「婦」は2001年に「師——保健師・助産師・看護師」に変更された）が施かれた。准看護師問題は2020年現在においても残っている。また、看護師の業務範囲（保助看法：第5条）を超えるとされていた静脈注射が、国民一般に膾炙していた看護婦イコール注射をする人のイメージ通り、絶対的医行為ではなく相対的医行為であると行政解釈が変

更され、2006年に看護師による実施が可能になった。2014年には「看護師の特定行為研修制度」が同法第5条の看護師の業務として定めた2つのうち「診療の補助」行為として第37条に追加規定された。

ところが、精神医療においては、精神科特例のもと、看護師を規定するおおもとであるこの保助看法が問題とされることはほとんどなかった。また、第37条に追加規定された特定行為研修制度も精神医療ではほとんど問題にされることがなかった。精神看護は、こうした一般の医療や看護とは異次元の世界にいたし、現在もいるのかもしれない。【⇒看護師、精神科看護、精神科特例、特定行為研修制度】　　　（阿保順子）

保健所法改正⇒地域保健法

保護義務者⇒保護者制度

保護室

　精神科病棟内に設けられている特別な構造を持った個室で、行動面での問題が著しく、他の患者と同じ一般病室で過ごすことが困難であると判断された患者を隔離して治療を行うための病室。保護室は通称であり正式には隔離室というが、感染症病床で行われる隔離とは目的や制度が異なる。

　保護室は刑事関連施設（刑務所、拘置所、留置所）にもあり、著しい問題行動者を一時的に収容する目的で設置されており、外から施錠されれば自力で内側から室外に出ることは出来ないという構造は共通している。

　わが国の精神病院にいつ頃から設けられるようになったかは不詳であるが、江戸時代の座敷牢や明治時代の私宅監置が原型ではないかと思われる。当時の医療法及び精神衛生法では保護室の必置義務は明記されていないが、保護室の構造設備については局長通知という形で数回にわたって行政指導がなされて来た。精神衛生法では第38条に行動制限の条項があるが具体的記述はなく、隔離という表現を用いて具体的に行動制限を条文化したのは精神保健法以降である。

　旧来より、保護室をめぐっては懲罰目的での濫用や保護室から出ようとしない患者を生み出してしまうなど、様々な問題が指摘されて来た。1988年の厚生省告示第129号は隔離を「内側から患者本人の意思によっては出ることができない部屋の中へ一人だけ入室させることにより当該患者を他の患者から遮断する行動の制限をいい、12時間を超えるものに限る」と定義して厳格な運用基準を定めた。こうした経過の中で、当

時は安易な保護室使用を見直す動き
が広まった。

しかし近年、身体拘束や保護室使
用数は漸増してきており、精神科入
院医療の新たな課題となっている。
この背景には、行動制限の強化を生
み易いが診療報酬上メリットが大き
い急性期治療病棟や精神科救急病棟
の設置が進んだことや、BPSDを伴
う認知症の入院増加といった病院経
営上の要因があるとされる。【⇒隔
離、行動制限、私宅監置、身体拘束、
診療報酬、精神衛生法、精神科救急、
精神保健法、認知症】　（渡辺瑞也）

保護者制度

1900年制定の精神病者監護法で、
後見人・配偶者等の親族が精神病者
の「監護義務者」とされて以来、日
本の精神障害者の監護責任は家族に
負わされてきた。1950年の精神衛
生法では、私宅監置を廃止し公的監
置に移行するために、保護義務者の
同意に基づく強制的な同意入院制度
が設けられた。1993年の精神保健
法改正時に、保護義務者の名称から
「義務」の二字が削除され「保護者」
に改称されたが、義務は何も軽減し
なかった。1999年の精神保健福祉
法改正時に、ようやく「自傷他害防
止監督義務」が削除され、自らの意
志で通院する者・任意入院者につい
ては、治療を受けさせる義務が免除

されることとなった。しかし、①精
神障害者に治療を受けさせる義務、
②精神障害者の財産上の利益を保護
する義務、③医師に協力する義務、
④医師の指示に従う義務、⑤精神科
病院に入院させる場合の同意義務、
⑥措置入院者が退院する時の引取義
務は、その後も存続した。

保護者制度は、非自発的強制入院
を円滑に運用するためにある。医療
保護入院の同意を得るために保護者
選任は行なわれ、強制入院の最終的
責任を家族に帰結させてきた。保護
者は、本人から入院同意の委託を受
けた者ではなく、入院させられた本
人と保護者の間に修復困難な怨恨感
情を生じさせる。補充的に市町村長
が保護者となる市町村長同意事務処
理要領（1988年、健医発第743号）
が示されているが、社会公安上の要
請に基づく市町村長同意の運用は、
事務手続上も構造的な矛盾を孕んで
いる。

2013年の精神保健福祉法改正に
至って、医療保護入院における「保
護者の同意」がはずれ、「家族等」の
うちのいずれかの者の同意を要件と
することとなった。「家族等」とは、
配偶者、親権者、扶養義務者、後見
人または保佐人をさし、該当者がい
ない場合等は市区町村長が担うとさ
れた。保護者制度が形式的に廃止さ
れても、「家族等」の同意による医療

保護入院制度は変わらず残存しており、家族の負担は今も解決していない。【⇒医療保護入院、私宅監置、精神衛生法、精神保健福祉法、精神保健法、措置入院、同意入院】

（古屋龍太）

ホスピタリズム⇒インスティチューショナリズム

母体保護法

1994年カイロで開かれた国連国際人口・開発会議のNGO会議で、障害を持つ女性が優生保護法の差別性を訴え、また1995年の北京世界女性会議でも女性たちがリプロダクティブ・ヘルス／ライツ（性と生殖に関する健康・権利）を掲げ、国際社会からの批判や障害者差別禁止の動きを受け、1996年に国は優生保護法から優生的な条項を削除し、母体保護法に改定した。しかし改定に際して深く論議すべき中絶の自己決定や胎児条項導入などの問題は棚上げにされ、これまでの施策の矛盾をまるで「無かった」かのようにして慌ただしく可決されたため、強制不妊手術の被害者への謝罪も保障もなされなかった。そして現在すでに始まっている遺伝医療と生殖技術の発展により、これまでは国家が介入して「優劣」を選別した形から、中絶の自己決定として個人の段階で「い

のちの選別」が行われるという段階にきていると言えよう。【⇒優生保護法】

（早苗麻子）

みちのくフォーラム⇒東北精神科医療従事者交流集会

無痙攣電撃療法⇒電撃療法

メディカルモデル⇒リーガルモデルとメディカルモデル

やどかりの里

1970年、病気がよくなっているにもかかわらず、引き取り手がいないという理由で、精神科病院への入院を続けざるを得ない人たちに対して、住まいと働く場を用意することからやどかりの里は始まった。精神衛生法の時代であり、精神障害のある人への地域での支援は法定外だった。やどかりの里は、精神病院が治療の場ではなく、住まいとしての機能を果たしていること、閉鎖的で長期にわたる処遇が新たな障害を作り出している、と精神病院のあり方を問題提起してきた。一方、医師の管理下にないやどかりの里の活動は、退院した患者が何か事件を起こしたときに誰が責任をとるのか、素人に何ができると批判された。しかし、退院した患者は病者ではなく、生活者であるとし、1人の人間としての

人権を認めることを主張し続けた。そして、仲間同士の支え合い、居場所づくり、いつでも相談できる態勢、病状悪化時の緊急時ケアの実施などで、精神障害のある人たちの地域生活を支えた。病状や障害があったとしても、地域の中で生活できることを実践の中で明らかにしていった。

1970年〜1989年まで、公的な補助金を受けず、印刷、出版、研修、研究といった事業で自己資金を獲得し、家族やメンバー（やどかりの里に登録し、活動に参加している精神障害のある人）、全国の支援者によって支えられてきた。1987年の精神衛生法から精神保健法への改正によって、精神障害者社会復帰施設が法定化され、1990年に初めての施設を開設した。そして、地域の中に暮らしの場、働く場、憩いの場を用意し、長期入院を経験した人たちを受け入れ、地域生活を支えた。合わせて出版活動や研修、研究事業を通し、当事者や家族の体験や意見を社会に発信し、社会保障制度、障害者福祉、地域精神保健活動のあり方に警鐘を鳴らし、提言を続けている。活動創設時から、当事者・家族との協働の活動づくりを進め、指令型ではなく、参加型の組織運営を目指している。【⇒精神障害者社会復帰施設、精神保健法、長期在院】

（増田一世）

大和川病院事件

1997年3月、職員の内部告発により、大阪府の安田会系列3病院の職員数水増し報告、行政の医療監視に対する偽装工作、20億円を超える医療費不正請求などがマスコミ各紙で報道された。系列精神科病院の大和川病院では、1993年にも患者暴行死事件が起きているが、1979年にも、病院の定めた就寝・仮眠時間以外に布団を敷いて寝ていた患者に対して、病棟の規則違反を理由に、看護者3人がリンチ暴行し、翌日未明死亡させている。古くは1968年にも同様の事件が報道されており、病院の構造的な暴力支配が常態化していたと考えられる。冬でも暖房のない精神科病棟、生活保護費の搾取、職員による暴行・虐待、無診察、数多ある不審死等の劣悪な入院患者処遇の実態がその後次々と明らかになった。法人オーナーは詐欺容疑で逮捕され、労働基準法違反などで起訴されて、一審・二審ともに実刑判決を受けた。被告人は上告したが、その最中に死亡したため裁判は終了した。大阪府は、保険医療機関の指定、病院の開設許可、医療法人の設立許可を取消し、3病院の廃院が決定づけられた。

大和川病院の内部状況については、かなり前から民間組織の大阪精神医療人権センター等が指摘していたに

もかかわらず、病院側の内部偽装工作を見抜けなかった杜撰な医療監視について、大阪府行政も厳しい批判を受けることになった。この事件後、大阪府は2000年より「社会的入院解消研究事業」を開始し、長期在院者を地域から迎えに行く個別支援を展開した。大阪府の一定の成果を踏まえ、国は2003年から「精神障害者退院促進支援事業（モデル事業）」をスタートさせ、徐々に全国各地での展開を図った。その後の「地域移行支援特別対策事業」や、現行の障害者総合支援法における「地域移行支援・地域定着支援」につながる契機となった事件である。【⇒大阪精神医療人権センター、社会的入院、障害者総合支援法、退院促進、地域移行支援、長期在院】　　　（古屋龍太）

優生保護法

　優生学とは、社会にとって良いと考えられる血統をうみだすための学問を意味する言葉であり、裕福なクエーカー教徒の家系に生まれた統計学者のフランシス・ゴルトンから始まるといわれる。優生学が猖獗をきわめたのは二つの世界大戦に挟まれた時期であり、知的障害者をはじめとする「劣った」人々は、まず好景気に沸く社会から隔離を強いられ、次いで不況に沈む社会から隔離か断種かの二者択一を強いられた。この

ような優生学に基づく優生思想は英米からドイツにまで及び、とりわけ北欧の「福祉国家」においては国家による個人管理の重要な方法だった。

　優生思想の日本への輸入は、第二次世界大戦前に国民優生法という形で結実したが、この法律は断種法というよりは、むしろ中絶禁止法として機能する結果となった。このこともあって、戦後に国会へ提出された優生保護法案（社会党案）は、「不良な子孫の出生を防ぎ、もって文化国家の建設に寄与すること」を目的としてうたった。社会党案は審議未了に終わったが、同様の内容を持つ優生保護法が1948年に成立した。同法第4条の「強制優生手術の申請」は、別表に掲げる疾患に罹っていることが確認できる場合に行いうるとされていて、別表には「遺伝性精神病（精神分裂病・躁うつ病・真性てんかん）」、「遺伝性精神薄弱」などが列挙されていた。その他、「癩疾患」の場合にも優生手術が行いうるとされていた。

　1972年には経済的理由（経済条項）による中絶を削除し、「胎児が重度の精神または身体の障害となる疾病または欠陥を有しているおそれが著しい」場合（胎児条項）に中絶が認められるという内容の優生保護法改正案が国会へ上程された。この改正案に反対して、日本児童青年精神

医学会は、「優生保護法自体の解体へ、そして堕胎罪撤廃へ」との主張を展開した。(ちなみに、優生保護法や今日の母体保護法は、堕胎罪の例外を定めた法律である。)改正案は審議未了となり、胎児条項を削除した修正案が1974年に提出されたが、これも障害者団体や女性団体による反対闘争の結果、廃案となった。

1984年の岐阜大学胎児人体実験は、研究と人権の問題とともに優生思想の問題でもあることが、全国「精神病」者集団によって指摘された。この指摘を受けて、日本精神神経学会研究と人権問題委員会は、「優生保護法に関する意見」を取りまとめ、医師の認定による人工妊娠中絶の対象として精神病等が列挙されている部分を法から削除するよう主張した。

一方で優生保護法は、1994年カイロ国際人口会議における安積遊歩による訴えや、1995年世界女性会議におけるDPI女性障害者ネットワークによる問題提起により、国際的批判に晒された。このような流れの中で、同法は1996年に強制手術などを削除した母体保護法へと改定された。

しかし、問題はそれで終わったわけではない。1997年にスウェーデンの地元紙が過去の強制手術について報道したことを契機に、日本でも「強制不妊手術に対する謝罪を求める会」(後の「優生手術に対する謝罪を求める会」)が結成された。そして、相模原事件の翌年である2017年に日弁連は優生保護法の被害者に補償を求める意見書を提出、2018年に宮城県の女性が国賠訴訟を起こした。その後、全国各地で提訴がなされ、除斥期間が大きな壁となった判決がある一方で、勝訴へ至った判決もみられる。なお、原告は、聴力障害、脳性まひ、知的障害を有する人や、障害なしの人が多く、精神疾患を有する人は少ない。

さらに、優生手術の適否は、優生保護審査会へ医師が申請することにより判断されていたが、その過程に関与していたのは、少数の産婦人科医や内科医らを別にすると、基本的には精神科医であった。そのため、日本精神神経学会法委員会は、当時の実態を綿密に調査しながら、精神科医の責任について検討を進めつつある。【⇒岐阜大学胎児人体実験、国民優生法、精神障害者運動、相模原事件、日本児童青年精神医学会、日本精神神経学会、母体保護法】

(高岡健)

抑制⇒身体拘束

ライシャワー事件

敗戦により精神病床は2万あまり

まで減少していた。1950年の精神衛生法後、国は民間病院の育成のために補助金や金融公庫を設立し、身体科よりも低位で劣悪な精神医療の収容を合法として、措置入院ないし生活保護法に依拠して隔離収容政策を推し進め、1961年には経済措置が開始され、措置入院者は激増した。精神障碍者介護の負担が取り除かれた世帯では、労働力としての稼動が容易となった。1963年の実態調査で必要病床数は28万床と推定されたが、当時精神病床は14万床まで増加していた。一方1950年代は薬物療法の開始された時代でもあり、開放医療や外来医療、作業療法、生活療法、デイケアナイトケアなどが開始され、作業療法やソーシャルワークも取り組まれ始めた時代でもあった。収容の歪みは1956年東佐誉子事件などをうみ、入院手続きや信書の自由の制限などに人権保障の点から批判的な目が向けられ始めてもいた。

1963年ころには厚生省、日本精神神経学会、日本精神科病院協会はそれぞれ精神衛生法の改正を視野にいれた活動を開始していた。日本精神神経学会精神衛生法特別委員会（林暲委員長）は、任意による入院と同意入院を主体とする、措置入院は国公立病院に限定する、強制入院や行動の制限をおこなう資格を精神衛生指定医として限定する、私宅監置を廃絶するためだった精神障害者の施設外収容禁止を廃止する、デイホスピタルや更生施設など「後保護」を含んだ医療体系を作る、保健所業務など公衆衛生活動を充実しソーシャルワーカー等を養成する、また医療費負担軽減のために措置入院しているものも多いことから措置入院の要件を自傷他害の「どぎつい」文言から「保護や行動の制限を必要とする」などの文言に修正するよう要望するとともに、医療費負担軽減のために社会保険を拡充し結核予防に倣った規定を充実すべきである、などの法改正を構想し、1964年5月学会総会で精神衛生法の全面的な改正案を討論する予定としていた。ライシャワー事件はまさにそのタイミングで起こったのである。

1964年3月24日アメリカ大使ライシャワーがアメリカ大使館内で19歳の少年に刺傷された。少年には統合失調症の病歴があった（のちに自死）。翌日国家公安委員長は辞任、警察による病院等への患者リスト提供の要請、マスコミによる「精神障害者野放し」キャンペーンが引き続き、4月28日には警察庁保安局長から厚生省公衆衛生局長に精神衛生の改正等への申し入れ（一般医師に他害の虞のある精神障害者を警察本部長に通報することを義務付け

る等）が行われた。政府は治安対策的な緊急一部改正に傾き、これに対抗して、都立松沢病院などの若手医師ら（岡田靖雄、江熊要一など）は渡米中の日本精神神経学会首脳と連携して治安当局の主導する精神衛生法緊急一部改正の動きに反対し医療的な観点にたった精神衛生法全面改正を求める運動を展開した。運動は、家族会、看護、公衆衛生分野の従事者も巻き込んで広がり、5月11日、厚生大臣が精神衛生審議会に諮ることになり、一定の成果を上げたように見えた。

厚生省、法務省、精神神経学会、日本精神病院協会等による審議を経て、精神衛生審議会は1965年1月に最終答申を発表した。答申の骨子は、精神障害者の定義を神経症に拡充し、地方精神衛生審議会を設置して不服申し立てを審査するほか人権尊重を図り、同意入院や患者の行動の制限にあたるものや病院管理者を精神衛生医として資格化する、措置通報の整備、措置解除の迅速化、同意入院者の退院手続き整備、緊急入院の整備、信書の制限に関する明文規定化、病院の指導監督の改善、精神障害者の施設外収容禁止の改定、医療法施行規則の閉鎖的な施設整備の規定の改定、社会復帰療法の採用と法への包摂、など、精神神経学会の方向性がある程度反映された全面的なもの

であった（立法百年史 広田伊蘇夫 2004）。

しかしその後厚生省から実際に提案され実現した1965年改正では、治安対策を意識した警察官通報や検察官通報の手続き整備、緊急措置入院の新設、精神衛生センターの設置、精神障碍者への訪問指導の拡充、通院医療費公費負担制度の導入（後の自立支援医療の前身であるが治安対策とパッケージになっている）、地方精神衛生審議会の設置などに限られ、人権保障整備、任意入院、社会復帰や関係職種の養成等は言及されなかった。日本精神神経学会秋元波留夫理事長は、厚生省案は「保安中心から医療中心への精神衛生法へというわれわれの期待を根底からくつがえすものといって過言でない」と批判した。

現実の1965年法改正は、開明的なメディカルモデルによる精神衛生審議会答申をネグレクトする形で行われた。行政は精神障害者の定義の拡充や自傷他害のおそれという文言の修正の要望には、行政自身が経済措置を導入していたにもかかわらず人身の自由の制限をもたらす措置入院の対象を拡大し曖昧化するという理由で偽善的に反対した。実際措置入院者数は国公立のベッド数を大きく超えており、日本精神病院協会も反対する措置入院を国公立に限定す

る構想は実現しようがなかった。強制入院や行動制限の決定者の資格化や精神病院の開設者の制限に対しては、医療法や医師法を持ち出し精神科医にだけ業務独占をみとめ標榜や開業の自由を侵すことになるなどの理由で、行政は日本医師会とともに反対した。改革は流産し、1965年法改正は1950年代に開始された隔離収容を追認し確立することになった。開放医療や地域医療を可能にすると思われた薬物療法やケアの取り組みの発展の芽は摘まれむしろ隔離収容政策の道具に転化させられた。危険性の強調は、施設外収容禁止規定を身体科での加療を疎外する道具として温存転化させる事態を招き、精神薄弱者や精神病質者の犯罪に関しては保安処分、精神病者による犯罪は精神衛生政策と治安政策の協調が必要としていた法務省の見地（犯罪白書昭和35年版）が強められた。

ライシャワー事件・1965年法改正は、精神医療従事者を社会運動のアクターとして登場させるとともに社会精神医学的思考を呼び覚ました。桑原、小池、中村は、精神衛生法改正を社会経済史や家族構成との関係で論じ、精神医療に対する公的責任の重要性を指摘した（社会医学研究10-11号 1965）。川上武は、結核での社会的獲得にならうためには、精神科でも当事者や家族の主体的な活動が重要であることを指摘した（精神医学1965、p550-552）。【⇒開放化運動、隔離収容政策、経済措置、施設外収容禁止条項、私宅監置、生活療法、精神衛生実態調査、精神衛生法、精神科デイケア、精神病質、精神保健指定医、精神保健法、全国精神障害者家族会連合会、措置入院、脱施設化、同意入院、日本精神科病院協会、日本精神神経学会、パターナリズム、保安処分、リーガルモデルとメディカルモデル】（吉岡隆一）

リーガルモデルとメディカルモデル

近代以後、精神障碍者は、貧者や浮浪者、犯罪者と並んで強制収容されるようになり、関連法制が発達していき、精神科医師の権限や裁量も増大する。医師や医療を法的に統制する色彩の強いものをリーガルモデル、対して強制収容や処遇を医師のパターナリズムにゆだねる色彩の強いものをメディカルモデルという。典型的には、前者は危険性を要件とするポリスパワーによる強制収容を重視し、入院を治療の為というよりは人身の自由の制限とみて、治療の拒否の権利を認め、医療者を統制し入院や入院期間決定などを刑事手続きに準ずる厳格で対審的な司法的審査にかける。後者は患者の保護にあたるパレンスパトリエ（国親）法理に依拠して、医師のパターナリズム

を強制場面でも認め、医師への法的統制は緩く患者の防御権が弱い。実際の精神医療は、法のみならず、医療供給の構造等も強く影響するが（例えば英国はメディカルモデルの1959年精神保健法と同時に病床減の15年計画を持っていたが、日本では1960年代以後も精神衛生法と民間精神病院の大増床がもたらされる）、米国の脱施設化ではメディカルモデルを廃してリーガルモデルによる立法の方法が取られた（例えばカリフォルニア州Lanterman-Petris-Short法1969年など）。それは新自由主義や小さな政府の志向と見合っていたが、ホームレス精神障碍者や刑事施設中の精神障碍者処遇の増加、治療なき拘禁などがリーガルモデルの限界として指摘され、国連原則もIC原則の上でメディカルモデルとリーガルモデルの調和を計った。リーガルモデルとメディカルモデルの対立は、治療決定に関する法的無能力者とされた者に、だれが何を根拠として、自由の剝奪と強制治療を行いうるかという問題であったが、障碍者権利条約など障碍者の自己決定権が浸透してきた現在、世界的には、そもそも無能力とはなにか、強制からの自由の権利にとどまらず積極的な社会権をどう位置づけるか、病院のみならず施設や外来治療にも強制が広がっている事態にどう対応するかが、問われつつあるといえよう。

【⇒国連原則、自己決定権、障害者権利条約、精神衛生法、精神保健法、脱施設化、パターナリズム】

（吉岡隆一）

リハビリテーション⇒精神の障害

臨床心理士⇒公認心理師法

労働安全衛生法⇒ストレスチェック制度

630調査⇒精神科病院情報公開

ロボトミー⇒精神外科

ワイアット裁判

第二次世界大戦後のアメリカの巨大州立精神病院は非自発的入院患者を主に収容していたが、その処遇は劣悪であった。アラバマ州立ブライス病院では5000人の入院患者に2名あるいは3名の医師、一名の心理士のスタッフであった。財源不足により解雇された職員は解雇撤回を求めて1970年、精神疾患患者ではなかったが非行で入院命令を受けていたWyattとともに州精神衛生局長Stickneyを提訴し、非自発的入院患者の治療の権利（right to treatment）を「残酷で異常な刑罰の禁止」、（アメリカ憲法修正第8条項）や「適正

手続き」（同修正14条）とともに主張し、それが満たされない場合の退院を求めた（寺嶋正吾「精神障害者に十分な治療を与えるための最低限の合理的基準について」『精神医療と法』大谷・中山編 弘文堂 1980)。裁判は多くの患者が参加する集団訴訟に発展した。1971年アラバマ州中部地区地方裁判所ジョンソン判事は、非自発的入院患者の治療に対する憲法上の権利を認め、環境面（通信面会の保証や居住等）、人員面、個別の治療やリハビリの計画の項目などに関する数値化された目標をふくむいわゆるワイアット基準を決定し、その実行を裁判所が監督するものとした。この基準は事実上アメリカ全土に広がった。裁判は2003年和解で終結した。

　下級審は、非自発的入院患者の治療への権利を認めたが、もともと実体的な健康権をアメリカ憲法が規定していない上に精神保健法制上リーガルモデルが優勢となり病床も減少したことも背景に、上級裁判所は、強制入院が治療やリハビリを権利づけるという「治療への権利」を認めず（横藤田誠『法廷の中の精神疾患アメリカの経験』日本評論社）、施設内の処遇に関しては「施設収容者の市民権法」（1980年）が用いられるようになった。半面、1980年代にはホームレス化と刑事施設での精神障碍者収容が顕著となり、病床は削減され、他害事件を契機に非自発的外来治療(outpatient commitment)が注目を集め、危険性のみならず重度の障碍まで適用を拡大する動きが見られた(Jeffrery L Geller: The right to treatment: in Principles and Practice of Forensic Psychiatry 2nd Ed. Richard Rosner Arnold(2003))。こうして、強制性と治療の権利をめぐる葛藤は、施設から地域へと場を広げて、生存権や社会権も巻き込んで深化している。【⇒行動制限、精神保健法】　　　　　　（吉岡隆一）

Y問題

　1973年、日本PSW協会は大会・総会の場で、Y氏から「私はあなたたちによって不当にも、むりやり精神病院に入院させられた (1969.10.4)。この過ちを二度と繰り返さないで欲しい。組織として責任を持って欲しい。精神病院に対して行っている裁判訴訟に支援してほしい。」とする抗議と訴えがなされた。協会はこれを受けとめ「Y問題」と位置づける。協会は直ちに「Y問題調査委員会」を設置、1年後に、①「本人不在」ですべてが進められ、入院が先行された（本人不在、入院先行）、②入院時に医師の診察がなかった（無診察入院）、③精神病院への「PSWの紹介状」が「医師の記録」とされた、

④入院までの経過にはPSWの行為は精神衛生法上問題はない、⑤安易に警察官の応援を求めた、とする内容の報告書をまとめた。「Y問題」により、PSWは自らの職業的自立と実践（業務遂行）の意味するところと、PSWの基本姿勢とともにPSWのあり方が問われる内容の結果となった。なかでも、精神病院と地域精神衛生活動が「本人不在」で進められている事実があり、人権侵害問題が存在するとし、それらの背景としてある精神衛生法の問題性とともに検討された。協会はおよそ10年かけて、Y問題の継承性の課題について、大会・総会の場の他に、全国ブロック研修会を開催し、日常実践の点検と論議を深めていった。とりわけ専門職としての立場性の明確化は重要な論点であった。苦難に満ちた作業の中で徐々に成果を上げ、1980年に協会はY問題の総括を目的に提案委員会を設置、①「クライエントの立場を理解し、その主張を尊重する」という「本人の立場」に立った実践の深化、②精神障害者を取りまく状況分析と、それに基づいた実践と行動、③あるべきワーカークライエント関係の確立に向けた取り組み、④PSWの置かれている二重拘束性を認識し、それを克服する実践や活動、⑤そのような業務が保証される「制度上の課題」に関する取り組み、

を進めるとした。そして、今後の協会活動の中心軸に「精神障害者の社会的復権と福祉のための専門的・社会的活動を進める」ことを据えるとしたのである。【⇒**精神衛生法、精神保健福祉士**】　（大野和男）

収録項目（五十音順）

●精神医療改革年表──「精神医療」誌の50年
作成：浅野弘毅・古屋龍太

本書の読者の便宜を図るために、日本の精神医療改革の歴史を辿る上で重要と思われる事柄を配した年表を作成した。本文で取り上げている項目については太字で示している。編纂に当たっては以下の書籍等を参考としている。

年	和暦	精神医療をめぐる状況	
1949	昭和24	**日本精神病院協会**設立、精神衛生法案を準備	
1950	25	**精神衛生法**案が議員立法で提案、可決成立制定	
1951	26	精神厚生会が日本精神衛生会に改名	
1952	27	精神衛生普及会設立／国立精神衛生研究所設置	
1953	28	日本精神衛生連盟結成／第1回全国精神衛生大会開催／らい予防法公布／日本医療社会事業協会発足	
1954	29	第1回**精神衛生実態調査**／精神病院国庫補助制度導入	
1955	30	クロルプロマジン薬価基準に掲載	
1956	31	厚生省公衆衛生局に精神衛生課新設／国立肥前療養所の**開放化**／厚生省「在院精神障害者実態調査」	
1957	32	厚生省「精神病の治療指針」／厚生省通知「精神障害者の取扱いについて」／徳島大学人体実験報告／新潟精神病院ツツガ虫接種問題	
1958	33	厚生省通知「精神科特例」／島田事件赤堀被告死刑判決／緊急救護施設設置／国立精研デイケアの試み／日本精神科看護協会発足	
1959	34	国民年金法公布／京都双岡病院労働争議／国立精研PSW課程研修開始　イギリス「精神衛生法」制定／デンマーク「知的障害者福祉法」	
1960	35	厚生省「在宅精神障害者実態調査」／国立療養所再編計画策定　医療金融公庫法施行（精神病院に対する低利長期融資始まる）	
1961	36	措置入院費国庫負担引上げ／生保入院患者を**措置入院**に切替える「**経済措置**」／精神障害者動態調査	
1962	37	**精神神経学会**刑法改正問題研究委員会設置／全国自治体病院協議会結成／社会保険庁設置／医療法改正で公的病院病床規制／江熊要一ら「**生活臨床**」提唱	
1963	38	日本社会事業大学でPSW全国集会開催／第2回**精神衛生実態調査**／厚生省「**措置入院制度の強化**」通知／**ケネディ**「精神病及び精神薄弱に関する教書」	
1964	39	**ライシャワー駐日米大使刺傷事件**／**精神衛生法**改正反対運動／日本臨床心理学会、日本精神医学ソーシャル・ワーカー協会設立／全国大学精神神経科医局連合	
1965	40	**精神衛生法**・保健所法一部改正／**全国精神障害者家族会連合会**（全家連）発足	
1966	41	「保健所における精神衛生事務運営要項」／精神神経学会「中田試案」批判　岩手・県立南光病院事件／青年医師連合（青医連）結成／インターン制度反対	
1967	42	第1回**地域精神医学会**開催／朝日訴訟最高裁判決	
1968	43	**クラーク勧告**／法制審議会「**保安処分要綱案**」／厚生省通知「人口万対精神科病床数20床から25床に」／東大精神科医師連合結成／大阪・栗岡病院事件／二・八闘争始まる／小坂英世による「小坂教室」／**全国学園闘争**	
1969	44	PSW解雇の「Ⅰ問題」／精神神経学会（金沢学会）、病院精神医学会、児童精神医学会等で紛糾／**中間施設**論争／大阪府立中宮病院問題／安田病院事件／南埼病院事件／近藤病院事件／相模台病院事件／北野台病院事件等	

【参考文献】精神医療委員会編『精神医療』10(1)（通巻 38 号；特集：戦後精神医療の変遷）1981 年、精神医療委員会／日本精神保健福祉士協会 50 年史編集委員会編『日本精神保健福祉士協会 50 年史』公益社団法人日本精神保健福祉士協会、2014 年／日本精神神経学会百年史編集委員会編『日本精神神経学会百年史』社団法人日本精神神経学会、2003 年／古屋龍太「日本病院・地域精神医学会の 50 年とわが国の精神保健福祉をめぐる流れ──1957 年〜 2007 年──」病院・地域精神医学，51(3)；254-287

		号数（通巻）	特集	連載（著者）（○は回数）

◆本書の母体となった「精神医療」誌は、1970 年に東大精神科医師連合の機関誌として創刊された。一般の商業誌や学会誌と異なり、日本の精神医療改革運動を象徴する同人誌として、刊行が継続されている。本年表を作成するにあたり、50 年余におよぶ「精神医療」誌の特集テーマ及び連載記事等の概要を合わせて収載することとした。半世紀を超える出版元の変遷は下記の通りである。

◆第 1 次（1970 年〜 1971 年：通巻 1 〜 6 号）：精神医療編集委員会／第 2 次（1971 年〜 1978 年：通巻 7 〜 29 号）：岩崎学術出版／第 3 次（1979 年〜 1985 年：通巻 30 〜 53 号）：精神医療編集委員会／第 3 次（1985 年〜 1991 年：通巻 54 〜 76 号）：悠久書房／第 4 次（1992 年〜 2020 年：通巻 77 〜 175 号）：批評社／第 5 次（2021 年〜 2023 年：通巻 176 号〜 186 号）：M.C.MUSE

年	和暦	精神医療をめぐる状況	
1970	昭和45	朝日新聞「ルポ精神病棟」連載 五条山病院闘争／平和台病院闘争 **十全会病院事件** 碧水荘病院問題 烏山病院松島医師配転阻止闘争始まり解雇通告 埼玉県で共同住居「**やどかりの里**」発足 アメリカで**ワイアット裁判**提訴 この年の精神衛生予算約 360 億円のうち措置入院費用が 97%を占める。精神病床は 247,265 床	
1971	46	**烏山病院闘争**／精神病院問題を考える市民運動の会発足／「**臺人体実験**」告発 中村病院事件／Ｙ氏が多摩川保養院を提訴／日本臨床心理学会改革委員会	
1972	47	法務省「**刑法改正草案**」発表／**地域精神医学会**「**四点問題の提起**」を受け崩壊／ 八幡厚生病院問題／アヤメ病院事件／富士山麓病院事件／保安処分粉砕全国共闘 会議結成／精神科カウンセリング料新設	
1973	48	PSW 協会横浜大会で**Ｙ問題**提起／**精神衛生実態調査**阻止運動／白木人体実験糾 弾闘争／**北全病院闘争**／水口病院事件／**東京都地域精神医療業務研究会（地業研）** 発足／法制審議会が保安処分新設を答申／**東北精神医療従事者交流集会**	
1974	49	**全国「精神病」者集団結成** **刑法改「正」保安処分に反対する百人委員会**／**日本精神神経科診療所医会**発足 精神神経学会評議員会「精神外科否定」「通信・面会の自由」「作業療法点数化反 対」「保安処分反対」決議／岩倉病院問題をめぐり全国精神医療研究会連合と**精神 科医全国共闘会議**の対立激化／**南埼玉病院闘争**	
1975	50	第 5 回地域精神医学会再建準備会（大津）流会／ロボトミーを糾弾しＡさんを支援 する会／**横浜舞岡病院事件**／**精神科デイケア**・作業療法・保険診療点数化 第 11 回全家連大会混乱／伊藤病院事件／緑ヶ丘病院闘争／陽和病院闘争	
1976	51	全国障害者解放運動連絡会議（全障連）結成／鈴木国男氏国賠裁判闘争／あさや け第二作業所開設／病院精神医学会（千葉）・PSW 協会全国大会中止 徳島秋田病院事件／新谷訴訟原告勝訴／坂本一仁君を支援する会	
1977	52	**島田事件**再審請求棄却、弁護団即時抗告 文部省「**養護学校義務化**」公表 World Psychiatric Association（WPA）「ハワイ宣言」 大阪地域精神医療を考える会・共同作業所全国連絡会結成 精神神経学会理事会、松沢病院の「緊急鑑定集中化に関する抗議声明」可決	
1978	53	中央精神衛生審議会第三部会「精神障害者の社会復帰施設に関する中間報告」 「赤堀中央闘争委員会」結成 国立武蔵療養所 9・13 事件 京都十全会病院（東山サナトリウム）問題 **イタリア**で「**法律 180 号法（バザーリア法）**」制定され、精神医療改革スタート	

	号数（通巻）	特集	連載（著者）（○は回数）
第1次	創刊号		「中間施設」をめぐる諸問題（広田伊蘇夫）③／「偏見」と精神医療（藤澤敏雄）⑤／精神病院批判の視点（樋田精一）②／精神医療の総点検（浜田晋）②／現代精神医学解体の論理と方向（森山公夫）⑩／身体研究批判（吉田哲雄）②／臨床心理士とは何か（渡部淳）③／精神医療に対する挑戦としての保安処分と中間施設（西山詮）②／精神病質問題（西山詮）②
	2号		
	3号		
	4号		
	5号		
	6号		
第2次	2巻1号 (7)	精神医療の質を問う	
	2巻2号 (8)	保安処分	69年京都府立医大闘争の若干の総括（松村憲太郎）②／精神病質問題（西山詮）②
	2巻3号 (9)	治療と拘禁	
	2巻4号 (10)	精神衛生法体制下の医療	
	3巻1号 (11)	精神医療と人体実験	精神病院で考えたこと（広田伊蘇夫）④
	3巻2号 (12)	精神科治療とは何か	
	3巻3号 (13)	精神衛生法	
	3巻4号 (14)	精神外科の実態	
	4巻1号 (15)	精神病院を考える	
	4巻2号 (16)	裁判闘争・行政闘争	
	4巻3号 (17)	治療構造をめぐって	
	4巻4号 (18)	保安処分と患者の人権	
	5巻1号 (19)	地域精神医療を考える	
	5巻2号 (20)	児童精神医療を考える	
	5巻3・4号 (21)	病院問題と外来診療	ある下町の診療所の立場から（浜田晋）②／精神科医療と法律シリーズ（寺嶋正吾）⑱／病態構造論試論（富田三樹生）⑪／患者さんのそばで──看護の現場から（山本浩子）⑥
	6巻1号 (22)	管理社会と精神医療	
	6巻2号 (23)	同意入院の実態と検討	
	6巻3号 (24)	日本の精神病院をめぐる各地の動向（I）	
	6巻4号 (25)	日本の精神病院をめぐる各地の動向（II）	
	7巻1号 (26)	日本の精神病院をめぐる各地の動向（III）	「精神医療」通巻総目次（1971年〜1978年）
	7巻2号 (27)	日本の精神病院をめぐる各地の動向（IV）	
	7巻3号 (28)	日本の精神病院をめぐる各地の動向（V）	
	7巻4号 (29)	世界の精神医療	

年	和暦	精神医療をめぐる状況	
1979	昭和54	ロボトミー糾弾全国共闘会議（ロ全共）結成 生物学的精神医学研究会開催 精神衛生社会生活適応施設整備費予算化 精神神経学会理事会「中間施設予算連結要望書」提出 **烏山病院闘争・**川崎 **Y 事件**裁判和解／**野田事件** 精神衛生センター業務に「酒害相談指導」加わる	
1980	55	**新宿西口バス放火事件**／法務大臣「保安処分新設」を示唆／保安処分に反対する 精神医療従事者協議会発足／全家連「精神障害者福祉に対する基本的見解（案）」 と**「精神障害者福祉法（試案）」**提起／**大和川病院事件**／静岡 I 氏精神鑑定事件 ／荒木裁判、最高裁で原告敗訴／金属バット両親撲殺事件／WHO 国際障害分類 試案（ICIDH）発表／厚生省「精神衛生社会生活適応施設の運営要綱」	
1981	56	松沢病院合併症医療開始／「生活保護 123 号通知」／七山病院問題／通り魔事件 頻発し、覚醒剤犯罪対策として保安処分問題化／日弁連「精神医療の抜本的改善に ついて（要綱案）」／精神神経学会「精神障害者の福祉に関する見解」／国連国 際障害者年／社会精神医学会・精神医療をよくする会発足	
1982	57	PSW 協会「札幌宣言」／通院患者リハビリテーション事業実施／羽田沖日航機墜落 事故／都病院問題／WPA 京都シンポジウム／日弁連委託調査報告書「精神病によ る犯罪の実証的研究」（野田レポート）／七山病院問題調査団 老人保健法成立／通院患者リハビリテーション事業実施	
1983	58	第 4 回**精神衛生実態調査**反対運動 石川県植樹祭・富山県育樹祭問題（精神障害者のリストアップ・監視・尾行等） 公衆衛生審議会精神衛生部会「覚醒剤中毒者対策」「老人精神保健対策」意見書 精神神経学会評議員会「精神医療改革に関する宣言」 この年に全国の精神病院は 1,000 ヶ所を超える	
1984	59	報徳会**宇都宮病院事件**／関係 5 団体合同宇都宮病院調査団／国際法律家委員会 （ICJ）勧告／国連人権委員会で日本政府答弁／田中病院事件／上毛病院事件／七 山病院事件／成田病院事件／聖十字病院事件／厚生省三局長通知「精神病院に対 する指導監督等の強化徹底について」／**べてるの家**設立 第 4 回**精神衛生実態調査**は 10 都府県で調査中止（実施施設率 50％）	
1985	60	国際法律家委員会（**ICJ**）及び国際医療従事者委員会（ICHP）合同調査団が来日 調査「結論及び勧告」 厚生省「精神病院入院患者の通信・面会に関するガイドライン」（健医発 1260 号） **岐阜大学人体実験問題**／生物学的精神医学会岐阜総会中止 田中病院事件／大多喜病院事件 精神衛生学会発足／薬物依存回復施設 DARC 設立 **大阪精神医療人権センター**設立 この年、精神病床数 333,000 床	
1986	61	**精神医療従事者団体懇談会**発足／公衆衛生審議会「精神障害者の社会復帰に関す る意見」／青葉病院事件／国立精神・神経センター設立／**東京精神医療人権センタ ー・**障害者インターナショナル（DPI）日本会議発足／**ICJ** 訪日調査報告「日本にお ける精神障害者の人権及び治療」公表／**北陽病院事件**	

	号数（通巻）	特集	連載（著者）（○は回数）
第3次	8巻1号 (30)	日本の精神病院をめぐる各地の動向——総括	「生活療法」批判その後（藤澤敏雄）⑤
	8巻2号 (31)	病者・家族にとって精神医療とは	
	8巻3号 (32)	子どもの医療と教育	
	8巻4号 (33)	精神医療の現場から	
	9巻1号 (34)	家族	わが国おける幼児自閉症論批判（小澤勲）⑭
	9巻2号 (35)	社会復帰	
	9巻3号 (36)	I. 社会復帰の実践，II. 家族——II	
	臨時特別号	保安処分新設阻止のために	
	9巻4号 (37)	80年代の精神医療にむけて	
	10巻1号 (38)	戦後精神医療の変遷	
	10巻2号 (39)	精神科看護の原点	
	10巻3号 (40)	精神医療と福祉問題	
	10巻4号 (41)	I. 精神医療の経済構造，II. 保安処分新設阻止のために	
	11巻1号 (42)	I. 保健所・精神衛生センター，II. 保安処分新設阻止のために	イギリスの「精神衛生審査会」の研究（寺嶋正吾）②／PSWとその視点（高橋一）④／保安処分の源流（加藤博史）⑥
	11巻2号 (43)	精神科看護の諸問題	
	11巻3号 (44)	精神鑑定	
	11巻4号 (45)	精神衛生法	精神衛生法のどこをどう改正しようとするのか——イギリスの場合（寺嶋正吾）②／保健婦の眼（鈴木淳子）④／精神科看護レポート（リレー）③／生きる・暮らす・たべるを考える——福祉施設の現場から（リレー）③
	12巻1号 (46)	精神衛生法II	
	12巻2号 (47)	精神衛生法と患者の人権	
	12巻3号 (48)	病院医療への反省と展望	
	12巻4号 (49)	地域活動の質を問う	
	13巻1号 (50)	創刊50号を記念して	「精神医療」通巻総目次（No7〜No49）／精神医療従事者の秘密保持義務について（寺嶋正吾）②／精神病院に関する一建築家の覚え書（加藤邦男）③／診療所雑記（木村昭彦）③
	13巻2号 (51)	緊急特別号 宇都宮病院問題	
	13巻3号 (52)	くすり	
	13巻4号 (53)	精神病院と看護	80年代の医療情勢とそれに規定された精神衛生行政（星野征光）⑤／私達の精神科看護考（兵庫県臨床精神医学研究会）④／子ども・医療（川端利彦）④／精神病理学とは何だろうか（松本雅彦）⑨／精神科デイケアの意義と限界（浅野弘毅）③／精神病院の片隅で——ある老人病棟からの報告（小澤勲）③
	14巻1号 (54)	点検・精神衛生行政	
	14巻2号 (55)	子どもにとって医療とは何か	
	14巻3号 (56)	地域で支える場・人——デイケアと共同作業所	
	14巻4号 (57)	老人医療の周辺	
	15巻1号 (58)	再び精神病院を考える	ジャーナリスト岡村昭彦氏の晩年の軌跡を辿って（栗本藤基）③
	15巻2号 (59)	精神衛生法改正問題I	
	15巻3号 (60)	精神衛生法改正問題II	
	15巻4号 (61)	「ボーダーライン」の背景	

年	和暦	精神医療をめぐる状況	
1987	昭和62	精神衛生法改正国際フォーラム「5原則」を決議／世界精神保健連盟（WFMH）「日本における精神病者の自由剝奪に関する立法」についての意見書／精神衛生法改正案が可決成立し、**精神保健法**公布／社会福祉士及び介護福祉士法成立／国公立病院等再編成特別措置法／水間病院問題／精神障害者小規模作業所運営助成事業	
1988	63	**精神医療従事者団体懇談会**第1回精神医療国内フォーラム「4項目」を確認松山精神病院面会暴行事件／東京地業研、個別精神病院の情報公開を求めて行政訴訟／総合病院精神医学会設立PSW協会「精神科ソーシャルワーカー業務指針」「倫理綱領」	
1989	平成1	世界精神保健連盟（WFMH）「人権と精神保健宣言」米国障害者差別禁止法（ADA）可決河野病院事件／KBS京都（京都放送）差別発言問題**島田事件**・赤堀被告に無罪判決福島県が小高赤坂病院に対し「自由入院は認められない」旨の行政指導**精神科七者懇談会**発足	
1990	2	守山荘病院問題（元労相刺傷事件）／池田病院問題／越川記念病院問題厚生科学研究報告書「精神科医療領域における他害と**処遇困難性**に関する研究」全国精神障害者社会復帰施設協会設立	
1991	3	公衆衛生審議会「地域精神保健対策」「**処遇困難患者**対策」中間意見／県立宮崎病院事件／**国連総会**「**精神病者の保護及び精神保健ケアの改善**」に関する決議	
1992	4	厚生省保健医療局長通知「**精神障害者社会復帰施設設置運営要綱の改正について**」医療法第2次改正、療養病床の制度化障害者雇用促進法改正／看護師等の人材確保に関する法律公布PSW協会「資格制度化について」国会議員へ協力要請「国連・障害者の10年」最終年	
1993	5	心身障害者対策基本法が改正され**障害者基本法**成立（精神障害者を「障害者」に位置づけ）／**精神保健法**改正（グループホーム法定化）／世界精神保健連盟1993年世界会議開催／全国保健・医療・福祉心理職能協会発足この年に精神科病床は36万2,962床となりピークを迎え以降漸減	
1994	6	**地域保健法**成立（保健所統廃合へ）／公衆衛生審議会「当面の精神保健対策について」／厚生省障害者保健福祉施策推進本部設置／PSW協会臨時総会で「単独立法化」決議／この年に全国の精神病院数は1,060病院でピークに	
1995	7	**阪神・淡路大震災**／**精神保健福祉法**制定（手帳制度、社会復帰施設4類型、市町村の役割、保険優先）／精神障害者ケアガイドライン検討会スタート／デイケア学会（仮称）設立準備大会紛糾／総務庁「ノーマライゼーションの実現に向けて」	
1996	8	厚生省大臣官房障害保健福祉部創設／第1回デイケア研究会開催／公営住宅法一部改正／栗田病院事件／**優生保護法**改正・母体保護法成立	
1997	9	**精神保健福祉士法**成立／**大和川病院事件**／山本病院事件／**全国精神障害者地域生活支援協議会（あみ）**設立／障害者3審議会合同企画分科会中間報告「今後の障害者保健福祉施策のあり方について」**介護保険**法成立（介護支援専門員資格化）	

	号数（通巻）	特集	連載（著者）（○は回数）
第3次	16 巻 1 号 (62)	精神医療の現在	精神医療連続公開講座（森山公夫）⑥
	16 巻 2 号 (63)	病いをかかえての暮らし	
	16 巻 3 号 (64)	精神病院を外からみる	臨床現場からの提言（リレー）⑦
	16 巻 4 号 (65)	「地域で支える」を考える	
	17 巻 1 号 (66)	アルコール症をめぐって	
	17 巻 2 号 (67)	精神保健法体制	
	17 巻 3 号 (68)	「地域医療計画」を読む	ガンバロー会の人びと（仲野実）④
	17 巻 4 号 (69)	診療所・総合病院・精神病院の状況と役割	リッチモンドフェローシップ——治療共同体での体験を通して（小林信子）②
	18 巻 1 号 (70)	金沢学会 20 年	金沢学会までの前史（樋田精一）②
	18 巻 2 号 (71)	児童青年期精神医療	
	18 巻 3 号 (72)	I. 精神医療さまざま，II. 指定医・認定医・専門医問題	
	18 巻 4 号 (73)	私の「治療」論	
	19 巻 1 号 (74)	イタリアの精神医療改革	島根の地域精神医療・保健活動（リレー）④
	19 巻 2 号 (75)	当事者運動にどうかかわるか	
	19 巻 3・4 号 (76)	I. 精神医療改革 20 年，II. 彼方に——若い世代の多様性	
第4次	創刊号 (77)	転換期の風景と精神医療の現在	REPORT 精神病院改革（芳賀幸彦, 佐原美智子）⑥／ルポ地域作業所を歩く（西澤利朗）⑥／続・ガンバロー会の人びと（仲野実）⑨／保健・医療・福祉をめぐる動向（朝日俊弘）⑦／BookReview：脳死・臓器移植（吉田哲雄）④／わが国における「社会復帰」論争批判（浅野弘毅）⑯
	2 号 (78)	共同作業所	対談：共鳴する身体（森山公夫）④
	3 号 (79)	「自己愛」の時代	
	4 号 (80)	老いの風景——老いる・呆ける・生きる	
	5 号 (81)	「いじめ」——《子どもの不幸》という時代	開業日記——私が這っている精神医療の道（生村吾郎）⑭
	6 号 (82)	方言で語る精神医療	
	7 号 (83)	エロス	
	8・9 号 (84)	精神分裂病の謎に挑む	
	10 号 (85)	癒し・信仰・精神の病い	老いのたわごと（浜田晋）㊽
	11 号 (86)	インフォームド・コンセントをこえて	
	12 号 (87)	災害と精神医療	

年	和暦	精神医療をめぐる状況	
1998	平成10	**国立療養所犀潟病院事件**／**病院・地域精神医学会**（長岡総会）紛糾／国立病院療養所への立入検査／精神障害者介護等支援専門員養成指導者研修会開始／**精神保健福祉士**現任者講習会開始／平松記念病院事件／「**学級崩壊**」報道	
1999	11	**精神保健福祉法**改正（地域生活支援センターを加え**精神障害者社会復帰施設**は5類型に）／第1回**精神保健福祉士**国家試験／介護認定・地域福祉権利擁護事業開始／**長期在院**患者の療養体制整備事業（福祉ホームB型）／公衆衛生審議会「今後の精神保健福祉施策について」／民法改正により**成年後見制度**新設	
2000	12	第4次医療法改正（精神科特例一部解除）／介護保険法施行／社会福祉法施行／児童虐待防止法公布／成年後見制度開始／市町村職員精神障害特別研修事業開始／「**精神医療審査会**マニュアル」／「精神障害者の**移送**に関する事務処理基準」公表／大阪府「**社会的入院**解消研究事業」／朝倉病院事件	
2001	13	大阪教育大学付属池田小学校事件／法務省・厚労省合同検討会「重大な触法行為をした精神障害者に対する新たな処遇制度（案）」報告／与党政策責任者会議「心神喪失等の触法及び精神医療に関するプロジェクトチーム報告書」／中央省庁再編「厚生労働省」誕生／ハンセン病患者の隔離収容政策に違憲判決／障害者**欠格事由**廃止へ／「社会的**ひきこもり**」対応ガイドライン	
2002	14	社会保障審議会「今後の精神保健福祉施策について」／世界精神医学会横浜大会／精神神経学会「**統合失調症**」に**精神分裂病呼称変更**／**精神神経学会専門医**制度発足／「障害者ケアガイドライン」公表 **精神保健福祉法**1999年改正施行により精神障害者居宅生活支援3事業開始	
2003	15	心神喪失等の状態で重大な他害行為を行った者の医療及び観察等に関する法律（**心神喪失者等医療観察法**）成立 精神保健福祉対策本部中間報告「精神保健福祉の改革に向けた今後の対策の方向」 精神障害者**退院促進**支援モデル事業 福島松ヶ丘病院問題／個人情報保護法成立	
2004	16	心の健康問題の正しい理解のための普及啓発検討会「こころのバリアフリー宣言」 精神障害者の雇用促進等に関する研究会「精神障害者の雇用を進めるために」 精神障害者の地域生活支援の在り方に関する検討会「最終まとめ」 精神病床等に関する検討会「最終まとめ」 精神保健福祉対策本部「精神保健医療福祉の改革ビジョン」で7万人余の10年後退院を宣言／厚労省障害保健福祉部「今後の障害保健福祉施策について（改革のグランドデザイン案）」 **発達障害者支援法**成立 西熊谷病院事件	
2005	17	**障害者自立支援法**成立 **精神保健福祉法・介護保険法**・障害者雇用促進法改正 **心神喪失者等医療観察法**施行／厚労省通知「**心神喪失者等医療観察法**の施行について」／法務省・厚労省通知「地域社会における処遇ガイドライン」「医療観察法鑑定ガイドライン」	

216

	号数（通巻）	特集	連載（著者）（○は回数）
第4次	13 号 (88)	精神科医の現在	往診・東奔西走記（和迩秀浩）⑰
	14 号 (89)	精神科看護のいまと未来の形	
	15 号 (90)	トラウマ	
	16 号 (91)	痴呆性高齢者のこころと暮らし	
	17 号 (92)	コミュニティーと障害文化	
	18 号 (93)	精神医療のなかの女性	「誤審」および「誤診」の構造（藤澤敏雄）④
	19 号 (94)	人間の尊厳と精神医療	
	20 号 (95)	学校の崩壊	
	21 号 (96)	現代不況社会とメンタルヘルス	
	22 号 (97)	ひきこもり	
	別冊	追悼　島成郎	
	23 号 (98)	臨床心理の問題群	
	24 号 (99)	メディアと精神科医	
	25 号 (100)	家族	
	26 号 (101)	司法と精神医療	
	27 号 (102)	メンタルヘルスクライシス	
	28 号 (103)	こころの病いはクスリで治せるか	
	29 号 (104)	人格障害のカルテ・理論編	精神科医療の事件ファイル（リレー）⑧／引き抜きにくい釘（塚本千秋）㊹
	30 号 (105)	人格障害のカルテ・実践編	
	31 号 (106)	精神科医療と生活支援	
	32 号 (107)	羅針盤なき航海	
	33 号 (108)	開放化運動を超えて	
	34 号 (109)	新しい共同体の創出へ向けて・前編	
	35 号 (110)	新しい共同体の創出へ向けて・後編	
	別冊	脱施設化とノーマライゼーションの実現（第5回精神保健フォーラム）	
	36 号 (111)	「うつの時代」を撃つ	
	37 号 (112)	自閉症スペクトラム	新ルポ・精神保健改革（芳賀幸彦，佐原美智子）⑩／少年非行をめぐって（羽間京子）⑭
	38 号 (113)	精神医療改革と地域格差	
	39 号 (114)	「障害者自立支援法」時代を生き抜くために	
	40 号 (115)	消費社会と身体	

年	和暦	精神医療をめぐる状況	
2006	平成18	改正**精神保健福祉法**・改正障害者雇用促進法・改正公営住宅法施行令施行 精神病院用語整理法・医療制度改革関連法成立 **自殺**対策基本法成立／**自殺**予防総合対策センター設置 厚生労働省社会・援護局障害保健福祉部精神保健福祉課が「精神・障害保健課」へ改組 精神障害者**退院促進**支援事業を全国展開 厚労省の「精神障害者退院支援施設」に批判続出し年度内実施見送り 国連総会「障害者権利条約」を決議採択	
2007	19	**全国精神障害者家族連合会（全家連）**破産・解散 ハンセン病問題に関する検証会議「最終報告書」 **精神保健福祉士**の養成の在り方等に関する検討会 武蔵野病院事件 地域精神保健福祉機構（コンボ）設立、「心の元気＋」創刊 国連「**障害者権利条約**」に日本国署名	
2008	20	今後の精神保健福祉に関するあり方等に関する検討会「中間まとめ」 精神障害者**地域移行支援**特別対策事業開始 しのだの森ホスピタル事件／**障害者自立支援法**訴訟、全国一斉提訴 精神神経学会「社交不安障害」「パーソナリティー障害」に用語変更 国連「**障害者権利条約**」発効／精神障害の労災認定、過去最多に	
2009	21	今後の精神保健医療福祉のあり方等に関する検討会「精神保健医療福祉の更なる改革に向けて」 青葉丘病院事件 政権交代／厚労大臣が**障害者自立支援法**廃止を明言／障がい者制度改革推進本部設置	
2010	22	**障害者自立支援法**訴訟弁護団が国と和解「基本合意文書」を交す 内閣府「障がい者制度改革推進会議総合福祉部会」 厚労省「新たな地域精神保健医療体制の構築に向けた検討チーム」 精神障害者**地域移行**・地域定着支援事業 こころの健康政策構想会議「精神疾患対策基本法案」を提言 「今こそ進めよう！ 障害者制度改革」集会に1万人参加 日本縦断**トリエステ**精神保健講演会	
2011	23	**東日本大震災** **障害者虐待防止法**成立 **障害者基本法**改正 精神障害者**アウトリーチ**推進事業	
2012	24	**障害者総合支援法**改正 **障害者虐待防止法**施行 **地域移行**支援・地域定着支援を個別給付化 新潟県立精神医療センター事件／さわ病院事件	

	号数（通巻）	特集	連載（著者）（○は回数）
第4次	41号（116）	動きだした「医療観察法」を検証する	
	42号（117）	還ってきたヒステリー ── 解離の精神病理①	
	43号（118）	精神障害者のためのアウトリーチサービスの可能性	
	44号（119）	普遍化する多重人格 ── 解離の精神病理②	
	45号（120）	精神医学理論の危機	触法精神障害者問題に対する日精協の対応（中山研一）⑥
	46号（121）	精神鑑定のいま	
	47号（122）	精神分裂病の終わり 統合失調症の始まり	
	48号（123）	転換期を迎えた精神科病院と地域生活支援	
	49号（124）	発達障害という記号	「精神医療」誌第4次1号〜50号総目次／暴力のリスク・マネージメント（リレー）⑥
	50号（125）	医療・福祉制度改革のなかの精神科医療	
	51号（126）	精神科救急は精神医療の危機を救えるか	
	52号（127）	うつ病論 ── 双極Ⅱ型障害	
	53号（128）	自殺と向き合う	精神医療・病院の改革と病床削減（富田三樹生）③
	54号（129）	街角のセーフティネット	
	55号（130）	精神保健・医療・福祉改革のゆくえ	
	56号（131）	自分探しの病理	
	57号（132）	退院・地域移行支援の現在	雲に梯（久場政博）㉑
	別冊	危機のなかで人間として生きる権利を！（第6回精神保健フォーラム）	
	別冊	藤澤敏雄の歩んだ道	
	58号（133）	高齢者の妄想	
	59号（134）	医療観察法のない社会に向けて	
	60号（135）	精神医療の1968年	
	61号（136）	精神医療における臨床心理	
	62号（137）	精神科クリティカルパス論	
	63号（138）	死の臨床	
	64号（139）	東日本大震災とこころのケア	
	65号（140）	精神医療と家族を問う	互酬性・アニミズム・シャーマニズム・トーテミズム（森山公夫）⑫
	66号（141）	裁判員裁判下の刑事精神鑑定	
	67号（142）	精神障害をめぐる法制度のゆくえ	
	68号（143）	うつ病のアポリア	

年	和暦	精神医療をめぐる状況	
2013	平成25	**障害者総合支援法**施行／障害者優先調達法施行／**いじめ**防止対策推進法施行／**精神保健福祉法**改正／障害者雇用促進法改正／公職選挙法改正／障害者差別解消法成立／厚労省「障害者の地域生活の推進に関する議論の整理」／精神障害者に対する医療の提供を確保するための指針等に関する検討会／西毛病院事件／都立松沢病院事件	
2014	26	改正精神保健福祉法施行により**退院後生活環境相談員・退院支援委員会設置**／厚労省告示「良質かつ適切な精神障害者に対する医療の提供を確保するための指針」アルコール健康障害対策基本法施行／過労死等防止対策推進法成立 **長期入院精神障害者の地域移行**に向けた具体的方策に係る検討会「**精神科病棟転換型居住系施設**」を容認、関係団体から反対声明 国連**障害者権利条約**批准	
2015	27	**公認心理師法**成立 **Eクリニック問題**／石郷岡病院事件／栗田病院事件 社会保障審議会「**障害者総合支援法**施行3年後の見直しについて」 特例グループホーム「**地域移行支援型ホーム**」誕生（開設0件） 改正労働安全衛生法施行により、**ストレスチェック制度**導入	
2016	28	**相模原津久井やまゆり園事件** **障害者総合支援法**改正／ニッポン一億総活躍プラン／障害者差別解消法施行／精従懇フォーラム「精神保健福祉法改正後の現状と課題」／**病院・地域精神医学会**「これからの精神保健医療福祉のあり方に関する検討会に対する緊急意見書」 児童青年精神医学会「**少年法適用年齢引き下げに反対する声明**」	
2017	29	厚労省「我が事・丸ごと」地域共生社会実現本部「地域共生社会の実現に向けて」これからの精神保健医療福祉のあり方に関する検討会「**精神障害にも対応した地域包括ケアシステム構築**」 大和病院事件（ケリー・サベジ氏**身体拘束死**）／精神科医療の**身体拘束**を考える会発足	
2018	30	診療報酬・介護報酬・障害福祉サービス報酬トリプル改定 自立生活援助開始 山容病院事件 全国**優生保護法**被害弁護団結成・国賠訴訟提訴	
2019	令和1	相談支援の質の向上に向けた検討会とりまとめ 府立大阪精神医療センター事件 **病院・地域精神医学会**「精神保健福祉法体制からの転換に向けた意見書」	
2020	2	**精神医療国家賠償請求訴訟**提訴／新型コロナウイルス感染症パンデミック（**COVID19**）、緊急事態宣言／地域共生社会実現のための社会福祉法改正／神出病院事件／**精神障害にも対応した地域包括ケアシステム**の構築に係る検討会／東洋経済オンライン「精神医療を問う」／京都府立洛南病院事件	

		号数（通巻）	特集	連載（著者）（○は回数）
	第4次	69 号 (144)	変わりゆく精神病院	35 年前の精神病院のこと（藤本豊）③
		70 号 (145)	「働くこと」への支援	
		71 号 (146)	精神保健福祉法改正	
		72 号 (147)	大震災と原発事故被災	
		73 号 (148)	精神療法はどこへ向かうのか	「同伴する支援」の実践で、精神「障害者」は、街で住み、愛し合い、働くことができる（物江克男）②
		別冊	変われるのか?病院、地域（第7回精神保健フォーラム）	
		74 号 (149)	ピアスタッフの現在と未来	
		75 号 (150)	認知症 800 万人の衝撃	
		76 号 (151)	ボーダーラインはどこへ	
		77 号 (152)	精神科病棟転換型居住系施設の争点	対等な関係性を求めて（新居昭紀）⑥／精神科看護と歩んだ 54 年間（柴田恭亮）⑥
		78 号 (153)	クスリをめぐるディープな事情	
		79 号 (154)	自閉症スペクトラムの〈支援〉と〈治療〉を問う	
		80 号 (155)	法改正で何がどう変わったのか	
		81 号 (156)	松本雅彦の目指したこと	
		82 号 (157)	地域精神医療の担い手としての看護	
		83 号 (158)	学校と精神医療	
		84 号 (159)	国家意志とメンタルヘルス	
		85 号 (160)	精神医療（治療）の原点とは何だろうか	国家の意志と精神保健福祉士のポジション（古屋龍太）③／異域の花咲くほとりに（菊池孝）⑫／神経症への一視角（上野豪志）⑧
		86 号 (161)	相模原事件が私たちに問うもの	
		87 号 (162)	多機能型精神科診療所を考える	
		88 号 (163)	貧困と精神医療	
		89 号 (164)	精神科デイケアの行方	精神現象論の展開（森山公夫）⑪（未完）
		90 号 (165)	少年法改悪に反対する	
		91 号 (166)	働くことの意義と支援を問う	
		92 号 (167)	拘束	
		93 号 (168)	旧優生保護法と現代	袴田巌さんの主治医になって（中島直）④
		94 号 (169)	措置入院	
		95 号 (170)	PSW の〈終焉〉	
		96 号 (171)	医療観察法	
		97 号 (172)	医療保護入院	私たちは何をしてきたのか——イタリア精神病院廃絶運動と我が国の精神病院改革運動（富田三樹生）③
		98 号 (173)	漂流する精神看護	
		99 号 (174)	精神医療改革運動・精神障害者当事者運動のバトンをつなぐ	
		100 号 (175)	精神医療改革事典	

年	和暦	精神医療をめぐる状況	
2021	令和 3	日弁連「精神障害のある人の尊厳の確立をめざす決議」 地域で安心して暮らせる精神保健医療福祉体制の実現に向けた検討会 NHK「精神科病院×新型コロナ」 ときわ病院事件原告勝訴	
2022	4	**障害者権利条約**対日審査勧告 **精神保健福祉法**改正成立 ふれあい沼津ホスピタル事件 ふれあい南伊豆ホスピタル事件	
2023	5	NHK「ルポ死亡退院〜精神医療・闇の実態」／**滝山病院事件** 改正**精神保健福祉法**・改正**障害者総合支援法**施行 成仁病院事件原告勝訴／袴田事件再審開始確定 精神医療フォーラム2023（京都）	

【おことわり】

◆紙幅の都合もあり、各年の「精神医療をめぐる状況」には本書収載項目に関係する主要な事項のみ抜粋して記している。

◆学会・協会等の団体名称については「日本」を省略しているものが多い（例：日本精神神経学会⇒「精神神経学会」など）。

◆本書収載項目を太字で示しているが、表記の異なる関連用語も含まれている（例：処遇困難者専門病棟⇒「処遇困難患者」など）。

◆各年で取り上げた事項については、同一一年の月日順の配列は行っていない（例：精神科病院の事件・問題は近接して表記など）。

◆精神科病院における事件は、職員による患者への虐待・傷害・致死事件等に絞らざるを得ず、収載できなかったものも多い。

		号数（通巻）	特集	連載（著者）（○は回数）
第5次		創刊号（176）	コロナという名の試練	精神現象論の展開（森山公夫）⑧／リエゾン精神看護事例検討会（リレー連載）⑧／精神医療人権センターから（リレー連載）⑥／やや節操を欠いたパンダ（塚本千秋）
		2号（177）	精神科医療における権利擁護（アドボケイト）	
		3号（178）	精神医療国家賠償請求訴訟	
		4号（179）	ハウジングファースト	精神科病院に風を吹かせる弁護士たち（リレー連載）⑥
		5号（180）	総合病院精神科の危機は乗り越えられたのか？	
		6号（181）	依存症治療の現在	
		7号（182）	学校教育と精神保健	
		8号（183）	「にも包括」って何なん？	精神科医を辞めてみました（香山リカ）
		9号（184）	精神保健福祉法改正 2022	
		10号（185）	あらためて、「障害者権利条約」は何を求める？	
		11号（186）	成年後見制度と意思決定支援	

監修者
高岡健（岐阜県立希望が丘こども医療福祉センター発達精神医学研究所顧問）
岡崎伸郎（独立行政法人国立病院機構仙台医療センター総合精神神経科部長）
古屋龍太（日本社会事業大学名誉教授）

編集：第4次「精神医療」編集委員会
（浅野弘毅、朝日俊弘、阿保順子、岩尾俊一郎、犬飼直子、太田順一郎、
大塚淳子、岡崎伸郎、岡村達也、河野節子、高岡健、高木俊介、中島直、
古屋龍太、森山公夫）

精神医療改革事典

2023年10月25日　初版第1刷発行

監　修……高岡健＋岡崎伸郎＋古屋龍太

編　集……第4次「精神医療」編集委員会

装　幀……臼井新太郎

発行所……批評社
　　　　　〒113-0033　東京都文京区本郷1-28-36 鳳明ビル
　　　　　電話……03-3813-6344　　fax.……03-3813-8990
　　　　　郵便振替……00180-2-84363
　　　　　Eメール……book@hihyosya.co.jp
　　　　　ホームページ……http://hihyosya.co.jp

印刷・製本……モリモト印刷㈱

乱丁本・落丁本は、小社宛お送り下さい。送料小社負担にて、至急お取り替えいたします。
ⓒTakaoka Ken＋Okazaki Nobuo＋Furuya Ryuta　2023　Printed in Japan
ISBN978-4-8265-0743-1 C3530